中医脉学名著名家点评与临证心得丛书

总主编◎李灿东

胡志希◎主编

脉诀汇辨
点评与临证心得

U0207181

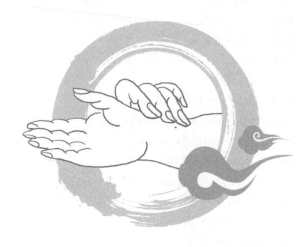

中国健康传媒集团
中国医药科技出版社

图书在版编目（CIP）数据

脉诀汇辨点评与临证心得 / 胡志希主编 . —北京：中国医药科技出版社，2024.8
（中医脉学名著名家点评与临证心得丛书）
ISBN 978-7-5214-4453-7

Ⅰ . ①脉… Ⅱ . ①胡… Ⅲ . ①脉诀—研究 Ⅳ . ① R241.13

中国国家版本馆 CIP 数据核字（2024）第 021529 号

美术编辑　陈君杞
版式设计　也　在

出版　**中国健康传媒集团** ｜ 中国医药科技出版社
地址　北京市海淀区文慧园北路甲 22 号
邮编　100082
电话　发行：010-62227427　邮购：010-62236938
网址　www.cmstp.com
规格　710×1000mm $^1/_{16}$
印张　25
字数　461 千字
版次　2024 年 8 月第 1 版
印次　2024 年 8 月第 1 次印刷
印刷　北京侨友印刷有限公司
经销　全国各地新华书店
书号　ISBN 978-7-5214-4453-7
定价　**88.00 元**

获取新书信息、投稿、为图书纠错，请扫码联系我们。

编委会

内容提要

　　《脉诀汇辨》为清代李延昰所撰。全书汇辑清初以前历代脉学之精华，共十卷，包括李氏对脉学研究的心得、二十八脉、望闻问三诊、五运六气、医案以及经络藏象等。全书内容丰富、贴近临床，为脉学之大成，在中医脉学历史上具有重要地位。本书内容主要分为古籍原文、点评、临证心得三大部分，以古籍原文为主线，对书中的重点内容做了点评和临证心得，使内容条理清晰，直观实用，可供中医专业院校师生、中医临床医生和广大中医爱好者参考阅读。

　　脉诊是中医最具特色的诊察方法之一，是古代医家在诊治疾病过程中不断摸索而建立起来的，其理论源于实践，内容源远流长。但脉诊方法摸索、形成的过程，尚无准确的考古学研究成果。

　　关于脉诊的最早记载，可以上溯到两千五百多年前。史传，扁鹊是最早的脉诊名家。早期对脉诊的论述，散见于相关的古籍之中。《黄帝内经》对脉诊的方法、诊脉部位、脉象特征、脉象主病等，都有具体而详细的论述。《难经》在脉诊方面继承并发扬了《黄帝内经》的脉学成就，提倡诊脉独取寸口的理论。汉代张仲景则在临床平脉辨证、脉证并举上多有发挥。西晋王叔和所著的《脉经》是中医学史上现存最早的脉学专著。王叔和基于前人经验对脉诊理论和临床应用进行发掘和系统阐释，对脉诊的发展做出了巨大贡献。唐宋至金元时期，医家对脉诊越发重视，出现了大量的脉诊专著，促进了脉诊的普及、提高。金元四大医学流派的代表人物刘完素、李杲、朱震亨、张从正的学术观点各异，但都重视脉诊的临床运用，都以各自丰富的临床经验，充实并发展了脉证结合的内容。

　　为启迪后学，并将脉诊类古籍发扬光大，我社组织中医诊断学和文献整理专业的专家编写，出版了《中医脉学名著名家点评与临证心得丛书》。本丛书遴选历代名医与脉学相关的名著，旨在以经典理论为纽带，以精深的点评及实用的临证心得为特点，打造一套适合中医专业院校师生、中医临床工作者和广大中医爱好者学习参考的图书。

　　丛书内容主要分为古籍原文、点评、临证心得三大部分。其中，古籍原文部分，是全书内容的主线，并对古籍中出现的冷僻费解或具有特定含义的字词、术语等内容予以注释；点评部分，是抓住书中的主旨精论、蕴含深义、疑惑谬误之处，予以点拨评议，或考证比堪，溯源寻流；临证心得部分，是将原文中相关内容结合临床实际或临床典型案例，对其进行细致解析，并予以归纳、提炼，帮助读者深入体会，以期达到注重临床、讲求实用之目的。全书内容条理清晰、直观实用，旨在帮助读者从读经典入手，吸纳先贤行医经验，深入学习和理解脉学相关知识，在临床上学以致用，提高临证水平。

希望本丛书的出版，能够为诵读脉学医籍经典、切于临床实用、培养中医临床人才贡献一份力量。在此过程中，我们期待广大读者的帮助和指点。

中国医药科技出版社有限公司
2023 年 8 月

前　言

中医脉诊，源远流长，是中医四诊的重要组成部分，也是中医认识、判断疾病的重要手段。中医学认为，脉为气血运行的通道，内连脏腑，外达肌表。若人体出现病变，脉象随之改变。晋代王叔和的《脉经》云："脉理精微，其体难辨，弦紧浮芤，辗转相类，在心易了，指下难明。"故学者若能熟读经典，体悟脉道，必能有所得。

李延昰为李中梓之侄，出身中医世家，对医理、脉学无所不精，至中年撰写《脉诀汇辨》一书。该书为脉学之大成，内容丰富，辨伪驳正。书中内容既有心得体悟，又有病证、医案，尤其是卷九李中梓医案更是贴近于临床，对于中医临床工作者十分适用。中医脉诊类古籍著作虽然繁多，但将古籍与医家临证经验相结合的，鲜为少见。《脉诀汇辨点评及临证心得》一书在对原文注释以及点评的基础上，结合临床实际或临床典型案例进行讨论，突出临证心得与感悟，以发扬中医药脉学精华，达到传承精华、守正创新的目的。

本书适用于中医临床、中西医结合临床等专业的院校学生及中医、中西医临床医生、广大中医爱好者、西学中人员。通过学习脉学经典，熟练运用于临床实践之中，这对中医脉学的临床运用、培养高素质的中医人才都具有十分重要的意义。

本书共十卷，其中卷一由葛晓舒编写；卷二由向茗编写；卷三、卷四由胡志希及其硕士、博士研究生团队集体编写；卷五、卷六由刘旺华编写；卷七由简维雄编写；卷八由李花编写；卷九由孙贵香编写；卷十由凌智、宋厚盼编写。此外，本书得到了福建中医药大学、湖南中医药大学、中国医药科技出版社的大力支持。在此一并表示诚挚的感谢！

李延昰先生学识高深，句句真知灼见，中医脉学之途，精微艰难。吾晚辈因首次编写，学识有限，书中难免有不足之处，恳请各位专家和读者批评指正，以便今后修改补充。

编者

2024 年 3 月

目 录

卷一 脉论

卷二 脉法枢基

1

卷三 二十八脉（上）

卷四 二十八脉（下）

卷五 病证

卷六　奇经真脏脉

卷七　望、闻、问三诊

卷八 运气

卷九 医案

卷十　经络

叙

天人之道，一也。天有五运六气，以成四时，人之腑腧经络实因之。圣人者，人而天者也。以天道治一身，而性命各正；以天道治天下，而民物仁寿。古之圣人不为君，则为相。五帝、三王、风①、牧②、稷③、禼④、皋繇⑤、伊尹、巫咸、太公、周召、毕散之徒，皆以治身者治世，燮和阴阳，祛除患害，以还天地之雍熙，故自古无不寿之圣人。圣人而不为君与相者，自孔子始；圣人而不登上寿者，亦自孔子始。宓犧⑥、神农、黄帝不欲其道仅传一时，而发明之于《灵》《素》诸书，以传万世。孔子既不得为君且相焉，以治一世，又不忍若容成、偓佺、鼓⑦、聃、庄、列之徒，仅以其道私之于一身。既悲悯忧劳，辙环敝敝，以伤其生而勤勤焉，删述笔削，诗书以传万世。不徒欲寿万世之人之身，而欲救万世之人之心，使不徒生而虚死。则医药之道直视为小数，周公列之庶官之末，孔孟亦等之巫匠之流，圣人不贵也。非圣人之不贵，亦谓所欲有甚于生，所恶有甚于死，则治心又急于治身也。世虽不古，而生民之道不可绝于是。和扁之徒，发明黄帝之旨，俾无绝于世。而长沙、河间、东垣、丹溪四氏，得引申触类而长之，著书立言以传述来兹，天下谓之四圣。四氏者，不居圣人之名，而能心圣人之心以救民物者也。先贤谓：不为良相，则为良医。四氏之徒劳于撰述而不已者，以为汤液剂铢之功在一时，不若笔之于书为功万世之大也。近世言轩岐之言者偏海内，能尽其道者旷世而少一遇也。云间李念莪先生固近代之和扁也。期叔李子，瑰才伟器，思有所为，以立效于时。既不得志，益研穷其家学，精妙入神，出而应物，往往奇效。沉痼之疾，诸家罔措，期叔按指望色而知之，忽焉起死人而肉白骨，名满南北。而期叔欿⑧然不

---

① 风：即黄帝之臣风后，三公之一。

② 牧：即黄帝之臣力牧，三公之一。

③ 稷：即后稷。传说为周的始祖，曾被尧举为"农师"，被舜命为"后稷"。

④ 禼（xiè）：传说为商代的始祖，助禹治水有功而受封于商。

⑤ 皋繇：即皋陶，尧聘其为大理官，舜聘其为士师。

⑥ 宓犧：即伏羲。

⑦ 鼓：即彭祖，上古著名的长寿者。

⑧ 欿（kǎn）然：谦虚貌。

自足也。研几极深，撰次成书，曰《脉诀汇辨》，益畅念莪未尽之旨，凡二十余年七易稿而始定。补前圣之未备，正往贤之或差。凡叔和、伯仁诸家之微乖偶类，无不刊而正之。条分缕晰，以明伪诀之误，以归《灵》《素》之正。譬之于书，四氏则孔子之述六经也，期叔则孟子之辟邪说也。古人谓孟子之功不在禹下，吾于期叔亦云，山海可童可泐①，此书必不可废。海内宗工，故能辨之矣。

康熙壬寅②午日淮南年家眷社弟彭孙贻拜题

---

① 泐（lè）：裂开。
② 康熙壬寅：即1662年。

《诊家汇辨》^① 叙

　　云间期叔李先生，无所不通，医特其绪余^②也。医中之著述甚富，《汇辨》特其一斑也。忆数年前，《汇辨》将脱稿，先子即欲付梓。先生曰："请姑俟之。"以后先生客湘江，客天中，客济上，如冥鸿绝影^③，慕者无从。凡习岐黄家言者，以仆父子与先生交契，索《汇辨》者踵相接，不得而去，则误以为有所秘惜。至庚戌^④春，先生始南还。仆闻之大喜，迎至敝庐，邀诸骚人酒徒酣饮彻昼夜。见先生之貌益腴、气益敛，退然如不能出言词。仆外父^⑤仲谋彭先生语人曰："吾见期叔者数矣。每一引满，慷慨而谈，信心冲口。一归于行谊之正，虽老生宿儒，无不敛手而听。他若十洲洞冥、杜阳、诺皋^⑥之书，又于见闻之表，自辟天地，乃今何以遂悬绝也，是盖必有所进矣。"暇日，先生偶出其诗文若干卷，外父字字称赏，既为序而藏之。最后得其《汇辨》稿十卷，而愈见仁人用心之勤也。盖自高阳之伪诀兴，中材之士，不知有叔和，更何知有《灵》《素》，而脉始不可问矣。先生乃为诠次古今辨驳之语，类成是编，折衷一理，弥沦^⑦万言。读之不啻千门万户，五花八阵，初见者不无心怵目眩。至徐察焉，次第秩然，剪除谬种，俾天下后世复见先圣之旨，其功讵不大哉！嗟乎！输般^⑧之巧，孙吴^⑨之奇，实非径庭，要在习与不习耳。先生家有赐书，

---

　　① 诊家汇辨：刘光夏作序时，将书名《脉诀汇辨》写作《诊家汇辨》。

　　② 绪余：意为众多技能中之一种。

　　③ 冥鸿绝影：冥，遥空。绝，断绝，绝迹。此处形容李延昰远走他乡，音讯断绝，如鸿飞冥冥，踪迹难以寻觅。

　　④ 庚戌：清康熙九年（1670 年）。此处或有误，刘光夏此序作于康熙丙午（1666 年），故李延昰南还时间当在 1666 年之前。

　　⑤ 外父：即岳父。

　　⑥ 十洲洞冥、杜阳、诺皋：均为古代志怪书篇。十洲，即《海内十洲记》。洞冥，即《洞冥记》。杜阳，即《杜阳杂编》。诺皋，指唐代殷成式《酉阳杂俎》中"诺皋记""支诺皋"篇。

　　⑦ 弥沦：意为涵盖、包括。

　　⑧ 输般：即鲁班，春秋末期著名的巧匠。

　　⑨ 孙吴：孙指春秋末期的孙武，吴指战国初期的吴起，两人均是著名的军事家，故而常常孙吴并称。

手不释卷，兼之姿悟非常，其游屐几遍海内，需以岁月之久，得成专书，然后问世，其耽玩道真，承接圣绪，诚非浅人所能喻者；宁惟收撮漂零，随世袅掇 ① 而已哉！是书也，先子每赞成之，至光夏遂睹厥成。敢不怂恿流布，公诸同好。行见子云藻翰，独留千金。聊复识数言于简端 ②，一以慰向者索书诸君子之诚，亦以成先子未竟之志云耳。

康熙丙午竹醉日 ③，武原刘光夏顿首拜题于岩绿居

---

① 袅掇（duō）：集辑拾掇。

② 简端：书简之首。

③ 竹醉日：即农历五月十三日。南宋胡仔《苕溪渔隐丛话·后集》引《艺苑雌黄》曰："惟五月十三日，古人谓之竹醉日，栽竹多茂盛。"

自叙

余浪游者三十年，托刀圭以糊口，而无以辞负笈者，顾其中胡能不自愧也。所慨俗医称津筏者，则先《难经》《脉诀》。《难经》出自秦越人，其纯驳固未易论，尤怪脉者所以定吉凶、决死生，至渊微也。苟阡陌之不存，又何有于源委？宋之高阳生，一妄庸人，假晋太医令王叔和之名，著成《脉诀》。其鄙俚纰缪[1]，取资捧腹，而阴操入室之戈。于是先圣之旨，一旦晦蚀。世之衰然[2]传业，承讹袭舛，不复有所取裁。譬渴者饮于浊泾之流，呶呶[3]而号于众曰："天下之水味在是。"岂其然乎！

余不敏，思有以拯之。乃汇古今之论脉者若干人，参以家学，片言只字，有当先圣，而结妄庸之舌，则拈之纸。星霜[4]十易，积成径寸。门人辈请厘剔[5]成编，乃区为十卷，名曰《脉诀汇辨》，命收之敝簏[6]。

客曰："固矣哉子也。凡书之有作，不藏诸名山，必传之通邑大都，将以救斯世，诏来者。君之所结集，何难羽翼经传而驰海内，仅仅衣钵于及门，似乎靳[7]于问世者，何居[8]？"

余起而谢曰："足下之沾沾[9]于吾者，不虞人之睊睊[10]耶！余尝皈依古先生，窃闻其教矣，错下一转语，堕野狐身五百世。使余所缀集，果醍醐也，往乞一玄晏而悬之国门，谁曰不宜？或犹未也，淹博者笑其摭拾[11]，通达者笑其割裂，

---

① 纰缪（pī miù）：亦作"纰谬"，错误之义。

② 衰然：意为冒然轻率。

③ 呶（náo）呶：意为撅着嘴愤愤而谈。

④ 星霜：指代年岁。因星辰一年一周转，霜每年遇冷则降。

⑤ 厘剔：整理修订。厘，厘正，订正。剔，剔除。

⑥ 簏：一种竹子做成的书箱。

⑦ 靳：吝惜而不外传。

⑧ 何居：何故。居，助词。

⑨ 沾沾：自得貌，自矜貌。此处指夸赞。

⑩ 睊睊：侧目而视的样子，不善意地相视。此处指另眼相看。

⑪ 摭拾（zhí shí）：收集采集。

抱匮守残[①]之徒，更笑其迂而无当。将见习高阳生之言者，不必树旗鼓而实逼处此，即以一丸泥自封，余复奈之何哉！虽然，谨闻命矣，姑付之剞劂[②]氏，以就正长者，徐俟大国之赋，左提右挈，廓清邪说，愿以是编为前驱之殳。"

---

① 抱匮守残：匮，缺也。抱匮守残，即抱残守缺，守住陈旧、残破的东西，比如泥古守旧。

② 剞劂（jī jué）氏：指刻板印书的人。

卷一

脉论

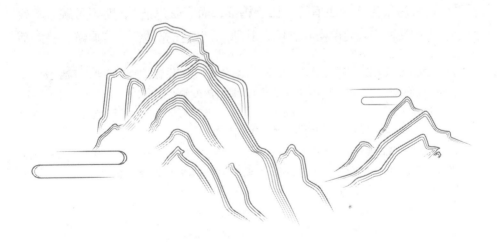

多读书论

史称扁鹊饮上池水，故能洞见脏腑[①]，其所治病无不立起，毋待切脉而后知者也。然扁鹊常有，而上池水不常有，则凡号为医者，脉之名义，可不讲之有素乎！

夫经络府俞，阴阳会通，玄冥幽微，变化极难[②]。上古神农、黄帝、岐伯、鬼臾区等，神明天纵，何可几及？降至叔世，即有人焉，才高识妙，可以仰窥圣域，亦须精求典籍，上发金匮玉函之藏，下集专家授受之旨，学以博而渐通，心以疑而启悟。如此则借证有资，力省功倍。所谓将登泰岱，舍径奚从；欲诣扶桑，非舟莫适[③]。

今者各承家伎，不事读书，附会臆见，展转相迷。初学则但知《难经》《脉诀》，泛滥则空谈刘、李、张、朱。不知《难经》时与《灵》《素》相左[④]，《脉诀》明系入室操戈[⑤]。仲景专法《内经》，余者不无出入。知而不能读，读而不能解，解而不能通，其中肯綮，固非浅识所能窥测。乃如王叔和，晋之名医也，所撰《脉经》，欲以发灵兰之秘，建后学之准，斯亦勤矣。而移易穴道，误决死期，开妄人之簧鼓[⑥]，遭后来之指摘，况其下焉者乎！近者高阳生之伪诀盛行，比于鸩毒，而家弦户诵[⑦]，略不可解。幸蔡西山、戴同父辈[⑧]，大声疾呼，明正其罪。乃世犹充耳，奉若典谟。盖以师

---

① 此句出自《史记·扁鹊仓公列传》，长桑君将禁方书悉授扁鹊，并嘱其服药以上池之水三十日，诊病则能洞人脏腑。上池之水，指未沾及地面的竹篱头水及空树穴中水。

② 此句出自《伤寒论》序言，原文最后为"变化难极"。强调人体气血沿经络穴位循行，融会贯通，医理深奥复杂，气血、阴阳的变化难以详尽研究。

③ 此句出自王冰《黄帝内经素问注》序言，与原文稍有出入。泰岱，泰山。扶桑，东海中的神木。此句以登山、渡海需要路径、船只为喻，强调理解医经本义需要借助好的注解。适，往也。

④ 左：偏，不合，违背。

⑤ 入室操戈：比喻《脉诀》中的错误扰乱了脉法流传。

⑥ 簧鼓：簧，管乐器中振动发声的簧片。簧鼓比喻用动听的言语迷惑人。

⑦ 家弦户诵：弦，弦歌；诵，诵读。此指《脉诀》一书受到世人的追捧。

⑧ 蔡西山、戴同父：分别指南宋理学家蔡元定（号西山先生）和元代医家戴起宗（字同父）。蔡元定幼时随父习医，著有《蔡西山脉经》一书。戴起宗著有《脉诀刊误》，此书对《脉诀》错误的订正最为详细，对后世影响颇大。

承既谬，先入为主，封己自限，忠告难施。将使五脏六腑之盈虚，血脉营卫之通塞，触涂成滞，胥天下而趋邪说者，岂非寡学之故，不自登于大道乎[①]？

嗟乎！使学人而志虑渊微，机颖明发，溯流穷源，旁收曲采，善读古今之书，扶绝学于将坠，虽为执鞭，亦所欣慕。曾何待上池之水，侈为异闻也哉！

回 点 评

此段为李延昰开宗明义，强调学好中医脉理需要多读书。自古医理深奥，虽说只有才高识妙之人方能领悟，但也需要精求典籍。作者认为，世人学医普遍读书狭隘，浅读《难经》《脉诀》等，空谈金元四大家学说。因此强调学医应回归《黄帝内经》等经典医书。只有思虑缜密、天资聪颖又多读书的人，才能追溯源流、广征博采，真正将脉学正本清源。李延昰认为王熙的《脉经》虽有勤勉之功，但亦杂妄言谬论，而高阳生的《脉诀》则错误更多，贻误世人，因而亟待纠正！

《脉诀》，又名《王叔和脉诀》，旧题王叔和撰。元明间医家吕复在《群经古方论》一书中指出其实为六朝时人高阳生伪书。《脉诀》于宋代开始刊刻，广行于宋元明三代，因浅显易记，诵习者众多。但南宋以来批评《脉诀》的医家渐增，认为其语意不明、论理有偏、脉法正讹，成为医学界的主流认识。

脉位法天地五行论

人配天地，而称三才，人身俨然一小天地也。凡两间之理，无所不应，他不具论[②]。即如脉之合于五行者，粲若指掌，请得而陈之。

北方为坎，水之位也。南方为离，火之位也。东方为震，木之位也。

---

① 触涂成滞，语出佛典。涂，泥也，拘泥之意；滞，凝也。比喻说不通的谬论邪说。胥，观察。此句认为天下学医之人错误地沉迷伪书，是因为读书太少，没有鉴别力。

② 两间，指天地之间。此句说明天地之理无所不应，但本篇不做详论。

西方为兑，金之位也。中央为坤，土之位也①。试南面而立，以观两手之部位。心属火居寸，亦在南也。肾属水居尺，亦在北也。肝属木居左，亦在东也。肺属金居右，亦在西也。脾属土居关，亦在中也。

以五行相生之理言之，天一生水，故先从左尺肾水生左关肝木，肝木生左寸心火②。心火为君主，其位至高不可下，乃分权于相火。相火寓于右肾，肾本水也，而火寓焉。如龙伏海底，有火相随。右尺相火生右关脾土，脾土生右寸肺金，金复生水，循环无端，此相生之理也。

更以五行相克之理言之，相火在右尺，将来克金，赖对待之左尺，实肾水也。火得水制，则不乘金矣。脾土在右关，将来克水，赖对待之左关，实肝木也，土得木制，则不侮水矣。肺金在右寸，将来克木，赖对待之左寸，实心火也，金得火制，则不贼木矣③。右手三部，皆得左手三部制矣，而左手三部竟无制者，独何欤？右寸之肺金，有子肾水可复母仇。右关之脾土，有子肺金可复母仇。右尺之相火，有子脾土可复母仇。是制于人者仍可制人，相制而适以相成也。此相克之理也。

人诚能体天地之道以保其身，脉何有不调者哉！

点 评

脉诊的基础是熟悉脉位所主，因此本段主要论述左右手寸、关、尺部位的对应关系。其核心观点是脉位体现五行之理。具体来说，脉位与八卦、方位、五行一一对应。六脉脉位的相互关系，可以体现五行的生克关系，表明五脏之间既有循环无端的相生之理，也有"制于人者仍可制人"的承制特点。

明清时期是医易理论结合的顶峰。医家多用易理阐述医理。易学八卦

① 此句将后天八卦方位学说与五行结合，说明五脏关系。中医论述肝升肺降、心火肾水关系多用后天八卦理论说明。但与后天八卦说不尽相合，后天八卦说坤在西南，并不在中央。五行配五脏，先秦祭祀礼仪已经出现端倪。但现代中医通用的五行、五脏对应关系，是汉代才固定下来的。

② 天一生水，出自《尚书大传·五行传》，其曰："天一生水，地二生火，天三生木，地四生金。"体现五行与天地、数理的结合。此句认为五行首为水，故先论左手尺脉对应肾水，肾水生肝木，肝木生心火。两手从尺到关再到寸部，所应五脏依次对应五行相生之理。

③ 贼，害也。此句指心火克制肺金，则肺金不会过度克制肝木。

学说与五行学说交融贯通，对应五脏后与五行生克关系结合，可以说明五脏之间相生、相制的关系。这种五脏相互影响、相互制衡的机制，因为得到临床的一定验证而保存至今。

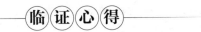

脉位寸、关、尺与五脏的对应关系，虽有五行学说的支持可以自圆其说，但是对脉位为什么可以反映五脏情况的原因却没有交代清楚。因而历代医籍一直有不同的说法。现代临床多用左手寸、关、尺对应心、肝、肾，右手寸、关、尺对应肺、脾、肾（命门）（右尺对应命门取《难经》之说）。现代临床右手尺脉沉弱多见肾气不足证，表现为腰膝酸软、眩晕耳鸣、神疲乏力、倦怠懒言、小便清长等，与命门火衰有一定关联。这说明"尺以候肾"有临证意义。临床是检验真理的最高标准，脉位理论尽管有争议，但临床脉证相关的诸多证据，说明传统脉学精华确实具有实践指导作用。

提纲论

经曰："调其脉之缓、急、大、小、滑、涩，而病变定矣。"[1] 盖谓六者足以定诸脉之纲领也。又曰："小、大、滑、涩、浮、沉。"[2]《难经》则曰："浮、沉、长、短、滑、涩。"仲景曰："弦、紧、浮、沉、滑、涩，此六者名为残贼，能为诸脉作病。"滑伯仁曰："提纲之要，不出浮、沉、迟、数、滑、涩之六脉。夫所谓不出于六者，亦其足统表里阴阳、虚实冷热、风寒湿燥、脏腑血气之病也。浮为阳为表，诊为风为虚。沉为阴为里，诊为湿为实。迟为在脏，为寒为冷。数为在腑，为热为燥。滑为血有余。涩为气独滞。"此诸说者，词虽稍异，义实相通。若以愚意论之，不出表、里、寒、热、虚、实六者之辨而已。

---

① 语出《灵枢·邪气脏腑病形》。

② 语出《素问·五脏生成》。

如浮为在表，则散大而芤可类也。沉为在里，则细小而伏可类也。迟者为寒，则徐缓涩结之属可类也。数者为热，则洪滑疾促之属可类也。虚者为不足，则短濡微弱之属可类也。实者为有余，则弦紧动革之属可类也。此皆大概，人所易知。

然即六者之中，复有相悬之要，则人或不能识，似是而非，误非浅矣。夫浮为表矣，而凡阴虚者，脉必浮而无力，因真阴脱于下，而孤阳浮于上。是浮不可以概言表，而可升散乎？沉为里矣，而凡表邪初感之盛者，阴寒束于皮毛，阳气不能外达，则脉必先沉紧。是沉不可以概言里，而可攻下乎？迟为寒矣，而伤寒初退，余热未清，脉多迟滑。是迟不可以概言寒，而可温中乎？数为热矣，而凡虚损之候，阴阳俱亏，气血败乱者，脉必急数，愈数者愈虚，愈虚者愈数。是数不可以概言热，而可寒凉乎？微细类虚矣，而痛极壅闭者，脉多伏匿。是伏不可以概言虚，而可骤补乎？洪弦类实矣，而真阴大亏者，必关格[1]倍常，是弦不可以概言实，而可消之乎？

乃知诊法于纲领之中，而复有大纲领者存焉。设不能以四诊相参，而欲孟浪任意，未有不覆人于反掌间者[2]。

▣ 点 评

此篇讨论脉诊中提纲脉的问题，《黄帝内经》《难经》《伤寒论》和《诊家枢要》的论述各不相同。李延昰认为各家殊途同归，独树一帜总结为"表、里、寒、热、虚、实"六者，浮沉即是表里，迟数即是寒热。以表、里、寒、热、虚、实为纲，可以统帅所有脉象。但需要注意的是，临证也不能概言拘泥，如脉浮为表证，但阴虚极而孤阳浮于上，则为虚证，不可用发表升散法，体现了李延昰务实求本的严谨精神。

---

[1] 关格：此处指格拒之意，而非关格病。指阴虚至极而加倍格拒阳，因而也会出现类似实证洪大而弦的脉象。

[2] 孟浪：联绵词，指鲁莽、轻率。此句强调四诊合参，脉诊万不可轻率，否则误人性命是易如反掌。

临证心得

患者，女，73 岁，2015 年 10 月 14 日就诊。自诉支气管扩张十余年，病情反复，生活不能自理，极度虚弱，反复咯血。1 个月前晚上受寒，大咯血 300~400 毫升，出汗不止，止血药失去作用，于家中静养，一周后咯血逐渐缓解，但昼夜均吐大量黄脓痰，有腥臭味，身体怕冷，六月仍要用枕头捂住胸口，手指、脚趾麻木，膝盖冷痛。胃冷，尤其食后冷痛更甚，常因胃痛剧烈而咯血。二便正常，睡眠断断续续，每晚 3 小时，自觉咽干、口苦。舌苔厚腻，舌体胖大，两边有齿痕，脉沉细滑。

处方：附子 50g，炮姜 30g，艾叶炭 30g，侧柏叶 60g，白术 60g，炙甘草 30g，高丽参 60g，三七 60g，白及 60g，鱼腥草 60g，金荞麦 60g，芦根 60g，桃仁 30g，薏苡仁 50g，犀牛黄 5g，黄芩 50g，浙贝母 50g，玄参 50g，乳香 30g，没药 30g，穿山甲 30g，忍冬藤 50g，皂角刺 30g。为水丸，每天 2 次，每次 5g，饭后开水送服或化服。

2015 年 12 月 15 日复诊：服完丸剂后，身体已经不怕冷，精神好转，胃中已舒，仍然有少许咳嗽、咯痰，舌淡，苔薄黄，脉沉细。

处方：西洋参 90g，蛤蚧 3 对，紫河车 90g，三七 90g，白及 60g，葶苈子 50g，桔梗 60g，甘草 60g，金荞麦 60g，鱼腥草 60g，乳香 50g，没药 50g，黄芩 60g，浙贝母 60g，玄参 60g，仙鹤草 90g。为药丸，每天 2 次，每次 5g，饭后开水送服。

初诊从患者的证候表现看，是典型的寒热错杂、虚实夹杂。身冷、膝冷、胃冷、胃痛、咯血，为阳虚不能摄血，故用柏叶汤和附子理中汤温阳益气止血；唯恐力量不够，加三七、白及活血止血消瘀。咳大量黄痰腥臭，为肺有脓疡，用千金苇茎汤去冬瓜仁，加鱼腥草、金荞麦，仙方活命饮去防风、天花粉、赤芍、当归、白芷、陈皮，排脓解毒；唯恐力量不够，加黄芩、玄参清热凉血，再加大黄，和方中的乳香、没药，取"西黄丸"之意，使排脓解毒之力倍增。复诊即予参蛤散加止血、活血、排脓、解毒之品。其中去牙皂峻猛剔痰，改用白及强力收敛。本医案为湖南名医彭坚治疗疑难杂症案例之一，从脉证相参角度抓住病机的主要矛盾是寒热错杂、虚实夹杂。患者初诊脉沉细滑，沉为寒证、里证，细多血虚，滑为痰湿水饮内盛，而咳吐黄脓痰为热象。因此温阳化痰、排脓解毒为大法。复诊脉沉细，滑脉已减，益气定喘、排脓解毒善后。

因形气以定诊论

逐脉审察者，一成之矩也。随人变通者，圆机之用也①。比如浮沉迟数，以定表里寒热，此影之随形，复何论哉！

然而形体各有不同，则脉之来去因之亦异，又不可执一说以概病情也。何则？肥盛之人，气居于表，六脉常带浮洪；瘦小之人，气敛于中，六脉常带沉数。性急之人，五至方为平脉；性缓之人，四至便作热医。身长之人，下指宜疏；身短之人，下指宜密。北方之人，每见实强；南方之人，恒多软弱。少壮之脉多大，老年之脉多虚。醉后之脉常数；饮后之脉常洪。室女、尼姑多濡弱②。婴儿之脉常七至。故经曰："形气相得者生，三五不调者死。"③ 其可不察于此乎！

而更有说焉，肥盛之人，虽曰气居于表，浮洪者是其常也。然使肌肉过于坚厚，则其脉之来也，势将不能直达于皮肤之上，反欲重按乃见，若徒守浮洪易见之说，以轻手取之，则模糊细小，本脉竟不能测。瘦小之人，虽曰气敛于中，沉数者是其常也。然使肌肉过于浅薄，则其脉之来也，势将即呈于皮肤之间，反可浮取而知。性急之人，脉数是其常也，适当从容无事，亦近舒徐。性缓之人，脉迟是其常也。偶值倥偬多冗，亦随急数④。北人脉强，是其常也。或累世膏粱，或母系南产，亦未必无软弱之形。南人脉弱，是其常也，或先天禀足，或习耐劳苦，亦间有实强之状。少壮脉大，是其常也。夭促者多见虚细。老年脉虚，是其常也。期颐者⑤

---

① 一成之矩，一经形成、不再改变的规矩。圆机，"圆机活法"的省称，指灵活变通。此句说明脉诊要做到知常达变，既要谨守脉诊成规，又要灵活机变。

② 室女：未婚女子。此句指未婚女子和尼姑因所思不遂，耗伤心脾之血，脉象多浮而细软。

③ 此句出自《素问·三部九候论》。说明诊脉时要结合患者的形体、气机状况，才能判断更为精准。

④ 倥偬多冗：事情纷繁促迫的样子。指事务繁多之人，其脉象也相应表现为急数。

⑤ 期颐者：百岁老人。

更为沉实。室女、尼姑，濡弱者是其常也，或境遇优游，襟怀恬憺，脉来亦定冲和。婴儿气禀纯阳，急数者是其常也。或质弱带寒，脉来亦多迟慢。

以此类推，则人身固有一定之形气，形气之中，又必随地为之转移，方能尽言外之妙也。

回 点 评

此篇李延昰探讨人之形体、气机与脉象的关系。形体肥瘦高矮、性情急缓、南北之人、少壮男女，皆有一定之常脉。但是由于皮肤肌肉厚薄、境况遭遇、居处环境等因素，常见形气相同而脉有不同。体现脉诊要知常达变，注意因人而异的灵活性。

临证心得

传统脉诊主要围绕患者之脉进行研究，但随着对亚健康、先天体质的认知深入，正常人也常表现出弦脉、滑脉等脉象，此时很难用病脉概括。正常人因为体质、遗传、环境、性格、年龄等因素影响也会出现脉象的偏颇，因此注意形气与脉象的关系有很大临床意义。脉象取决于脏腑气血，体质、环境、性格等是通过影响人的脏腑气血功能来表现出特定脉象的。传统脉诊强调既要知道常脉，也要熟悉变脉，如《景岳全书·正脉十六部》所云："于常脉中可察人之器局寿夭，于变脉中可察人之疾病凶吉。"临证需要了解体质脉象特点，如阳虚质和气虚质多沉脉，阴虚质和湿热质多数脉，瘀血质多涩脉，痰湿质和湿热质多滑脉等。另外，生活地域也会影响脉象，如高原男性与平原男性比，脉象多弦硬。因此，正常人的脉象并不是单一的平脉，脉诊要注意鉴别这些影响因素。

运气论

尝读《内经》，至《天元纪论》七篇，推申运气，玄蕴难窥，未尝不废书三叹也。夫是天地之纲纪，变化之渊源，非通于大易洪范、历元律法之说者，其敢横心以解，矢口而谈哉①！无惑乎当今之人置而弗讲久矣！先哲有言曰："不明五运六气，简遍方书何济？"如经文所载，尺寸反，左右交，指下稍尔不明，生死何从臆断。业已志医，可不沉思力索乎？

总其大纲，在五运之太过不及，而胜复所以生也。太过者，其气胜，胜而无制，则伤害甚矣。不及者，其气衰，衰而无复，则败乱极矣。此胜复循环之道，出乎自然者也。故其在天则有五星运气之应，在地则有万物盛衰之应，在人则有脏腑疾病之应。如木强胜土，则岁星②明而镇星③暗，土母受侮，子必复之，故金行伐木以救困土，则太白④增光，岁星反晦也。凡气见于上，则灾应于下，宿属受伤，逆犯必甚。五运互为胜复，其气皆然。在病如木胜肝强，必伤脾土；肝胜不已，燥必复之，而肝亦病矣；燥胜不已，火必复之，而肺亦病矣。此五脏互为盛衰，其气亦皆然也。夫天运之有太过不及，即人身之有虚实也。惟其有虚而后强者胜之，有胜而后承者复之。无衰则无胜矣，无胜则无复矣。无胜无复，其气和平，焉得有病？恃强肆暴，元气泄尽，焉得无虚？故曰：有胜则复，无胜则否。胜微则复微，胜甚则复甚。胜复之微甚，繇变化之盛衰⑤。

故经之所载天时、地化、人事，至详至备，盖以明其理之有合也。即如《周易》三百八十四爻，乃开明易道之微妙而教人。因易以求理，因象以知变。故孔子曰："书不尽言，言不尽意。"此其大义，正与本经相同。夫天道玄微，本不易测。及其至也，圣人有所不知。故凡读《易》者，当知《易》道有此变，不当曰变止于此也。读运气者，当知天道有是应，不当曰应尽于是也⑥。今姑举其大略。

或疫气遍行，而一方皆病风温。或清寒伤脏，则一时皆犯泻利。或痘疹盛行，而多凶多吉，期各不同。或疔毒遍生，而是阴是阳，每从其类。或气急咳嗽，一乡并兴。或筋骨疼痛，人皆道苦。或时下多有中风。

---

① 大易洪范，指《周易》和《尚书·洪范》。历元律法，指天文历法。矢口：信口、随口。此句讲理解天地变化需要精通《周易》之理、《尚书·洪范》的五行之理和天文历法知识，不可随意妄谈。

② 岁星：木星。

③ 镇星：土星。

④ 太白：金星。

⑤ 繇：同"由"。此句讲五行胜复的强弱源于变化的强弱。

⑥ 此句认为研究运气学说不可过于拘泥，天道出现某种征兆，不是一成不变的。

或前此盛行痰火。诸如此者，以众人而患同病，谓非运气之使然欤！至其精微，则人多阴受，而识者为谁？夫人殊禀赋，令易寒暄，利害不侔，气交使然^①。故凡以太阳之人，而遇流衍之气，以太阴之人，而逢赫曦之纪，强者有制，弱者遇扶，气得其平，何病之有？^②或以强阳遇火，则炎烈生矣。阴寒遇水，则冰霜至矣。天有天符，岁有岁会，人得无人和乎？能先觉预防者，上智也。能因机辨理者，明医也。既不能知而且云乌有者，下愚也。

然运气亦有不可泥者，如肝木素虚，脾气太盛，而运值太角，肝气稍实，脾气方平，五脏类然。又内外两因，随时感触，虽当太过之运，亦有不足之时；不及之运，亦多有余之患。倘执而不通，能无损不足而益有余乎！况岁气之在天地，亦有反常之时。故冬有非时之温，夏有非时之寒，春有非时之燥，秋有非时之暖，犯之者病。又如春气西行，秋气东行，夏气北行，冬气南行；卑下之地，春气尝存；高阜之境，冬气尝在；天不足西北而多风，地不满东南而多湿^③。又况百里之内，晴雨不同；千里之外，寒暄各别；则方土不同而病亦因之，此皆法外之道也。

若不知常变之道，盛衰之理，主客承制之位，每每凿经文以害经意，徒欲以有限之年辰，概无穷之天道，隐微幽显，诚非易见，管测求全，诚亦陋矣。复有不明气化，如马宗素之流，假仲景之名，而为《伤寒钤法》等书，用气运之更迁，拟主病之方治，拘滞不通，斯为大谬^④。又有偏执己见，不信运气，盖亦未精思耳。

是以通于运气者，必当顺天以察运，因变以求气。如杜预之言历曰："治历者当顺天以求合，非为合以验天。"^⑤知乎此而后可以言历。运气之道，独不然哉？若徒尔纷纭，执有执无，且疑且信，罕一成之见、圆机之

① 侔，相等，齐。此句讲体质不同，人体对寒暖敏感性不同，气候异常对人而言利害各不相同。

② 流衍，水运太过。赫曦，火运太过。此句认为太阳之人遇水运之年，阴气得助；太阴之人遇火运之年，阳气得扶，偏颇之气得平，因此不会生病。

③ 中国地势西北高、东南低，天为阳、地为阴，因而说天不足于西北，地不满于东南。

④ 马宗素：元代医家，学宗刘完素，著有《伤寒医鉴》《伤寒钤法》等。李延昰批评其拘泥运气之说而制主病之方，完全忽视了运气的变数，大错特错。

⑤ 杜预：魏晋时期经学家、律学家，著有《春秋长历》等。此句借杜预之言表达顺天时定历法为常态，不能强求天时与历法有合。

用者，未足与议也。

⊡ 点 评

李延昰重视五运六气学说，将五行太过不及、五行胜复的原理与五脏关系结合解释医理。疫气流行，众人皆患同病，多与天时运气的异常有关。最难能可贵的是他对运气学说的评价非常中肯。天道玄妙，深不易测，因此运气学说不是一成不变的规律，而是懂得常变之道，盛衰之理，灵活运用。先知先觉以运气学说防病的是上智之人；在气交异常时能辨明气运病理的，是明医；不明运气而云子虚乌有者是下愚之人。

五运六气学说是中国古人的智慧，其诞生的前提是天人相应的整体观，强调气候变化对人体的影响，它确实具有实践价值和医学指导价值。运气学说的某些规律性的东西，不能看成是固定不变的程式，而是要仔细观察气候变化，敏感地注意"失时反候"等天气异常现象，灵活用太过不及之理指导疾病预防。

太素脉论

尝读太素脉，而知其伪也。夫脉法创自轩岐，用以测病情，决死生而已，安得征休征咎，比于师巫，甚矣[①]！杨上善之好诞也！每求其故而不得。

后见华佗拟病人于十年之后，以为病去亦十年死。病存亦十年死，病不能为人死生，因劝其人勿治[②]。佗固汉之异人也。此以脉论耶？抑以脉中之数论耶？意此病所患既深，虽药无效，又非急证，可以迁延，计其短期，至久乃验，即如《内经》所云：某病某日笃、某日死者是也。但佗决之于十年之前，故后人遂咤为神，反至略病而重数。上善特有小慧，见佗之行事，托之太素，阴祖其意而畅其说。学人喜其新奇，互相附和，妄

---

① 征休征咎，指预言吉凶，语出佛典。征，预兆；休，吉利；咎，凶险。此句认为脉法用以测病，不能用来预言人事吉凶。太素脉中有预言之语，李延昰认为杨上善过于怪诞。

② 出自《后汉书·华佗传》。华佗治疗一士大夫，身体不快，认为病深本该手术，但病不致死，患者寿命亦不过十年，建议"忍病十岁"，不值得手术。这是华佗不随意首选手术的谨慎之举。

谓尘埃识天子①，场屋决元魁②，好事之流更从而和之。欺世盗名，所从来久矣。

就中亦有可录之句。如曰："脉形圆净，至数分明，谓之清，脉形散涩，至数模糊，谓之浊。质清脉清，富贵而多喜。质浊脉浊，贫贱而多忧。质清脉浊，此谓清中之浊，外富贵而内贫贱，质浊脉清，此谓浊中之清，外贫贱而内富贵。若清不甚清，浊不甚浊，其得失相半，而无大得丧也。富贵而寿，脉清而长。贫贱而夭，脉浊而促。清而促者，富贵而夭。浊而长者，贫贱而寿。"予尝以此验人，百不失一。然考其底蕴，总不出乎风鉴，使风鉴③精则太素无漏义矣。至其甚者，索隐行怪，无所不至，并且诋呵正业，以为不能穷造化之巧，操先知之术。孔子曰："攻乎异端，斯害也已。"其太素脉之谓夫！

或曰，上善不足论，而佗亦有遗义耶？夫佗之技甚精，而其说又安能无弊乎？天下而尽守佗之说也，则将使病浅者日深，病深者日殆，视岐黄为赘疣，而药饵可尽废。临病不治，但委于命④，弛慎疾⑤之心，趋夭枉之路，岂不哀乎！故以病之不可治而勉求治，未必无稍延之岁月；以病之或可治而不求治，势将有坐失之机宜。须善通佗之意而一笑上善之术，斯得之矣。

点 评

明清有《太素脉秘诀》传本，据学者考证，为明代青城山人张太素所撰，从目前研究来看，尚无证据能证明其内容与杨上善有直接的渊源关系。李延昰在本篇中认为太素脉源于隋代杨上善的《黄帝内经太素》，因此有感于太素脉过于强调以脉象决人生死、寿夭、贫贱、富贵，因而批评杨上善过于荒诞，强调脉法测病为本，不可用来预兆吉凶。同时引用《华佗

---

① 尘埃识天子，语出《宋史·赵普传》，指一般人很难先知先觉，在微贱之时不知道谁日后能做天子宰相。

② 场屋，科举考场。元魁，状元。此句指坐在考场之时，谁也不知道谁最后会是状元。

③ 风鉴：相人之术。

④ 但委于命：只是听天由命。

⑤ 慎疾："子之所慎，斋战疾"的省略语，语出《论语·述而》，孔子一生谨慎对待的事是斋戒、战争和疾病。

传》劝告患者"忍病十岁"的故事，指出华佗能以脉法推算患者寿数，估计成为杨上善学习的蓝本，由此造成以脉推算吉凶的欺世盗名做法。

李延昰本着实践检验的理念将《太素脉秘诀》中脉之清浊与贫富关系进行验证，虽有"百不失一"的结论，但仍然不认同这种背离脉法根本、偏于相术的做法。他不认同病深不治的做法，也不认同太素脉的虚妄预言，希望世人领会华佗深意，不陷歧途。此篇表明作者反对索隐行怪的巫医做派，具有唯物主义精神。

审象论

夫证之不齐，莫可端倪，而尽欲以三指洞其机，则戛戛乎难之矣[1]。语云："胸中了了，指下难明。"此深心体认，不肯自欺之言。然脉虽变化无定，而阴阳、表里、寒热、虚实之应于指下，又自有确乎不易之理。思之思之，鬼神将通之耳。

一曰，比类以晰其似，所以明相类之脉，比其类而合之，辨其异而分之，鲜不决之疑矣[2]。如迟之与缓，似乎同也。而迟则一息三至，脉小而衰；缓则一息四至，脉大而徐。沉之于伏，似乎同也，而沉则轻举则无，重按乃得；伏则重按亦无，推筋乃见。数、紧、滑，似乎同也，而数则来往急迫，呼吸六至；紧则左右弹指，状如切绳；滑则往来流利，如珠圆滑。浮、虚、芤，似乎同也，而浮则举之有余，按之不足；虚则举之迟大，按之则无；芤则浮沉可见，中候则无。濡之与弱，似乎同也，而濡则细软而浮；弱则细微而沉。微之与细，似乎同也。而微则不及于细，若有若无，状类蛛丝；细则稍胜于微，应指极细，状比一线。弦、长，似乎同也，而弦则状如弓弦，端直挺然而搏指；长如长竿，过于本位而不搏指。短与动，似乎同也，而短为阴脉，无头无尾，其来迟滞；动为阳脉，无头无尾，其来数滑。洪之与实，似乎同也。而洪则状如洪水，盛大满指，重

---

① 端倪，推寻事物的本末终始。戛戛，艰难费力的样子。此句指病证不明时，单靠脉诊洞察病机实在是困难。

② 比类，按类排比。鲜，少。此句指将类似脉放在一起，仔细分辨其不同，则能尽快掌握相类脉的特征。

按稍减；实乃充实，应指有力，举按皆然。牢之与革，似乎同也。而牢则实大而弦，牢守其位；革则虚大浮弦，内虚外急。促、结、涩、代，似乎同也，而促则急促，数时暂止；结为凝结，迟则暂止；涩则迟短涩滞，至至带止，三五不调；代则动而中止，不能自还，止数有常，非暂之比。

一曰，对举以明相反之脉。有可因此而悟彼，令阴阳不乱也。如浮、沉者，脉之升降也。以察阴阳，以分表里。浮法天为轻清，沉法地为重浊也。迟、数者，脉之急慢也。脉以四至为平，如见五至，必形气壮盛，或闰以太息（五至），皆为无疴之象。不及为迟，太过为数。迟阴在脏，数阳在腑。数在上为阳中之阴，在下为阴中之阳。迟在上为阳中之阴，在下为阴中之阳。虚、实者，脉之刚柔也。皆以内之有余不足，故咸以按而知。长、短者，脉之盈缩也。长有见于尺寸，有通于三部，短只见于尺寸，盖必质于中而后知。过于中为长，不及于中为短。滑、涩者，脉之通滞也。《千金》曰："滑者血多气少，血多故流利圆滑。涩者气多血少，血少故艰涩而散。"洪、微者，脉之盛衰也。血热而盛，气随以溢，满指洪大，冲涌有余，故洪为盛。气虚而寒，血随以涩，应指而细，欲绝非绝，故微为衰。紧、缓者，脉之张弛也。紧为寒伤营血，脉络激搏，若风起水涌，又如切绳转索。缓为风伤卫气，营血不流，不能疾速。数见关上，形如豆大，厥厥动摇，异于他部者，动也。藏于内不见其形，脉在筋下者，伏也。结、促者，脉之阴阳也。阳甚则促，脉疾而时止。阴甚则结，脉徐而时止。至于代、牢、弦、革、芤、濡、细、弱八脉，则又不可对举也。《三因》尽为偶名，不知既非一阴一阳，宁必过凿乎！经曰："前大后小，前小后大。来疾去徐，来徐去疾，去不盛来反盛。乍大乍小，乍长乍短，乍数乍疏。"是二二脉，偶见也，不可不知。

一曰，辨兼至者，所以明相互之脉。大抵脉独见为证者鲜，合众脉为证者多，姑举一二，以例其余。如似沉、似伏，实大弦长之合为劳极；软浮细之合为濡之类是也。合众脉之形为一证者，如浮缓为不仁；浮滑为饮；浮洪大而长为风眩颠疾之类是也。有二合脉，有三四合脉者，然又有一脉独见而为病亦多者，如浮为风，又为虚，又为气，此一脉之证合也。

一曰，察平脉以定其常，所以明本部之脉，而治无病之候。未能精稔，将有无病妄药之弊矣^①。如足厥阴肝脉弦细而长，足少阴肾脉沉实而滑，足太阴脾脉沉软而缓，足少阳胆脉弦大而浮，足阳明胃脉浮长而缓，足太阳膀胱脉洪滑而长，手少阴心脉洪大而散，手太阴肺脉浮涩而短，手厥阴心包络脉浮大而散，手少阳三焦脉洪大而急，手阳明大肠脉浮短而滑，手太阳小肠脉洪大而紧。

一曰，准时令者，所以见四时之变，其状各自不同，脉与之应也。十二月大寒至二月春分为初之气，厥阴风木主令。经曰："厥阴之至其脉弦。"春分至小满为二之气，少阴君火主令。经曰："少阴之至其脉钩。"小满至六月大暑为三之气，少阳相火主令，经曰："少阳之至大而浮。"大暑至八月秋分为四之气，太阴湿土主令，经曰："太阴之至其脉沉。"秋分至十月小雪为五之气，阳明燥金主令，经曰："阳明之至短而涩。"小雪至十二月大寒为六之气，太阳寒水主令。经曰："太阳之至大而长。"^②

一曰，察真脏脉者，所以明不治之脉与决短期^③。往而不返，如水之流；止而不扬，如杯之覆。使其在肺，则上而微茫，下而断绝，无根萧索。使其在肾，则解散而去，欲藏无入，去如解索，弹搏而来，所藏尽出，来如弹石。在命门右肾与左肾同，但内藏相火，故其绝也，忽尔静中一跃，如虾之游，如鱼之翔，火欲绝而忽焰之象也。使其在膀胱，则泛滥不收，至如涌泉，以其藏津液而为州都之官，故绝形如此。

凡斯六者，皆脉中至为吃紧之处，况有象可求。学者精勤，则熟能生巧，三指多回春之德矣。若不揣者，乃妄图形象，弄巧成拙，最为可笑。夫脉理渊微，须心领神会，未可以言求，而可以图标乎？如脉之浮沉、大小、长短、弦细，犹可图也，如迟数、结促，亦何从描画乎！欲学岐黄精蕴，而为纸上筌蹄，是又执形象而趋于愚妄者矣^④。

---

① 精稔，精熟。无病妄药，没有病却乱用药。此句指要明白脉位的平脉表现，如肝脉本就弦细而长，肾脉沉实而滑，不能误以为是病脉。

② 此六句引文出自《素问·至真要大论》。

③ 真脏脉，疾病危重期的脉象，一般认为是全无胃气，五脏真气败露的脉象。短期，死期。此句指考察各脏的真脏脉以决断患者的死期。

④ 筌（quán）蹄，出自《庄子·外物》，其曰："筌者所以在鱼，得鱼而忘筌；蹄者所以在兔，得兔而忘蹄。"筌，捕鱼竹器；蹄，捕兔网。筌蹄比喻局限窠臼。此句指欲学岐黄医道，却只会看脉图之类的书籍以明脉象，不懂体会指下脉象的精微，是拘泥于形象的愚笨之人。

点　评

　　本篇讨论脉象问题，作者认为有诸内必形诸外，脉象反映的是体内的病机，仔细审察脉象，才能明辨疾病之根本。李延昰为明代医家李中梓之侄，这篇《审象论》即引用李中梓的《删补颐生微论·审象论》，有删减但更为精炼。文中指出，审察脉象有六大要点，即类脉辨异、对举相反、辨明兼至、知常达变、四时脉应、察真脏脉。这六点对于学医者掌握复杂的脉理具有较高的指导作用。

　　象思维是中国先秦时期就已形成的传统思维，影响着中医的脉象，就是借用自然界事物或动植物的形象说明脉的搏动特征。本篇在象思维的基础上更进一步指导学者用取象比类、对举相反、平脉常变、天人相应等思维区别复杂的相似脉。中医脉学惯用形象的比喻，如滑脉如珠圆滑、弦脉端直以长等，都是为了帮助学者理解脉象特点，但如果只会以脉图会脉而不能深刻体察摸脉时脉的迟数浮沉等，则难以掌握脉学精华。因此作者强调脉理渊深，需要仔细在临床中心领神会，不可只求言传图示。

脉有亢制论

　　经曰："亢则害，承乃制。"[1] 言太过之害也。此关于盛衰疑似之间，诊者其可忽乎！夫亢者，过于上而不能下之谓也。承者，受也，亢极则反受制也。如火本克金，克之太过，则为亢，而金之子为水，可以制火，乘其火虚来复母仇，而火反受其制矣。比之吴王夫差，起倾国之兵以与晋争，自谓无敌；越王勾践，乘其空虚，已入国中矣。

　　在脉则当何如？曰：阳盛者脉必洪大，至阳盛之极，而脉反伏匿，阳极似阴也。此乾之上九，亢龙有悔[2] 也。其证设在伤寒，或因失于汗下，使阳气亢极，郁伏于内，状似阴证，唇焦舌燥，能饮水浆，大便闭硬，小

---

　　① 出自《素问·六微旨大论》。亢害承制理论是六气变化出现太过时的一种内在调节机制，是古人对自然界自衡机制的认识。

　　② 亢龙有悔：为《周易》乾卦的最后第六爻爻辞，指居高位者需戒骄戒躁，否则会招致灾祸而悔恨。此处借乾卦爻辞说明物极必反之理。

便赤涩，然其脉虽沉，按之着骨必滑数有力；审其失气，秽臭殊常，或时躁热，不欲衣被；或扬手掷足，谵语不休，此阳证何疑？故经曰："其脉滑数，按之鼓击于指下者，非寒也，此为阳盛拒阴也。"[1]

阴盛者，脉必细微，至阴盛之极，而脉反躁疾，阴极似阳也。此坤之上六，龙战于野[2]也。在伤寒则误服凉药，攻热太速，其人素本肾虚受寒，遂变阴证，逼其浮游之火发见于外，状似阳证，面赤烦躁，大便自利，小便淡黄，呕逆气促，郑声咽痛。然其脉按之必沉细迟微，审其渴欲饮水，复不能饮，此阴证何疑？故经曰："身热脉数，按之不鼓击于指下者，非热也，此谓阴盛拒阳也。"[3]

乃知凡过极者，反兼胜己之化，在于学者之细心揣测，则诸证无不洞其真伪矣。

◎ 点 评

本篇参考《黄帝内经》的亢害承制理论来阐述脉象。亢害承制体现了五行之间的生克制约与自衡机制。亢害承制表现在脉象，主要是阳极似阴和阴极似阳两种。阳极似阴，乃阳盛格阴，如伤寒病阳明腑实证误汗，导致阳气亢极，脉沉虽状似阴证，但便秘臭秽、燥热谵语，按脉着骨则滑数有力，仔细辨别还是阳证，当攻下实热、荡涤燥结，处以承气汤类。而阴极似阳，则是阴盛格阳。篇中所论伤寒误服凉药，则少阴寒化之极而格阳，真寒假热，状似阳证，但脉象必沉细迟微，当益火消阴、大剂回阳，处以四逆汤类。

冲阳太溪二脉论

夫身之内，不过阴阳为之根蒂。医者惟明此二字，病之吉凶，莫不判然矣。故凡伤寒危迫，手脉难明，须察足脉。不知者竟相哗笑，更有内

---

[1] 语出明代张景岳的《景岳全书·传忠录·寒热真假辨》。

[2] 龙战于野：为《周易》坤卦的最后第六爻爻辞，原文为"龙战于野，其血玄黄"。比喻群雄角逐、激烈争战。此处借坤卦爻辞类比阴盛格阳的激烈反应。

[3] 语出明代张景岳的《景岳全书·传忠录·寒热真假辨》。

室^①，宁死不愿，以为羞耻，是又大可哀矣。予请陈其说焉。

经曰："治病必求于本。"^② 本之为言根也、源也。世未有无源之流，无根之木。澄其源而流自清，灌其根而枝乃茂，自然之经也。故善为医者，必责根本，而本有先天、后天之辨。先天之本维何？足少阴肾是也。肾应北方之水，水为天一之源^③。后天之本维何？足阳明胃是也。胃应中宫之土，土为万物之母。

肾何以为先天之本？盖婴儿未成，先结胞胎，其象中空，一茎透起，形如莲蕊。一茎即脐带，莲蕊即两肾也，而命寓焉。水生木而后肝成，木生火而后心成，火生土而后脾成，土生金而后肺成。五脏既生，六腑随之，四肢乃具，百骸乃全。仙经曰："借问如何是玄牝，婴儿初生先两肾。"^④ 故肾为脏腑之本，十二脉之根，呼吸之本，三焦之源，而人资之以为始者也。故曰，先天之本在肾。而太溪一穴，在足内踝后五分、跟骨上动脉陷中，此足少阴所注为腧之地也。

脾胃何以为后天之本？盖婴儿既生，一日不再食则饥，七日不食则肠胃涸绝而死。经曰："安谷则昌，绝谷则亡。"^⑤ 犹兵家之有饷道^⑥也。饷道一绝，万众立散；胃气一败，百药难施。一有此身，先资谷气。谷入于胃，洒陈于六腑而气至，和调于五脏而血生，而人资之以为生者也。故曰，后天之本在脾。而冲阳一穴，在足跗上五寸、高骨间动脉去陷谷二寸，此足阳明所过为原之地也。脾胃相为夫妇，故列胃之动脉，而脾即在其中矣。

古人见肾为先天之本，故著之脉曰："人之有尺，犹树之有根，枝叶虽枯槁，根本将自生。"^⑦ 见脾胃为后天之本，故著之脉曰："有胃气则生，无

①　内室：指女子。

②　语出《素问·阴阳应象大论》。

③　水为天一之源：指《尚书大传·五行传》所言"天一生水，地二生火"等，水为五行之始。

④　出自金元间道士玄全子《诸真内丹集要》卷上收录的《纯阳真人玄牝歌》内容。

⑤　今本《黄帝内经》并无此句。《素问·平人气象论》有"人以水谷为本，故人绝水谷则死，脉无胃气亦死"。其含义在后世得以演变，如金代李杲的《脾胃论·仲景引<内经>所说脾胃》有"仲景云：人受气于水谷以养神，水谷尽而神去。故云，安谷则昌，绝谷则亡"。

⑥　饷道：粮道。

⑦　语出《难经·第十四难》。

胃气则死。"[1] 所以伤寒必诊太溪以察肾气之盛衰，必诊冲阳以察胃气之有无。两脉既在，他脉可勿问也。

如妇人则又独重太冲者。太冲应肝，在足指本节后二寸陷中。盖肝者，东方木也，生物之始。又妇人主血，而肝为血海，此脉不衰，则生生之机犹可望也。

予见按手而不及足者多矣，将欲拯人于危殆，盖亦少探本之学乎！

点 评

本篇强调冲阳脉和太溪脉在脉诊中的重要性。肾为先天之本，太溪为肾经腧穴，诊太溪脉可察肾气之盛衰。脾胃为后天之本，冲阳即跌阳，为胃经腧穴，诊冲阳脉可察胃气之有无。另外，李延昰提出妇人诊太冲脉的重要性。妇人多血证，肝为血海，因此，女子以肝为先天，太冲应肝，诊太冲脉可察肝木生机。

作者通过此文想强调脉诊时不仅要诊断寸口脉，足部的脉象有时也是必须要注意的。本段多引录李中梓《医宗必读·肾为先天本脾为后天本论》内容。

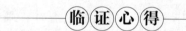

患者素体丰硕，痰湿滋生，风阳上扰，时有眩晕，右侧肢体行动不力，筋脉拘急，膝腘为甚，行履而需扶杖，言语无謇涩之象，寐象时酣时艰，面红下肢寒冷，小溲频数有不禁之感。病起5年，目前尚属稳定。切脉寸口弦紧带滑，颔厌、耳门脉大于足三脉。而又太冲较大，太溪细弱，冲阳脉平，脐下无动悸，舌苔薄黄腻。按脉论证，属上盛下虚之疾，需防复中。患者虽有多年痹证宿疾，指节孪屈，关节肿大，然揆度缓急，以防治类中为先。

处方一：风池（双）、颔厌（双）、丰隆（双）、行间（双）用泻法，太溪（双）、足三里（双）、涌泉（双）用补法；处方二：环跳、阳陵泉、侠溪、肩髃、曲池、合谷（左泻右补），二次治左，一次治右，先取患侧，后

---

[1] 语出《素问·平人气象论》。

用健侧。手法：捻转、提插；足三里用针向行气法，使气下行至足跗；涌泉用雷火针灸 10 分钟。中药予抱木茯神 9g，远志 6g，白蒺藜 9g，广郁金 5g，天麻 5g，蝎尾 3g，赤芍 9g，白芍 9g，煨益智仁 9g，磁石 30g（先入），伸筋草 9g。

该患者为肥硕气虚痰浊之体质，同为水亏木旺、肝风化火之证。所异者面红眩晕，下肢厥冷，颌厌、耳门大于足三脉（即指太冲脉、太溪脉、冲阳脉而言），故陆瘦燕断为上实下虚之证。风阳未平，气火在上，痰湿之浊随风升涌，故陆瘦燕认为还需防止复中。虽患者兼有痹证宿疾，然而揆度缓急，当以防治类中为先，取《灵枢·病本》"谨详察间（缓）甚（急），以意调之。同者并行（兼治），甚者独行（先治）"之意。因此，陆瘦燕在滋水柔肝、息风化浊的基础上，运用"上实下虚""引而下之"之法。处方一泻风池、颌厌，清泄清旷之浮阳；泻丰隆以降痰化浊；泻行间以平肝息风；补太溪以滋水涵木，均与前例略同。唯本例加用足三里施针向行气法，使气下行至足跗，既能导气火下降，又因足阳明之脉从头走足，针向下刺兼有补胃气、旋运中洲之效，从而使清浊之气升降得宜；灸涌泉、地才穴，亦是引导厥阳气火下降的措施，此是针对上实下虚的病理情况而设。处方二用穴在于疏调患肢经脉，采用补患侧、泻健侧之古法（见《针灸大成·治症总要》），以疏调气血之偏胜，因患者病起 5 年，久病经络气虚，故患侧用补而健侧用泻。此例左右侧穴同用与前例调整左右脉偏胜之意不同，意在调整左右侧肢体之功能，故两次针患侧，一次针健侧，先针患侧，后针健侧，初病健侧补、患侧泻；久病健侧泻、患侧补。这是陆瘦燕对《灵枢·官针》中"巨刺"法的化裁运用。

脉有不可言传论

脉之理微，自古记之。昔在黄帝，生而神灵。犹曰："若窥深渊而迎浮云。"[1]许叔微曰："脉之理幽而难明，吾意所解，口莫能宣也。凡可以笔

---

[1] 语出《素问·六微旨大论》，其曰："天之道也，如迎浮云，若视深渊，视深渊尚可测，迎浮云莫知其极。"

墨载，可以口舌言者，皆迹象也。至于神理，非心领神会，焉能尽其玄微耶？如古人形容一胃气脉也，而曰不浮不沉，此迹象也，可以中候求也。不疾不徐，此迹象也，可以至数求也。独所谓意思欣欣，悠悠扬扬，难以名状，此非古人秘而不言，虽欲名状之而不可得，姑引而不发，跃然于言词之表，以待能者之自从耳。"东垣至此，亦穷于词，而但言脉贵有神。惟其神也，故不可以迹象求，言语告也。

又如形容滑脉，而曰替替然如珠之圆转。形容涩脉，而曰如雨沾沙。形容紧脉，而曰如切绳转索。形容散脉，而曰如杨花散漫。形容任脉，而曰寸口丸丸[①]。此皆迹象之外，别有神理，就其言状，正惟穷于言语，姑借形似以揣摹之耳。

予昔寓泉州开元寺，月夜与林澹庵[②]论脉。凡脉各设一形似最确之物以体象之。至于虚脉曰虚，合四形浮、大、迟、软，极其摹拟，终不相类。林最后曰："得之矣，譬如发酵馒首。"竟失迟字之义。有羽衣[③]钱存三在旁曰："何不比之海蛇[④]浮水。"林大笑击节。盖海蛇质柔而大，随波上下，若人以手按之，则惊而没矣，于浮、大、迟、软，字字逼真。然为学究训诂之语，设不善领略者，不先于虚脉中发愤参求，但守一海蛇浮水于胸中，岂非戏论乎！

故以有限之迹象，合无穷之疾病，则迹象乃有时而穷。以无尽之灵明，运有限之迹象，则疾病无往而不验。所谓口莫能宣者，终成绝学也哉！

点 评

此篇讨论脉象描述虽可借用形象，但终归需要心领神会。古人学脉，多感叹脉象只可意会、不可言传。中医脉学多用比喻描述脉象，脉象之感因人而异，因此比喻也有不同，一定程度上造成了脉诊学习的困难。钱存三将虚脉四形之浮、大、迟、软比为海蛇（水母）浮水，尤为贴切，今人

---

① 丸丸，高大挺直貌，或一团团之状。此句语出《脉经·平奇经八脉病》，其曰："横寸口边丸丸，此为任脉。"

② 林澹庵：清代医家，著有《延年却病书》。

③ 羽衣：道士。

④ 海蛇（zhǎ）：水母。

多从脉位、脉次、脉长、脉宽、流利度、紧张度、均匀度等方面归类脉象，有一定参考价值。随着现代中医四诊客观化的发展，许多脉象可从脉波图得以客观展示。

脉无根有两说论

天下之医籍多矣，或者各持一说，而读者不能融会，漫无可否，则不见书之益，而徒见书之害矣，又何贵乎博学哉！

即如脉之无根，便有两说。一以尺中为根。脉之有尺，犹树之有根。叔和曰："寸关虽无，尺犹不绝，如此之流，何忧殒灭？"[1] 盖因其有根也。若肾脉独败，是无根矣，安望其发生乎！一以沉候为根。经曰："诸浮脉无根者皆死。"[2] 是谓有表无里，孤阳不生。夫造化之所以亘万古而不息者，一阴一阳，互为其根也。使阴既绝矣，孤阳岂能独存乎！

二说似乎不同，久而虚心讨论，实无二致也[3]。盖尺为肾部，而沉候之六脉皆肾也。要知两尺之无根，与沉取之无根，总为肾水涸绝而无资始之原，宜乎病之重困矣。又王宗正曰："诊脉之法，当从心肺俱浮，肝肾俱沉，脾在中州。"[4] 则与叔和之守寸关尺奇位以候五脏六腑之脉者，大相径庭。不知宗正亦从经文"诸浮脉无根者皆死"之句悟入，遂谓本乎天者亲上，本乎地者亲下，心肺居于至高之分，故应乎寸，肾肝处乎至阴之位，故应乎尺，脾胃在中，故应乎关。然能与叔和之法参而用之，正有相成之妙。

浅工俗学，信此则疑彼者，皆不肯深思古人之推本立说，所以除一二师家授受之外，尽属碍膺[5]。许学士之不肯著书以示后来，乃深鉴于此弊

---

[1] 语出《王叔和脉诀·脉赋》。

[2] 《黄帝内经》并无此句。《脉经·诊五脏六腑气绝证候》有"诸浮脉无根者皆死"。

[3] 虚心，谦退容物，心不自满。此句指尺中为根、沉候为根两种说法实际是一致的。

[4] 王宗正，南宋医家，字叔诚，著有《难经疏义》《难经图说》。此句源自《难经·第四难》，其曰："心肺俱浮，何以别之？然：浮而大散者心也，浮而短涩者肺也。肾肝俱沉，何以别之？然：牢而长者肝也，按之濡、举指来实者肾也。脾者中州，故其脉在中，是阴阳之法也。"

[5] 碍膺：指令人心中迷惑不解。碍，妨也，阻也；膺，胸也。

也夫！

点 评

　　本篇讨论脉无根的两种说法，一说尺中为根，一说沉候为根。作者深思之后认为两种说法实际是统一的，因为尺脉候肾，沉候亦主肾。现代也多认为尺脉沉取和缓有力则是有根，尺脉无力或六脉沉取无力皆是无根，临床血压迅速下降的休克患者常现无根脉。此篇也启示后人读书应深思熟虑，融会贯通，不可粗浅理解，信此疑彼。

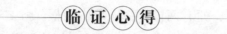

　　患者，男，75岁。冬月感寒，头痛发热，鼻流清涕，自服家存羚翘解毒丸，感觉精神甚疲，并且手足发凉。就诊时，见患者精神萎靡不振、懒于言语，切脉未久即侧头欲睡，握其两手，凉而不温。视其舌则淡嫩而白，切其脉不浮而反沉。脉证所现，此为少阴伤寒之证候。肾阳本虚，老人体虚最怕伤寒，如再进凉药，必拔肾根，恐生巨测。法当急温少阴，方予四逆汤（附子12g，干姜10g，炙甘草10g）。服1剂，精神转佳。再剂，手足转温而愈。

　　此案虽为外感证，但患者年高，肾阳虚衰，因此脉象不浮反而沉。需要脉证结合，了解病机本质，为太阳少阴合病。脉证分析也可证沉候主肾。顾护肾阳为重，故用四逆汤。临证亦多见麻黄附子细辛汤等的运用。

调息已定然后诊脉论

　　经曰："常以不病调病人。"[①] 盖以医者无病，气静息匀，用自己之呼吸，合病人之至数，则太过不及之形见矣。斯时也，如对敌之将，操舟之工，心如走珠，形似木鸡，不得多语调笑，妄论工拙，珍玩满前，切勿顾盼，丝竹凑耳，恍若无闻，凡此岂欲矫众以邀誉哉！夫君子之游艺，与据

---

　　① 语出《素问·平人气象论》，指医生无病时方可调息为患者诊脉。

德依仁，皆为实学。诊虽流为贱技，非可苟且图功者也[①]。故经又曰："诊无治数之道，从容之葆，坐持寸口，诊不中五脉，百病所起，始以自怨，遗师其咎。"[②] 其谆切垂训，无非欲诊者收摄心体，忙中习定，使彼我之神交，而心手之用应也。在吾党学有渊源，路无岐惑，三指之下，自可十得其五。

但求诊者多，纷纭酬应，酷暑严寒，舟舆困顿，医者之气息先已不调，则与病者之至数焉能准合。又况富贵之家，一人抱病，亲戚填门，或粗晓方脉而鼓舌摇唇；或偏执己见而党同伐异；或素有不合而傲睨唐突，使高洁之士即欲拂衣[③]；或故为关切而叮咛烦絮，令通脱之性辄将掩耳[④]；或阳与阴挤，旁敲暗击；或执流忘源，称寒道热；或但求稳当，欲带消而带补；或反复不常，乃忽是而忽非；或小利小害，一日而喜惧多端；或且疑且信，每事而逡巡不决；或医者陈说病机，援引经典，务欲详明，则指为江湖之口诀；或处投药饵，本属寻常，彼实未知，则诮为诡异之家风[⑤]；或玄心静气，不妄问答，则谓之简傲；或坦衷直肠，无所逢迎，则笑其粗疏。嗟乎！昔人惧病而求医，故尊之过于师保；今之医呈身而售技，故贱之下于舆儓[⑥]。

所以一进病家，除拱揖寒温之外，即好恶是非之中，九候未明，方寸已乱，孰标孰本，断不能行指下之巧矣。若夫大雅之彦，本期博济一时，

---

①　此两句说明君子游艺于医学，也是德与仁的体现，是济世实学，诊法虽是低贱的技术，也不能苟且图功。

②　语出《素问·征四失论》，文字稍有出入。指脉诊必须从容安缓，寸口脉诊与五脏之脉相合，否则诊脉错误，找不到病因，就会自怨自艾，或怪罪老师。

③　傲睨，傲慢地斜视。唐突，冲撞冒犯。拂衣，相当于拂袖，形容生气的样子。此句指医生诊病，最怕病家指手画脚，傲慢冒犯。

④　烦絮，说话啰唆。通脱，放达不拘小节。此句指病家关切过度而唠叨不停，令放达之医也忍不住掩耳厌烦。

⑤　诮，讥讽。此句指医生用药本属平常，病家不解，而讥讽为诡异的家传医风。

⑥　师保，即太师太保，指地位尊贵的老师。售，出卖。舆儓，古代将人的阶级分为十等，舆和儓分别为第六等和第十等，因此用来代指奴仆或地位低贱的人。此句指古代人害怕疾病而尊重医生，如今医生售卖技术，被视为仆隶低贱之人。

而肯苟悦取容，贻笑识者哉！① 庸众人之情，固有所不暇尽，亦有所不能尽，而并有所不屑尽也②。身当其际，一以先圣之道为重，谁毁谁誉，不屈不昂，去留之心洒然，得失之念不起。意思从容，布指安稳，呼吸定息，至数分明，则脉虽幽微，可以直穷二竖之情技矣①。

▣ 点　评

　　本篇强调医生需要在无病之时，宁心静气、从容不迫地脉诊。而干扰医生心神的常见因素首先是医生患者太多、舟车劳顿，医生气息不调又怎能脉诊准确；其次是病家旁人指手画脚，傲慢唐突，半信半疑，妄为讥诮等，令医生方寸大乱，指下难明。因此，建议医者遵循圣人之道，不卑不亢，不惧毁誉，不念得失，从容调息而脉诊。本篇可与李中梓《医宗必读·不失人情论》相参考，临床需明了患者之情、医人之情、旁人之情。

问情论

　　经曰："闭户塞牖，系之病者，数问其情，以从其意。"④ 盖欲病人静而无扰，然后从容询其情，委曲顺其气⑤。使不厌烦，悉其本末之因，而治始无误也。

　　乃近世医者，自附于知脉，而病家亦欲试其本领，遂绝口不言，惟伸手就诊。医者强为揣摩，揣摩偶合，则信为神奇；揣摩不合，则薄为愚昧。致两者相失，而讫无成功，良足叹也⑥。故仲景曰："观今之医，省疾问病，务在口给。相对斯须，便处汤药。按寸不及尺，握手不及足。人迎

---

　　① 彦，有才能的人。苟悦取容，指苟且谄媚。贻笑，遗留笑柄。此句指真正有才能的医生只求济世救人，怎会苟且谄媚、贻笑大方。

　　② 不暇，来不及。不屑，不值得。此句指平庸之人干扰治疗的情状，来不及说尽，也不能说尽，更不屑于说尽。

　　① 二竖，典出《左传·成公十年》，本义两个童子，代指疾病。此句指医生只有从容布指，调息静心，才能脉诊准确，洞察疾病。

　　④ 语出《素问·移精变气论》，指要关闭门窗，关心患者，反复询问病情。

　　⑤ 委曲顺其气：屈身折节，顺从、顾念患者心理。

　　⑥ 讫，终了，最终。良，实在。此句指医患互不信任，最终难以治疗成功，实在令人感叹。

跌阳，三部不参。动数发息，不满五十。短期未至决诊，九候曾无仿佛。明堂阙庭，尽不见察。所谓管窥而已。"[1] 望闻问切，犹人有四肢也。一肢废不成其为人，一诊缺不成其为医。然必先望、次闻、次问而后切者，所重有甚于切也。王海藏云："病人拱默，惟令切脉，试其知否。夫热则脉数，寒则脉迟，实则有力，虚则无力，可以脉知也。若得病之由及所伤之物，岂能以脉知乎？"[2] 其如病家不知此理者众，往往秘其所患，以俟医之先言。岂知病固有证似脉同，而所患大相剌谬[3]。若不先言明白，猝持气口，其何能中？又如其人或先贵后贱，或先贫后富，暴乐暴苦，始乐始苦，及所思、所喜、所恶、所欲、所疑、所惧之云何，其始病所伤、所感、所起、所在之云何，以至病体日逐转移之情形，病后所服药饵之违合，必详言之，则切脉自无疑惑。今人多偏执己见，逆之则拂其意，顺之则加其病，莫如之何。

然苟设诚致问，明告以如此则善，如彼则败，谁甘死亡而不降心以从耶！夫受病情形，百端难尽。如初病口大渴，久病口中和，若不问而概以常法治之，宁不伤人乎？如未病素脾约，才病忽便利，若不问而计日以施治，宁不伤人乎？如未病先有锢疾，已病重添新患，如不问而概守成法治之，宁不伤人乎？如疑难证着意根究，遂不得情，他事闲言，反呈真面，若不细问而仓卒妄投，宁不伤人乎？《病形篇》谓："问其病，知其处，命曰工。"[4] 今之称为工者，问非所问，谀佞其间，病者欣然乐从。及病增更医，亦复如是。彷徨医药，终于不救者多矣。故留心济世者，须委曲开导，以全仁术，未可任意而飘然事外也。予每见缙绅之家，凡诊内室，皆重帷密幄，以帛缠手，使医者三指不能尽按，而医亦潦草诊视，此又不能行望、闻、问之神妙，并切而且失之度，其视医不啻如盗贼然！

东坡、海藏之言，岂能家喻而户说哉！惟愿病家以病为重，不循故习，使医者得尽其长，医者以道自处，不蹈陋规，使病家诚告以故。庶病

---

[1] 语出《伤寒论》序言。张仲景指出，当今之医脉诊、望诊不认真是治疗失误的主要原因。

[2] 王海藏：指元代医家王好古，字进之，号海藏，师从张元素、李杲，为易水学派代表医家，著有《阴证略例》《此事难知》《汤液本草》等。此句借海藏之语强调不可试医以脉。

[3] 剌谬：违背、相反。

[4] 语出《灵枢·邪气脏腑病形》，其曰："黄帝问于岐伯曰：余闻之，见其色，知其病，命曰明。按其脉，知其病，命曰神。问其病，知其处，命曰工。"

无遁形，而医者之与病者有相成之功矣。

⊟ 点 评

　　本篇强调问切相参、四诊合参。一是医者要取得患者信任，仔细询问病情。二是患者不能闭口不言，试医以脉。医者脉诊固然要认真，但不问诊而单凭脉诊也不能把握病机。四诊不可偏废，脉诊、问诊要相互参照。对医中小人，用贿赂僮仆的方式预先知道患者病状，临诊佯为思索，语出四座皆惊，实为穿窬斗筲之举。《苏沈良方》中收录苏轼《脉说》一文，与此篇内容类似，可资参考。

卷二 脉法根基

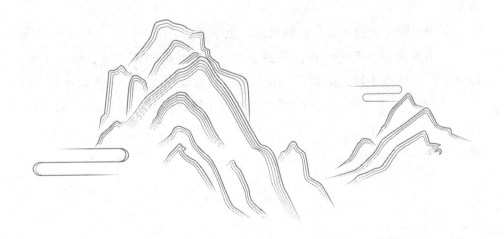

小序

崔紫虚所著《四言脉诀》，由来尚矣。删补之者，为李月池氏[1]，更名《四言举要》。予取两刻而损益之，或繁或简，期合于理而已，敢曰崔、李之功臣哉。

气血循环之理

脉为血脉，气血之先；血之隧道，气息应焉。

脉为气乎？而气为卫，卫行脉外，则知非气矣。脉为血乎？而血为营，营行脉中，则知非血矣。脉为经隧乎？而经隧实繁，则知非经隧矣。善乎华元化云："脉者，气血之先也。"盖人之身，惟是精与气与神三者，精气即血气，气血之先，非神而何？人非是神无以主宰血气，保合太和，流行三焦，灌溉百骸。故脉非他，即神之别名也。明乎此，则气也、血也，浑沦条析。所谓气如橐籥[2]，血如波澜，一升一降，以成其用，而脉道成矣。

资始于肾，资生于胃；血脉气息，上下循环。

人未有此身，先有此肾，气血藉之以立基。而神依于气，气依于血，血资于谷，谷本于胃；是知胃气充则血旺，血旺则气强，气强则神昌。故曰："先天之根本在肾，后天之根本在脾。"（脾胃相为夫妻）。神之昌与否，皆以脉为征兆。脉之行也，气行而血随，上下周匝，起伏交会，呴濡[3]守使，各尽其职。

---

① 李月池：明代医家李言闻，字子郁，号月池，为李时珍之父。

② 橐籥（tuó yuè）：古时冶炼用于鼓风吹火的装置，犹如今日之风箱。

③ 呴濡（hǒu rú）：犹呴沫，喻慰藉、救助，又作"呴湿濡沫"。《庄子·大宗师》曰："泉涸，鱼……相呴以湿，相濡以沫。"

点 评

　　这部分内容主要讲述脉在气血循环中的作用，阐明了脉与气血、脉与精气神的关系。李氏认为脉为神之别名，脉为血脉，为气血之先，血之隧道。脉气是推动血液流动的主要动力，脉管是血液流动的通道，人体血脉流行三焦，灌溉百骸，气血升降，形成脉象。肾为先天之本、元气之根，是脏腑功能的动力源泉，脾为后天之本、气血生化之源，故脉象的盛衰取决于先天肾气的充养和后天胃气的供给，胃气充则血旺，血旺则气强，气强则神昌。如此则气行而血随，上下周匝，起伏交会，呴濡守使，各尽其职。

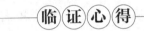

　　"资始于肾，资生于胃"理论在临床上对诊断和用药有着指导作用。有一位13岁少年，初诊两寸脉伏不见，亦非反关。据其父亲描述少年时有腹胀纳少，易感疲倦，稍劳易卒倒发绀，医院诊为无脉症，谓非药可治，而转求中医。因思心主血脉，然所以促进循环而为原动力者"资始于肾，资生于胃"。应强壮肾中真元之气，鼓舞血行，流通脉道，故用参、术、苓草、法夏、广皮、黄芪、丹参、炙远志、鹿角霜、鸡血藤、菟丝子、补骨脂、鸡金。20剂后复诊，其父喜形于色，谓发绀腹胀消失，食纳倍增，面色红润，坚持原方又20剂，脉渐出，但细弱无力。嘱其再服原方10剂。8年后，其父告知，其子已大学毕业，病未复发。

独取寸口

　　十二经中，皆有动脉；惟手太阴，寸口取决。

　　《难经·一难》曰："十二经皆有动脉，独取寸口，何谓也？扁鹊曰：寸口者，脉之大会，手太阴之动脉也。"以肺为五脏六腑之华盖，布一身之阴阳，居于至高之位，凡诸脏腑皆处其下，肺系上连喉咙吭嗌①，以通呼吸。肺主一身之气，气非呼吸不行，脉非肺气不布故耳。然《素问·五脏别论》曰："帝曰：气口何以独为五脏主？岐伯曰：胃者，水谷之海，六腑之大源也。五味入口，藏于胃，以养五脏气，气口亦太阴也。是以五脏六腑之气味，皆出于胃，变见于气口。"其义又所重在胃矣。

细思之，而理则一也。气口本属太阴，而曰"亦太阴"者，盖气口属肺，手太阴也，布行胃气，则在于脾足太阴也。按《灵枢·营卫生会》篇曰："谷入于胃，以传于肺，五脏六腑，皆以受气。"《厥论》曰："脾主为胃行其津液者也。"《素问·经脉别论》曰："饮入于胃，游溢精气，上输于脾，脾气散精，上归于肺。"脾气必归于肺，而后行于脏腑营卫，所以气口虽为手太阴，而实即足太阴之所归，故曰"气口亦太阴"也。乃知五脏六腑之气味，皆由胃入脾，由脾入肺，此地道卑而上行也。由肺而分布于脏腑，此天道下济而光明也。土居中而为金之母，系诸脉之根；肺居高而有君之象，布诸脉之令。故曰肺朝百脉，而寸口为之大会，犹水之朝宗于瀣②也。

又考气口即寸口也。肺主诸气，气之盛衰见于此，故曰气口。脉出太渊，共长一寸九分，故曰寸口。又肺朝百脉，脉之大会聚于此，故曰脉口。其实一也。吴草庐③曰："医者于寸、关、尺，辄名之曰此心脉、此肺脉、此肝脉、此脾脉、此肾脉者，非也。五脏六腑凡十二经，两手寸、关、尺者，手太阴肺金之一脉也。分其部位以候他脏之气耳。脉行始于肺，终于肝，而复会于肺，肺为气出入之门户，故名曰气口，而为脉之大会，以占一身焉。"李时珍曰："两手六部，皆肺之经脉也，特取此以候五脏六腑之气耳，非五脏六腑所居之处也。"

《灵枢》《素问》《难经》载十二经脉有走于手而不从三部过者，如手阳明大肠经之脉，起大指次指之端，从大指次指之间尽处为合谷一路，为臂之上廉，入肘外，上肩而终迎香，以交于足阳明胃经也。与右寸无干。足阳明胃经之脉，起于鼻之交頞中，下行属胃，络大肠，至足，而终于厉

---

① 吭嗌（háng ài）：咽喉，比喻形势险要的地方。

② 瀣（xiè）：勃瀣，古代称东海的一部分，即"渤海"。

③ 吴草庐：元代理学家吴澄（公元 1255—1330 年），江西抚州崇仁人，人称草庐先生。

兑（足大指端），以交于足太阴脾经也，与右关无干。足太阴脾经之脉，起于足之大指之端，上行膝股，入腹中，以交于手少阴心经也。与右关无干。手少阴心经之脉，起于心中，下络小肠，其支者循臑下，下肘内后廉小指一路，终于小指之端（即少冲穴），以交于手太阳小肠经也。与左寸无干。手太阳小肠之脉，起于小指之端，循臂外侧，左右交于两肩，下属小肠，上行于头，络于颧而终于耳中（即听宫穴），以交于足太阳膀胱经也。与左寸无干。足太阳膀胱之脉，起于目内眦，下行络肾，属膀胱，终于足小指（至阴穴），以交于足少阴肾经也。与左尺无干。足少阴肾经之脉，起于足小指，上行循喉咙，夹舌本，注于膻中，以交于手厥阴心包络经也。与左尺无干。手厥阴心包络经之脉，起于胸中，属心下之包络，入肘内之曲泽穴，行臂两筋之间，入掌中，循中指出其端而终，以交于手少阳三焦经也。脉行中指一路，与左尺无干。手少阳三焦之脉，起于小指次指之端（即无名指），行臂外两骨之间，下络膀胱，其支者从膻中而止耳，终于丝竹空，而交于足少阳胆经也。小指一路，亦与右尺无干。足少阳胆经之脉，起于目锐眦，下胸中，络肝属胆，入足小指次指之间，其支者自足跗出大指端，以交于足厥阴肝经也。足厥阴肝经之脉，起于足大指丛毛之际，循阴器，属肝络胆，上贯膈，循喉咙之后，上入颃颡①，连目系出额，其支者从目系下行至中脘，以交于手太阴肺也。则足之少阳、厥阴皆不行于手。惟有肺脉起于中焦，循臂内，上鱼际，终于大指之端（即少商穴），其支者从腕后（臂骨尽处为腕），出大指次指之端，以交于大肠经也。乃知此经正属寸口，肺之动脉所行之处也。

　　至如诸经动脉，各从所行之处。手阳明大肠脉动合谷（在手大指次指岐骨间），手少阴心脉动极泉（在臂内腋下筋间），手太阳小肠脉动天窗（在颈侧大筋间曲颊下），手少阳三焦脉动和髎（在耳前），手厥阴心包络脉动劳宫（在掌中，屈中指无名指尽处是），足太阳膀胱脉动委中（在膝骨约纹里），足少阴肾脉动太溪（在踝后跟骨上），足太阴脾脉动冲门（在期门下尺五寸），足阳明胃脉动冲阳（足大指次指陷中为内庭，上内庭五寸是），足厥阴肝脉动太冲（足大指本节后二寸），足少阳胆脉动听会（在耳前陷中）。夫诸经脉之动，各自不同，况不尽行于三部，伪诀胡为漫无分

---

① 颃颡（háng sǎng）：咽喉。

疏乎?《难经·二难》虽言尺寸,其意以关为界,从关至鱼际为一寸为阳,阳得寸内之九分;从关至尺泽为一尺为阴,阴得尺中一寸;乃以阴阳而言,未尝分经络也。然则脏腑果何借以诊乎?经不云乎,"呼出心与肺,吸入肾与肝。呼吸之间,脾受谷味也。"脉之盛衰本于胃,出入由于肺。胃气如物之有轻重,肺气如物之轻重者权衡以平也。如伪诀即以某部为某经,其凿甚矣。

脉之行于十二经络者,即手足三阴三阳之经脉也。《难经·二十三难》曰:"经脉十二,络脉十五,何始何穷也?然,经脉者,行血气,通阴阳,以营卫于一身者也。其始中焦注手太阴肺,手太阴肺注手阳明大肠,手阳明大肠注足阳明胃,足阳明胃注足太阴脾,足太阴脾注手少阴心,手少阴心注手太阳小肠,手太阳小肠注足太阳膀胱,足太阳膀胱注足少阴肾,足少阴肾注手厥阴心包,手厥阴心包注手少阳三焦,手少阳三焦注足少阳胆,足少阳胆注足厥阴肝,足厥阴肝还复注手太阴,是谓一周也。"

身形之中,有营气,有卫气,有宗气,有脏腑之气,有经络之气,各为区分。其所以统摄脏腑、经络、营卫,而令充满无间,环流不息于通体者,全恃胸中大气为之主持。大气之说,尝一言之。《素问·五运行大论》曰:"黄帝问:地之为下否乎?岐伯曰:地为人之下,太虚之中者也。曰:冯乎?曰:大气举之也。"[1]可见太虚寥廓,而能充周磅礴,包举地之全体者,莫非气也。故四虚无着,然后寒暑燥湿风火之气,入地中而生化。若不繇大气苞地于无外,则地之崩坠震动,且不可言,胡以巍然中处,而永生其化耶!人身亦然。五脏六腑,大经小络,昼夜循环不息,必赖胸中大气斡旋其间。大气一衰,出入废而升降息矣。神机化灭,立见危殆。或谓大气即膻中之气,所以膻中为心主,宣布政令,臣使之官。然而参之天运,膻中臣使,但可尽寒暑燥湿风火六入之职,必如太虚沕穆[2],无可名象,苞举地形,永莫厥中,始为大气。膻中既称臣使,是有其职,未可言大气也。或谓大气即宗气之别名。宗者,尊也,主也,十二经脉奉之为尊主也。讵知宗气与营气、卫气分为三隧,既有隧之可言,即同六入地中之

---

① 本条文字与今本《素问》略有出入。《素问·五运行大论篇》曰:"帝曰:地之为下否乎?岐伯曰:地为人之下,太虚之中这也。帝曰:冯乎?岐伯曰:大气举之也。"冯(píng),古同"凭",凭借,依靠。

② 沕穆(mì mù):深微貌。

气，而非太虚之比矣。膻中之诊，即心包络；宗气之诊，在左乳下。原不与大气混诊也。然则大气如何而诊之，《内经》标示昭然，而读者不察耳。其谓"上附上，右外以候肺，内以候胸中"[1]者，正其诊也。

肺主一身之气，而治节行焉。苞举无外之气于人身者，独由胸中之肺，故分其诊于右手主气之天部，朝百脉而称大会也。

点 评

这部分内容主要讲述诊脉独取寸口的原理。寸口是手太阴肺经原穴太渊所在之处，十二经脉之气汇聚于此，起于手太阴肺经、终于足厥阴肝经、复注于手太阴肺经，因此，肺朝百脉，全身血脉均汇聚于肺，故寸口脉象可以反映全身气血盛衰。《难经·一难》曰："十二经中皆有动脉，独取寸口以决五脏六腑死生吉凶之法，何谓也？然二寸口者，脉之大会，手太阴之脉动也。"寸口与五脏六腑气血相关，五脏六腑的病变可通过手太阴肺经反映于寸口。同时，肺、脾都属于太阴经，手太阴肺经起于中焦，脾胃受纳运化水谷，是气血生化之源，《灵枢·营卫生会》曰："人受气于谷，谷入于胃，以传与肺，五脏六腑皆受其气。"独取寸口脉象可以诊人体气血的变化和脏腑吉凶顺逆。再者，宗气聚集于胸中，贯注于心肺之脉，散布于全身。寸口属手太阴肺经，肺主一身之气，寸口亦气口，故寸口亦可反应全身气机变化。

平脉气息

脉之大会，息之出入；一呼一吸，四至为息。

医者调匀气息，自一呼人之脉再至，自一吸人之脉亦再至，呼吸之间，而脉准来四至者为平脉；间有五至者，亦未可断病。盖人之气息，时长时短。凡鼓三息，必有一息之长，鼓五息，又有一息之长，名为太息。如历家三岁一闰，五岁再闰也。言脉必有四至为平，五至便为太过，惟正当太息之时，亦曰无疴，此息之长，非脉之急也。若非太息，正合四

---

[1] 出自《素问·脉要精微论篇》。

至也。

呼吸既定，合为一息；日夜一万，三千五百。

呼出于阳，吸入于阴。一呼脉二至，一吸脉二至，合四至为一息。一日一夜共计之，约一万三千五百息。

呼吸之间，脉行六寸；八百十丈，日夜为准。

即此一呼一吸计之，一呼气行三寸，一吸气行三寸，呼吸既定，脉气行去六寸。以一万三千五百息算之，共得八百一十丈。以脉数之十六丈二尺折算，应周行身五十度，此昼夜脉行之度数准则也。按越人《二十三难》云：脉数总长十六丈二尺，任、督、二跷在内。以一呼一吸行六寸算之，昼夜一万三千五百息，共计八百一十丈。周于身者，得五十度。后又云：其始从中焦注手太阴，终于足厥阴，厥阴复还注手太阴。所谓如环无端者，不知二跷、任、督，从何接入，岂附行于足少阴、太阳耶？附则不能在循环注接之内，当俟知者。

⊟ 点 评

《黄帝内经》认为，呼吸日夜一万三千五百息，脉行八百一十丈。现代生理学研究指出，每日呼吸次数约为两万三千次至两万六千次。二者相差较多，此处值得商榷。

诊法以平旦

凡诊病脉，平旦为准；虚静凝神，调息细审。

平旦者，阴阳之交也。阳主昼，阴主夜；阳主表，阴主里。《灵枢·营卫生会》篇曰："平旦阴尽而阳受气矣。日中而阳陇，日西而阳衰，日入阳尽而阴受气矣。"《灵枢·口问》篇曰："阳气尽，阴气盛，则目瞑。阴气尽而阳气盛，则寤矣。"故诊法当于平旦初寤之时，阴气正平而未动，阳气将盛而未散，饮食未进，谷气未行，故经脉未盛，络脉调匀，气血未至扰乱，脉体未及更改，乃可以诊有病之脉。又切脉之道，贵于精诚，嫌其扰乱，故必心虚而无妄想，身静而不言动，然后可以得脉之妙也。

布指法

诊人之脉，令仰其掌；掌后高骨，是名关上。审位既确，可以布指；疏密得宜，长短不失。

凡诊脉者，令人仰手，医者覆手诊之。掌后有高骨对平处谓之关上，看定部位，徐以中指先下于关部，次以食指下于寸部，次以无名指下于尺部。人长则下指宜疏，人短则下指宜密。指爪不可养长，长则指头不能取齐，难于候脉。且沉取之时，爪长则按处必有深痕，在于闺阁，尤为不便。

布指轻重，各自不同；曰举按寻，消息从容。

看脉惟在指法之巧。大法轻手循之曰举，重手取之曰按，不轻不重，委曲求之曰寻。极须体认。如举必先按之，按则必先举之，以举物必自下而上，按物必自上而下也。则举中有按，按中有举，抑扬反复，而寻之义尽见矣。

《难经·五难》曰："脉有轻重，何谓也？然，初持脉，如三菽之重，与皮毛相得者，肺部也。如六菽之重，与血脉相得者，心部也。如九菽之重，与肌骨相得者，脾部也。如十二菽之重，与筋平者，肝部也。按之至骨，举指来疾者，肾部也。"盖言脉有六部，轻重不同。菽者，豆也。豆之多寡，因举按有轻重也。凡持脉者，下手当明举按之法，先轻手取浮，而后重手取沉。肺脉甚浮而先得，故经文下"初持脉"三字，以下心、脾、肝、肾脉一脏重于一脏。肺主皮毛，心主血脉，脾主肌肉，肝主筋，肾主骨。相得者，得其所主之分，而即得其本部之脉也。肾部不言十五菽而言至骨者，因至骨明于十五菽[①]也。

关前为阳，关后为阴；阳寸阴尺，先后推寻。

从鱼际至高骨却有一寸，因名曰寸。从尺泽至高骨有一尺，因名曰尺。界乎尺寸之间，因名曰关。关前寸为阳，关后尺为阴。关居中若为阴

---

① 至骨明于十五菽：按脉至骨，为持脉最强力度，其意已清晰可明，故不再以十五菽作譬喻。

阳界[①]，而阴阳实互交于此。寸候上焦，关候中焦，尺候下焦。须先后细为推寻，推其虚实，寻其体象也。

点 评

这部分内容主要介绍诊脉时的注意事项。医者诊脉时需平心静气，调整呼吸节奏，使气息平和，以自己的呼吸频率计算患者的脉率，在医者一呼一吸的时间内，《濒湖脉学》曰："四至五至，平和之则。三至为迟，迟则生冷。六至为数，数即热证。"如果一呼一吸间脉搏的跳动为四五至，则代表正常脉象；超过五至，则为数脉；不足四至，则为迟脉。医者在清晨时诊脉最佳，患者"阴气未动，阳气未散"，此时可以反映人体气血盛衰和疾病的真实情况。医者下指诊脉时，中指先定关，食指定关前的寸部，无名指定关后的尺部，三指呈弓形，以指腹触按脉体。布指时，应根据患者体型注意疏密度，如高大者，布指宜疏；矮小者，布指宜密。其次，诊脉贵在三要，即举、按、寻三种手法，用指轻按在皮肤上叫举；用指重按在筋骨间叫按；指力从轻到重，从重到轻，左右前后推寻，以寻找脉动最明显的地方叫寻。从寸、关、尺分候上、中、下三焦，可知病位之所在；从脉象的浮沉迟数虚实、有力无力、脉形变化，可知证候的表里、寒热、虚实、阴阳。

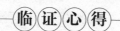

临证心得

善诊者，首求病本，而脉为求本之法也。盖五脏六腑居其中，气血之循行，必见于脉，或内伤或外感，脉皆应之。识其脉而知其病，内伤外感概不混淆，细心推求，不致误病也。诊脉过程中，首浮取，次中取，后沉取，并注重从脉位上分辨病位、病性和病机。在浮、中、沉三候中要仔细推求寸、关、尺三部之脉搏的变化。从脉搏之上下位置，以别脉之长短，从脉位之左右弹动，以别脉之动滑；从脉之气势之大小，以别脉之虚实，然后综合脉象的表现，以脏腑定位确定病性和病机。

患者，失眠3个月余，无明显其他症状，难以确定病机，诊其脉左寸

---

① 阴阳界：指寸阳与尺阴的分界。

浮而细滑，浮脉见于寸系心经病，脉细主阴血不足，滑为痰热上壅，证属心阴不足、痰火上扰，给予养心安神、清热除痰之剂，用枕中丹合二陈汤加减。处方：生龟甲 9g，茯苓 9g，菖蒲 6g，炒远志 5g，橘红 6g，半夏 5g，生龙骨 5g，石斛 5g，酸枣仁 5g，甘草 2g。后患者痊愈。

脉分男女

男子之脉，左大为顺；女人之脉，右大为顺。

朱丹溪曰："脉分属左右手。心、小肠、肝、胆、肾、膀胱在左，主血；肺、大肠、脾、胃、命门在右，主气。男以气成胎，故气为之主。女以血为胎，故血为之主。若男子久病，气口充于人迎者，有胃气也，病虽重可治。反此者逆。或曰，人迎在左，气口在右，男女所同，不易之位也。脉法赞曰：左大顺男，右大顺女。何子言之悖耶？曰：《脉经》一部，叔和谆谆于教医者，此左右手以医者之手为主。而若主于病者之手，奚止千里之谬。"[1] 按诊家多曰："阴气右行，阳气左行。男子阳气多，而左脉大为顺；女子阴气多，而右脉大为顺[2]。"其说似是而实非也。丹溪所以力排俗见，以合经旨，盖医者切脉与病者相对，医者之左手对病者之右手，医者之右手对病者之左手，其义易晓。学人临证多则理自见。

男尺恒虚，女尺恒盛。

寸为阳，尺为阴。故男子尺虚，象离中虚也；女人尺盛，象坎中满也。男女脉同，同于定位；惟尺则异，异于盛衰。

朱丹溪曰："昔日轩辕使伶伦截嶰谷之竹，作黄钟律管以候天地之节气；使岐伯取气口作脉法，以候人之动气。故黄钟之数九分，气口之数亦九分，律管具而寸之数始形。故脉之动也，阳得九分，阴得一寸，吻合于黄钟。天不足西北，阳南而阴北，故男子寸盛而尺弱，肖乎天也。地不满东南，阳北而阴南，故女子尺盛而寸弱，肖乎地也。黄钟者，气之先兆，故能测天地之节候；气口者，脉之要会，故能知人命之生死。"

---

[1] 出自元代名医朱丹溪的《格致余论·人迎气口论》。

[2] 出自唐代王冰注释《黄帝内经素问》的注文。

阳弱阴强，反此则病。

男尺脉弱，女尺脉盛，故男女之脉不同。若男尺脉盛，女尺脉弱，则为相反而病矣。

参黄子[①]曰："男子以阳为主，故两寸脉常旺于尺。若两寸反弱尺反盛者，肾气不足也。女子以阴为主，故两尺脉常旺于寸，若两尺反弱寸反盛者，上焦有余也。不足固病，有余亦病，所谓过犹不及也。"

龙丘叶氏曰："脉者，天地之元性，故男女尺寸盛弱，肖乎天地。越人[②]以为男生于寅，女生于申，三阳从天生，三阴从地长，谬之甚也。独丹溪推本律法，混合天人而辟之，使千载之误，一旦昭然，岂不韪哉！伪诀云：'女人反此背看之，尺脉第三同断病。'若解云，女人右心、小肠、肝、胆、肾，左肺、大肠、脾、胃、命。则惑乱经旨。曾不知男女一皆以尺脉为根本。所谓反者，非男女脉位相易也。当如男子尺脉常弱今反盛，女人尺脉常盛今反弱，便断其病，于义即通。"[③]

点评

正常情况下，男女脉象表现一般是男子左脉稍大，两尺脉常虚，女子右脉稍大，尺脉常实，这是一种正常的生理差异。男子生于寅，寅在五行属于木，属于阳。女子生于申，申在五行属于金，属于阴。《八十一难经集解》曰："男子阳气盛，气盛则上达，且肺为行气之脏，居高原之上部，所以上部之寸恒盛矣。女子阴血盛，血性下注，且肾为行水生水之脏，居于极低之下部，所以下部之尺脉恒盛也。"故男子的尺脉通常偏弱，女子的尺脉通常偏盛。如果男子尺脉见盛，女子尺脉见虚，皆为病脉。《八十一难经集解》曰："男得女之寸弱脉，明见气之不足，气虚不得外达，病多在内。女得男之寸盛脉，明见气之有余，火气外炽，病多在四肢。"

---

① 参黄子：明代医家吴坤（公元1552—1620年），字山甫，号鹤皋山人，安徽歙县人。因其洞参岐黄奥旨，人称"参黄子"。

② 越人：即扁鹊，名秦越人。有传《难经》为扁鹊所著，故又名《扁鹊难经》。

③ 出自明代李时珍的《脉诀考证》。

关前一分

关前一分，人命之主。左偏紧盛，风邪在表；右偏紧盛，饮食伤里。

关前一分者，寸关尺各有三分，共得九分，今曰关前一分，仍在关上，但在前之一分耳。故左关之前一分，辨外因之风；右关之前一分，辨内因之食。或以前一分为寸上，岂有左寸之心可以辨风，右寸之肺可以辨食乎？其说大谬。盖寸关尺三部，各占三分，共成寸口，故知关前一分，正在关之前一分也。

左关之前一分，属少阳胆部，胆为风木之司，故紧盛则伤于风也。何则？以风木主天地春升之令，万物之始生也。《素问·灵兰秘典论》曰："肝者，将军之官，谋虑出焉。"与足少阳胆相为表里。"胆者，中正之官，决断出焉。"人身之中，胆少阳之脉行肝脉之分外，肝厥阴之脉行胆脉之位内，两阴至是而交尽，一阳至是而初生，十二经脉至是而终。且胆为中正之官，刚毅果决，凡十一脏咸取决于胆。故左关之前一分，为六腑之源头，为诸阳之主宰，察表者之不能外也。右关之前一分，属阳明胃部，中央湿土，得天地中和之气，万物所归之乡也。又曰："脾胃者，仓廪之官，五味出焉。"土为君象，土不主时，寄王于四季之末，故名孤脏①。夫胃为五脏六腑之海，盖清气上交于肺，肺气从太阴而行之，为十二经脉之始。故右关之前一分，为五脏之隘口，为百脉之根荄②，察里者不能废也。况乎肝胆主春令，春气浮而上升，阳之象也，阳应乎外，故以候表焉。脾胃为居中，土性凝而重浊，阴之象也，阴应乎内，故以候里焉。若夫左寸之前违度，则生生之本亏；右寸之前先发，则资生之元废。古人以为人命之主，顾不重哉！

旧以左关之前一分为人迎，右关之前一分为气口。然考之《灵枢·本输、动腧、经脉》《素问·解精微论》等篇，明指人迎为结喉旁胃经动脉。

---

① 孤脏：指脾脏。《素问·玉机真脏论篇》曰："帝曰：四时之序，逆从之变异也，然脾脉独何主？岐伯曰：脾脉者土也，孤脏以灌四傍者也。"

② 根荄：原义为植物的根，此比喻根本、根源。

故《纲目》①之释人迎，亦曰在两喉旁。庞安常②论脉曰："何谓人迎？喉旁取之。"以此论之，则左关之前一分，不可名为人迎矣。《经脉》篇曰："手太阴之脉，入寸口，上循鱼际。"又曰："经脉者，常不可见也。其盛实也，以气口知之。"《灵枢·经筋》篇曰："手太阴之筋，结于鱼际后，行寸口外侧。"《经脉别论》曰："欲知寸口太过与不及。"《灵枢·小针解》曰："气口虚而当补，实而当泻。"以此论之，则气口乃统两手而言。右关之前一分，不可名气口矣。《灵枢·四时气》篇曰："气口候阴，人迎候阳。"《灵枢·禁服》篇曰："寸口主中，人迎主外。"《灵枢·终始》等篇曰"人迎一盛，二盛，三盛"等义，皆言人迎为阳之府脉，故主乎表；脉口为太阴之动脉，故主乎里。如《素问·太阴阳明论》曰："太阴为之行气于三阴，阳明为之行气于三阳。"《灵枢·阴阳别论》曰："三阳在头"，正言人迎行气于三阳也。"三阴在手"，正言脉口行气于三阴也。盖因上古诊法有三：一取三部九候，以诊通身之脉；一取太阴、阳明，以诊阴阳之本；一取左右气口，以诊脏腑之气。细绎前后经旨，则人迎自有定位，何得扯入左关；气口概指两手，何得偏指右关也耶！此名创自叔和，群然附和，莫可复正。

予少从家先生游，及同郡施笠泽、秦景明，皆当代名彦，相与议论。咸谓人迎、气口之名，固不可妄为移易，以乱经常；左右关前一分，亦可通融以征表里。故予但分左右关前一分，而不列人迎、气口之名，如前所注者，不识其当否。至若脏气有不齐，禀赋有浓薄，或左脉素大于右，或右脉素大于左，孰者为常，孰者为变；或于偏弱中略见有力，已隐虚中之实，或于偏盛中稍觉无神，便是实中之虚，活泼施治，不攻伐无过可也。

点 评

关前一分，人命之主，左为人迎，以候天之六气，风寒暑湿燥火之外感者也。浮盛为伤风，紧盛为伤寒，虚弱为伤暑，沉细为伤湿，虚数为伤热，皆外所因，法当表散渗泄之则愈。右为气口，以候人之七情，喜怒忧

①《纲目》：指明初医家楼英（公元1332—1401年）编撰的综合性医书《医学纲目》。
② 庞安常：北宋名医庞安时（公元1042—1099年），字安常，自号蕲（jiān）水道人，蕲水（今湖北浠水县）人。

思悲恐惊之内伤也。喜则脉散，怒则脉激，忧则脉涩，思则脉结，悲则脉紧，恐则脉沉，惊则脉动。

神门脉

神门属肾，两在关后；人无二脉，必死不救。

《难经·十四难》曰："上部无脉，下部有脉，虽困无能为害。夫脉之有尺，犹树之有根，枝叶虽枯槁，根本将自生。"盖两尺属肾水，为天一之元[①]，人之元神在焉。即《难经·八难》所谓三焦之原，守邪之神，故为根本之脉，而称神门也。若无此二脉，则根本败绝，决无生理。而脉微指为心脉者误矣。彼因心经有穴名曰神门，正在掌后兑骨之端，故错认耳。殊不知心在上焦，岂有候于尺中之理乎！

回 点 评

这部分内容主要讲述常人生理脉象的差异性。《诊家索隐》曰："必当问其平素之脉若何，庶几无误。良以人生斯世，体质不齐，性情个别，脏腑有柔脆，经络有厚薄，不可一例求也。"由于人体体质、性情等的差异，脉象也存在生理差异，在诊脉过程中区别生理差异性脉象和病理脉象是非常重要的。男女脉象亦有不同，明代李中梓的《医宗必读》曰："左为阳，故男子宜左脉大也；右为阴，故女子宜右脉大也。"男性阳气偏盛，故左脉大于右脉，女性阴血偏盛，故右脉大于左脉。"左关前一分为人迎，以候六淫，为外所因；右关前一分为气口，以候七情，为内所因"，关脉左右手所位置不同，各自代表的临床意义也有所不同，左关部脉象异常代表外感病邪，右关部脉象异常代表七情内伤杂病。尺脉是候肾之脉的重要部位，《难经》曰："夫脉之根，犹树之有根，树叶虽枯槁，根本将自生。"将尺脉比喻为树之根，强调虽树叶已经枯萎，但是有根则将自生，其原理在于元气尚存，脉之根尚存留。若两尺之无根，尺脉沉取不应，则代表肾气耗竭。

---

① 天一之元：天一生水，肾为水脏，两尺属肾，故为天一之元。

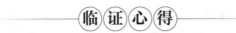

肾为先天之本，与人体生长、发育、衰老有密切的关系，《难经》曰：
"夫脉之根，犹树之有根，树叶虽枯槁，根本将自生。"因此，"五脏之真，
唯肾为根"。老年人的机体在长期生活过程中，因受各种因素影响，易出
现阴阳失调，而呈现上盛下虚、阴虚阳实之证，最突出的表现为肝肾亏
虚，阴损于下，阳浮于上。临床常表现为腰膝酸软、五心发热、口干舌
燥、大便干结、神疲健忘、夜寐不安、眼花头眩、舌质嫩红、少苔少津、
脉弦细等。临床治则为补益肝肾，滋阴潜阳，代表方以六味地黄汤合镇肝
熄风汤化裁。药物如下：制首乌15g，炒川续断10g，炒杜仲10g，云茯苓
15g，熟地黄15g，炒白芍10g，牡丹皮10g，桑椹10g，麦冬10g，川牛膝
10g，代赭石20g。

七诊九候

脉有七诊，曰浮中沉；上下左右，七法推寻。

浮者，轻下指于皮毛之间，探其腑脉也，表也。中者，略重指于肌
肉之间，候其胃气也，半表半里也。沉者，重下指于筋骨之间，察其脏脉
也，里也。上者，即上竟上者胸喉中事也，即于寸内前一分取之。下者，
即下竟下者少腹腰股膝胫足中事也，即于尺内后一分取之。左右者，即左
右手也。凡此七法，共为七诊。又《素问·三部九候论》曰："独大者病，
独小者病，独疾者病，独迟者病，独寒者病，独热者病，独陷下者病。"王
冰注曰："诊凡有七者，此之谓也。"盖指病者而言。故曰："七诊虽见，九
候皆从者，不死。"[①] 若本文专授医家诊法，义各不同。勿听子则以静其心，
忘外虑，均呼吸，分浮中沉三法为七诊，皆赘辞也。

又有九候，即浮中沉；三部各三，合而为名；每候五十，方合于经。

每部有浮中沉三候，合寸关尺三部算之，共得九候之数也，夫每候必

---

① 出自《素问·三部九候论篇》。

五十动者，出自《难经》，合大衍之数也。乃伪诀以四十五动为准，乖[1]于经旨。必每候五十，乃知五脏缺失。柳东阳[2]曰："今人指到腕臂，即云见了，五十动岂弹指间事？凡九候共得四百五十，两手合计九百，方与经旨相合也。"按《素问·三部九候论》曰："天之至数，始于一，终于九焉。一者天，二者地，三者人。因而三之，三三者九，以应九野。故人有三部，部有三候。"则以天地人言上中下，谓之三才。以人身言上中下，谓之三部。于三部中而各分其三，谓之三候。三而三之，是为三部九候。盖上古诊法，于人身三部九候之脉，各有所取，以诊五脏之气，而针邪除疾，非独以寸口为言也。如仲景上取寸口，下取趺阳，是亦此意。自《十八难》专以寸口而分三部九候之诊，以其简捷，言脉者靡不宗之，然非古法。

点 评

诊法中的"七诊"，即上、下、左、右、浮、中、沉七种诊脉的手法。具体来说与皮毛相得曰浮，按之至骨曰沉，中则在浮沉之间，上下即寸与尺，此概两手六部而言也。左右，左手、右手也。九候者，部各有浮、中、沉三候，三三焉九候也。浮以候表，头面、皮毛、汗腠之属也。沉以候里，脏腑、二便、骨髓之属也。中者无过不及，非表非里而无疾之可议中焉。

六字奥旨

上下、来去、至止六字；阴阳虚实，其中奥旨。

上下、来去、至止六字者，足以明乎阴阳虚实，本岐黄之奥旨，而滑撄宁[3]阐明之。上者为阳，来者为阳，至者为阳；下者为阴，去者为阴。止者为阴。上者，自尺部上于寸口，阳生于阴也。下者，自寸口下于尺部，阴生于阳也。脉有上下，是阴阳相生，病虽重不死。来者，自骨肉之

---

[1] 乖：背离。《广雅》曰："乖，背也。"

[2] 柳东阳：明代医家，撰有脉学著作。

[3] 滑撄宁：元末明初名医滑寿（约公元1304—1386年），字伯仁，晚号樱宁生，故后人又称滑撄宁。撰有《诊家枢要》《难经本义》《读素问钞》等医著。

51

分，出于皮肤之际，气之升也。去者，自皮肤之际，还于骨肉之分，气之降也。脉有来去，是表里交泰，病虽重必起。此谓之人病脉和也。若脉无上下来去，死无日矣。故曰：脉不往来者死。若来疾去徐，上实下虚为癫厥；来徐去疾，上虚下实为恶风也。至者，脉之应。止者，脉之息也。止而暂息者愈之疾，止久有常者死也。按《素问·阴阳别论》云："谨熟阴阳，无与众谋。所谓阴阳者，去者为阴，至者为阳；静者为阴，动者为阳；迟者为阴，数者为阳。"阴阳之理，不可不熟，故曰谨。独闻独见，非众所知，故曰无与谋。则果能明于上下、来去、至止六字，以通阴阳虚实之理者，在昔犹难之。初学于此道，其有懵然无知者，乃可肆口以谈耶！

寸口脏腑部位

包络与心，左寸之应。惟胆与肝，左关所认。膀胱及肾，左尺为定。胸中及肺，右寸昭彰。胃与脾脉，属在右关。大肠并肾，右尺班班。

包络与心脉，皆在左手寸上。胆脉与肝脉，皆在左手关上。膀胱及肾脉，皆在左手尺上。肺脉在右手寸上。胃与脾脉，皆在右手关上。大肠与肾脉，皆在右手尺上。伪诀以大小肠列于寸上，三焦配于左尺，命门列于右尺，膻中置而不言，男女易位，至数差讹，形脉不分，图象妄设，良可笑也。若寸主上焦以候胸中，关主中焦以候膈中，尺主下焦以候腹中，此人身之定位也。大小肠皆在下焦腹中，伪诀越中焦而候之寸上，谬矣。滑伯仁以左尺主小肠、膀胱、前阴之病，右尺主大肠、后阴之病，可称千古只眼。伪诀之误，特因心与小肠为表里，肺与大肠为表里耳。抑知经络相为表里，诊候自有定位。且如脾经自足而上行走腹，胃经自头而下行走足，升降交通，以成阴阳之用。夫脾胃乃夫妇也，而其脉行之上下不同如此，岂必心与小肠，肺与大肠，上则皆上，下则皆下，强谓其尽属一处耶！则经所谓尺外以候肾，尺里以候腹，二经将安归乎？盖胸中属阳，腹中属阴，大肠、小肠、膀胱、三焦所传渣滓波浊皆阴，惟腹中可以位置；非若胃为水谷之海，清气在上，胆为决断之官，静藏于肝，可得位之于中焦也。心主高拱，重重膈膜遮蔽，惟心肺居之。至若大肠、小肠，浊阴之最者，而可混之耶！

　　《金匮真言论篇》曰："肝、心、脾、肺、肾，五脏为阴。胆、胃、大肠、小肠、三焦、膀胱，六腑为阳。"止十一经矣，则手厥阴之一经，竟何在乎？《素问·灵兰秘典篇》曰："心者，君主之官，神明出焉。肺者，相傅之官，治节出焉。肝者，将军之官，谋虑出焉。胆者，中正之官，决断出焉。膻中者，臣使之官，喜乐出焉。脾胃者，仓廪之官，五味出焉。大肠者，传导之官，变化出焉。小肠者，受盛之官，化物出焉。肾者，作强之官，伎巧出焉。三焦者，决渎之官，水道出焉。膀胱者，州都之官，津液藏焉，气化则能出矣。"此以膻中足十二脏之数，则是配手厥阴者，实膻中也。及《灵枢》叙经脉，又见包络而无膻中，然曰"动则喜笑不休"，正与"喜乐出焉"之句相合矣。夫喜笑者，心火所司，则知其与心应也。独膻中称臣使者，君主之亲臣也。繇是则包络即为膻中，断无可疑。膻中以配心脏，自有确据。以心君无为而治，肺为相傅，如华盖之覆于心上，以布胸中之气，而燮理①其阴阳；膻中为臣使，如包裹而络于心下，以寄喉舌之司，而宣布其政令。第心火寂然不动，动而传之心包，即合相火。设君火不动，不过为相火之虚位而已。三焦之火，传入心包，即为相火。设三焦之火不上，亦不过为相火之虚位而已。《素问·血气形志篇》谓"手少阳与心主为表里"，《灵枢·经脉》谓"手厥阴之脉，出属心包络，下膈，历络三焦。手少阳之脉，散络心包，合心主"，正见心包相火与手少阳相火为表里，故历络于上下而两相输应也。心君泰宁，则相火不动，而膻中喜乐出焉。心君扰乱，则相火翕然从之，而改其常度。心包所主二火之出入关系甚重，是以亦得分手经之一，而可称为府也。乃伪诀竟不之及，则手厥阴为虚悬之位矣。

　　《灵枢·营卫生会》篇曰："上焦出于胃上口，并咽以上贯膈，而布胸中……中焦亦并胃中，出上焦之后，泌糟粕，蒸精液，化精微而为血……下焦者别回肠，注于膀胱而渗入焉。水谷者，居于胃中，成糟粕，下大肠，而成下焦。"又曰："上焦如雾，中焦如沤，下焦如渎。"繇是则明以上中下分三焦矣。伪诀列于右尺，不亦妄乎！又曰："密理厚皮者，三焦厚；粗理薄皮者，三焦薄。"繇是则明有形象矣。伪诀以为无形，不亦妄乎！又按《灵枢·本输》篇曰："三焦者，中渎之府也，水道出焉，属膀胱，是孤

---

　　① 燮（xiè）理：调和治理。

之府也。"谓之中渎者,以其如川如渎①,源流皆出其中,即水谷之入于口,出于便,自上而下,必历三焦。故曰:中渎之府,水道出焉。膀胱受三焦之水,而当其疏泄之道,气本相依,理同一致,故三焦下输出于委阳,并太阳之正,入络膀胱,约下焦也。然于十二脏之中,惟三焦独大,诸脏无与匹者,故曰是孤之府也。要知三焦虽为水渎之府,而实总护诸阳,亦称相火,是又水中之火府。故在《本输》篇曰:"三焦属膀胱。"在《素问·血气形志篇》曰:"少阳与心主为表里。"盖其在下者为阴,属膀胱而合肾水,在上者为阳,合包络而通心火,此三焦之所以际上极下,象同六合②,而无所不包也。观《本输》篇六腑之别,极为明显,以其皆有盛贮,因名为府。而三焦者曰"中渎之府","是孤之府",分明确有一府;盖即脏腑之外,躯体之内,包罗诸脏,一腔之大府也。故有"中渎""是孤"之名,而亦有大府之形。《难经》已谓其有名无形,况高阳生之妄大哉!是盖譬之探囊以计物,而忘其囊之为物耳。遂致后世纷纷,无所凭据,有分为前后三焦者,有言为肾傍之脂者,即如东垣之明,亦以手三焦、足三焦分而为二。夫以一三焦尚云其无形,而诸论不一,又何三焦之多也。至韩飞霞③巧其说曰:"切脉至右尺,必两手并诊消息之。取三焦应脉浮为上焦,与心肺脉合;中为中焦,与脾胃脉合;沉为下焦,与肝肾脉合。故曰:尺脉第三同断病。"此又飞霞讹以传讹,违道愈远。《素问·脉要精微论》曰:"尺外以候肾,尺里以候腹中。"未尝谓尺候三焦也。《脉经》曰:"尺脉芤,下焦虚。尺脉迟,下焦有寒。"又曰:"尺脉浮者,客阳在下焦。"观此三言,则尺主下焦耳。何以韩之巧说附入哉?《脉经·一卷·第七篇·脉法赞》云:"右为子户,名曰三焦。"子户,命门也。右肾为命门,男子以藏精,女子以系胞,故为子户。而名之为三焦者,此犹两额之傍亦名为太阳云耳。非谓即太阳经也。安得执词而害义耶!若第二卷·第二篇虽云"右肾合三焦",然上有"一说云"三字,则叔和亦附此语,以俟参考,不敢自居为定论明矣。今论定上焦从两寸,中焦从两关,下焦从两尺,斯则与《脉要精微论》"上竟上者,胸喉中事。下竟下者,少腹腰股膝胫足中事"二句符合,更何

---

① 渎(dú):水沟,小渠,亦泛指河川。
② 六合:指上下和四方,泛指天地或宇宙。
③ 韩飞霞:(公元1441—1522年),字天爵,号飞霞子,人称韩飞霞,四川泸州人。明代道士、医家,著有《韩氏医通》。

必纷纷异议哉！一医常谓余曰：吾四十余年行医，从不知分剖三焦，乃亦见推于当世矣。嘻！浅近如此者，犹存而不论，又安能司八正邪，别五中部，按脉动静耶？

心、肝、脾、肺，俱各一候，惟肾一脏而分两尺候者，谓肾有两枚，形如豇豆，分列于腰脊之左右。伪诀以左为肾，右为命门。考诸《明堂》①《铜人》②等经，命门一穴，在督脉十四椎下陷中，两肾之间，盖一阳居二阴之中，所以成乎坎也。且脉之应于指下者，为有经络，循经朝于寸口。《内经》并无命门之经络，何以应诊而可列之右尺乎？夫男女之异，惟茎户、精血及胞门、子户耳。若夫脉象，自有定位。如左尺水生左关木，左关木生左寸火。君火付权于相火，故右尺火生右关土，右关土生右寸金，复生左尺水。五行循序相生之理也。伪诀乃云"女人反此背看之"，岂理也哉！甚有以左尺候心，右尺候肺，本褚澄③地道右行之说，而五行紊乱极矣。

《内经》候法，分配昭彰，如揭日月。从伪诀盛行，束《灵》《素》于高阁，千古阴霾，莫之能扫。因附列《素问》脉法数则，示尊经也。世有不信鸣鼓之攻者，试进而求之于经，则趋向定矣。予言岂诬哉！

《素问·脉要精微论》曰："**尺内两傍，则季胁也。**"

季胁，小肋也。在胁下两旁，为肾所近之处也。

"**尺外以候肾，尺里以候腹。**"

尺外者，尺脉前半部也。尺里者，尺脉后半部也。前以候阳，后以候阴。人身以背为阳，肾附于背，故外以候肾。腹为阴，故里以候腹。所谓腹者，凡大小肠、膀胱，皆在其中矣。以下诸部，俱言左右，而此独不分者，以两尺皆主乎肾也。

"**中附上，左外以候肝，内以候膈。**"

中附上者，言附尺之上而居乎中，即关脉也。左外者，言左关前半部。内者，言左关后半部。余仿此。肝为阴中之阳脏，而亦附近于背，故外以候肝，内以候膈。举一膈而中焦之膈膜、胆府皆在其中矣。

---

① 《明堂》：指针灸专著《黄帝明堂经》，约成书于秦汉之际，原书已佚，但有赖《针灸甲乙经》《医心方》等书辑录，保存下来了部分内容。

② 《铜人》：指北宋医官王惟一所撰针灸著作《铜人腧穴针灸图经》。

③ 褚澄（？—公元483年），字彦道，南朝阳翟（今河南禹县）人。

"右外以候胃，内以候脾。"

右关之前，所以候胃。右关之后，所以候脾。脾胃皆中州之官也，而以表里言之，则胃为阳，脾为阴，故外以候胃，内以候脾也。

按：寸口者，手太阴也。太阴行气于三阴，故曰：三阴在手，而主五脏。所以本篇止言五脏，而不及六腑。然胃亦腑也，而此独言之，何也？经所谓五脏皆禀气于胃，胃者，五脏之本也。脏气者，不能自致于手太阴也，故胃气当于此察之。又《五脏别论》云："五味入口藏于胃，以养五脏气，气口亦太阴也。是以五脏六腑之气味，皆出于胃，变见于气口。"然则此篇虽止言胃，而六腑之气亦并见乎此矣。

"上附上，右外以候肺，内以候胸中。"

上附上者，言上而又上，则寸脉也。五脏之位，惟肺最高，故右寸之前以候肺，右寸之后以候胸中。胸中者，膈膜之上皆是也。

"左外以候心，内以候膻中。"

心肺皆居膈上，故左寸之前以候心，左寸之后以候膻中。膻中者，即心包络之别名也。

按：五脏所居之位，皆五行一定之理。火旺于南，故心居左寸。木旺于东，故肝居左关。金旺于西，故肺居右寸。土旺于中，而寄位西南，故脾胃居右关。此即河图五行之次序[①]也。

"前以候前，后以候后。"

此重申上下内外之义也。统而言之，寸为前，尺为后。分而言之，上半部为前，下半部为后。盖言上以候上，下以候下也。

"上竟上者，胸喉中事也。下竟下者，少腹腰股膝胫足中事也。"

竟者，尽也。言上而尽于上，在脉则尽于鱼际，在体则应乎胸喉也。下而尽于下，在脉则尽于尺部，在体则应乎少腹腰足也。

按：此篇首言尺，次言中附上而为关，又次言上附上而为寸，皆自内以及外者，盖以太阴之脉，从胸走手，以尺为根本，寸为枝叶也。故曰：凡人之脉，宁可有根而无叶，不可有叶而无根。

又按：内外二字，诸家之注，皆云内侧。若以侧为言，必脉形扁阔，或有两条者乃可耳。不然，则于义不通矣。如前以候前，后以候后，上竟

---

① 河图五行之次序：河图以十数合五方、五行、阴阳、天地之象。

上，下竟下者，皆内外之义也。观易卦六爻，自下而上，以上三爻为外卦，以下三爻为内卦，则上下内外之义昭然矣。

"推而外之，内而不外，有心腹积也。"

推者，察也，求也。凡诊脉先推求于外，若但沉脉而无浮脉，是有内而无外矣，故知其病在心腹而有积也。

"推而内之，外而不内，身有热也。"

推求于内，浮而不沉，则病在外而非内矣。惟表有邪，故身热也。

"推而上之，上而不下，腰足清也。"

清者，冷也。推求于腰，上部则脉强盛，下部则脉虚弱，此上盛下虚，故足清冷也。上下有二义：以寸关尺言之，寸为上，尺为下也；以浮中沉言之，浮为上，沉为下也。

"推而下之，下而不上，头项痛也。"

推求于下部，下部有力，上部无力，此清阳不能上升，故头项痛。或阳虚而阴凑之，亦头项痛也。

"按之至骨，脉气少者，腰脊痛而身有痹也。"

按之至骨，肾肝之分也。脉气少者，言无力也。肾水虚故腰脊痛，肝血亏则身有痹也。

按：本篇上竟上者，言胸喉中事，下竟下者，言小腹膝足中事，分明上以候上，下以候下，而叔和乃谓"心部在左手关前寸口，与手太阳为表里，以小肠合为府，合于上焦"云云，伪诀遂有左心、小肠之说。不知自秦汉而下，从未有以大小肠取于两寸者，扁鹊、仲景诸君心传可考，伪诀何能以手障天也[①]。

◨ **点　评**

这段阐明了脉象七诊九候、六字奥旨及寸关尺所对应的脏腑，是脉学之精要及病位诊断思路。脉有七种诊法，分别是浮、中、沉、上、下、左、右。浮者，轻下指于皮毛之间，探其腑脉也，表也。中者，略重指于肌肉之间，候其胃气也，半表半里也。沉者，重下指于筋骨之间，察其脏

---

① 伪诀何能以手障天也：作者认为按照《黄帝内经》"上竟上""下竟下"的原则，大小肠当归属尺脉，寸脉候大小肠是错误的说法。

脉也，里也。上者，即于寸内前一分取之，候胸喉之证。下者，即于尺内后一分取之，候少腹腰股膝胫足之证。左右者，即左右手也。凡此七法一共为七诊，诊脉时应仔细推寻。着重强调"察脉须识上、下、来、去、至、止六字，不明此六字，则阴阳虚实不别也"，以脉搏之"上下"波动以察表里虚实，"来去"察腑脏气机之通塞盛衰，"至止"以察阴阳寒热之分，此六字反映了阴阳、表里之虚实及脏腑气机之盛衰，有生机为阳，无生机为阴，对病情的转归具有重要的指导作用。寸口脉分候脏腑最早源于《黄帝内经》，后世各医家对寸口脉分候脏腑有不同的看法。李氏认为心包络与心脉，皆在左手寸上；胆脉及肝脉，皆在左手关上；膀胱及肾脉，皆在左手尺上；肺脉在右手寸上；胃与脾脉，皆在右手关上；大肠与肾脉，皆在右手尺上，提出"尺外以候肾，尺里以候腹""中附上，左外以候肝，内以候膈""右外以候胃，内以候脾""上附上，右外以候肺，内以候胸中""左外以候心，内以候膻中""前以候前，后以候后""上竟上者，胸喉中事也，下竟下者，少腹腰股膝胫足中事也"等，每部又分内外，分属不同病位，对临床有很大的指导意义。

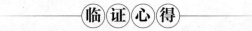

临证心得

寸、关、尺脉分候不同脏腑，其中胆脉及肝脉皆在左手关上。

患者，男，23岁，2017年11月29日诊。因腹胀多年，经治多次，诸症皆愈，唯有咽痒一症不除，时时需要清嗓子才得以缓解。诊其脉象，见左关脉弦，右寸脉来疾去迟。诊断病位主要在肝胆。处方：柴胡10g，枳壳10g，赤芍10g，生甘草10g，玄参12g，麦冬8g，桔梗8g。方中柴胡疏肝解郁，香附理气疏肝，玄参生津润喉，桔梗解毒利咽。复诊时见症状较前大为改善。左关候肝，左关见弦脉，提示肝郁证，用疏肝之法症状得以改善。

五脏本脉

五脏不同，各有本脉。左寸之心，浮大而散。右寸之肺，浮涩而短。肝在左关，沉而弦长。肾在左尺，沉石而濡。右关属脾，脉象和缓。右尺

相火，与心同断。

心肺居上，脉应浮。肾肝居下，脉应沉。脾胃居心肺肾肝之间，谓之中州，脉亦应在浮沉之间。心肺同一浮也，但浮大而散者象夏火，故属心；浮涩而短者象秋金，故属肺。肝肾同一沉也，但沉而弦长者象春木，故属肝；沉石而濡者象冬水，故属肾。脉和而缓，气象冲融①，土之性也，故属脾。右肾虽为水位，而相火所寓，故与左寸同断也。

又按：呼出者心与肺，为阳，故心肺之脉皆浮。心为阳中之阳，故浮且大而散；肺为阳中之阴，故浮而兼短涩。吸入者肾与肝，为阴，故肾肝之脉皆沉。肾为阴中之阴，故沉而且实；肝为阴中之阳，故沉而兼长。脾为中州，故不浮不沉，而脉在中。若赵正宗本《难经图说》②，以土居金木水火之中，两关宜皆属脾；肝既为阴，不宜在半浮半沉之左关。不知越人推明《素问》之义，约而可守，不必转滋议论也。

四时之脉

春弦夏洪，秋毛冬石；四季之末，和缓不忒③。太过实强，病生于外；不及虚微，病生于内。

此言四季各有平脉也。

天地之气，东升属木，位当寅卯，于时为春，万物始生。其气从伏藏中透出，如一缕之烟，一线之泉，在人则肝应之，而见弦脉。即《素问·玉机真脏论》所谓其气来软弱，轻虚而滑，端直以长；《素问·平人气象论》所谓软弱招招，如揭长竿末梢者是也。

气转而南属火，位当巳午，于时为夏，万物盛长。其气从升后散大于外，如腾涌之波，燎原之火，在人则心应之，而见钩脉。即《玉机真脏论》所谓其气来盛去衰；《平人气象论》所谓脉来累累如连珠，如循琅玕者是也。

---

① 气象冲融：气象，脉气之象。

② 赵正宗本《难经图说》：赵宋时医家王宗正著有《难经图说》，见卷一《脉无根有两说论》注。

③ 忒（tè）：侧重，偏重，偏差。《广雅》曰："忒，差也。"

气转而西属金，位当申酉，于时为秋，万物收成。其气从散大之极自表初收，如浪静波恬，烟清焰息，在人则肺应之，而见毛脉。即《平人气象论》所谓脉来厌厌聂聂，如落榆荚者是也。

气转而北属水，位当亥子，于时为冬，万物合藏。其气收降而敛实，如埋鑪之火，汇潭之泉，在人则肾应之，而见石脉。即《玉机真脏论》所谓其气来沉以搏；《平人气象论》所谓脉来喘喘累累如钩，按之而坚者是也。

以上经论所云四时诸脉，形状虽因时变易，其中总不可无和柔平缓景象。盖和缓为土，即是胃气，有胃气而合时，便是平脉。《玉机真脏论》云："脾脉者，土也，孤脏以灌溉四旁者也。"今弦钩毛石中有此一种和缓，即是灌溉四旁，即是土矣，亦即是脾脉矣。以其寓于四脉中，故又曰："善者不可得见。"《平人气象论》亦云："长夏属脾，其脉和柔相离，如鸡践地。"察此脉象，亦不过形容其和缓耳。辰戌丑未之月，各有土旺一十八日，即是灌溉四旁之义。故分而为四，有土而不见土也。若论五行，则析而为五，土居其中，是属长夏。况长夏居金火之间，为相生之过脉，较他季月不同，故独见主时之脉。二说虽殊，其义不悖，当参看之。

所谓太过不及者，言弦、钩、毛、石之脉，与时相应，俱宜和缓而适中，欲其微似，不欲其太显；欲其微见，不欲其不见。今即以一弦脉论之，若过于微弦而太弦，是谓太过，太过则气实强，气实强则气鼓于外而病生于外。脉来洪大、紧数、弦长、滑实为太过，必外因风寒暑湿燥火之伤。不及于微弦而不弦，是谓不及，不及则气虚微，气虚微则馁于内，而病生于内。脉来虚微、细弱、短涩、濡芤为不及，必内因喜怒忧思悲恐惊七情之害。其钩、毛、石之太过不及，病亦犹是。

循序渐进，运合自然；应时即至，躁促为愆①。

上古《脉要》曰："春不沉，夏不弦，秋不数，冬不涩，是谓四塞。"谓脉之从四时者，不循序渐进，则四塞而不通也。所以初当春夏秋冬孟月之脉，则宜仍循冬春夏秋季月之常，未改其度，俟二分、二至以后，始转而从本令之王气，乃为平人顺脉也。故天道春不分不温，夏不至不热，自然之运，悠久无疆。使在人之脉，方春即以弦应，方夏即以数应，躁促所

---

① 愆（qiān）：过失。

加，不三时而岁度终矣。其能长世乎！故曰：一岁之中，脉象不可再见。如春宜弦而脉得洪，病脉见也，谓真脏之气先泄耳。今人遇立春以前而得弦脉，反曰时已近春，不为病脉；所谓四时之气，成功者退，将来者进。言则似辨，而实悖于理矣。

四时百病，胃气为本；脉贵有神，不可不审。

土得天地冲和之气，长养万物，分王四时，而人胃应之。凡平人之常，受气于谷。谷入于胃，五脏六腑皆以受气。故胃为脏腑之本。此胃气者，实平人之常气，不可一日无者，无则为逆，逆则死矣。胃气之见于脉者，如《素问·玉机真脏论》曰："脉弱以滑，是有胃气。"《终始》篇曰："邪气来也紧而疾，谷气来也徐而和。"是皆胃气之谓。故四时有四时之脉，四时有四时之病，但土灌溉四旁，虽病态百出，必赖之以为出死入生之机也。比如春令木旺，其脉当弦，但宜微弦而不至太过，是得春胃之冲和。若脉来过于弦者，是肝邪之胜，胃气之衰，而肝病见矣。倘脉来但有弦急，而绝无冲和之气者，乃春时胃气已绝，而见肝家真脏之脉，病必危矣。钩、毛、石俱准此。以此察胃气之多寡有无，而病之轻重存亡，燎然在目矣。故蔡氏[①]曰："不大不小，不长不短，不滑不涩，不疾不迟，应手中和，意思欣欣，悠悠扬扬，难以名状者，胃气脉也。"东垣曰："有病之脉，当求其神。如六数、七极，热也。脉中有力，即有神矣。为泄其热。三迟、二败，寒也。脉中有力，即有神矣。为去其寒。若数极、迟败，脉中不复有力，为无神也。而遽泄之、去之，神将何根据耶！故经曰：'脉者，气血之先；气血者，人之神也。'"按王宗正诊脉之法，当从心肺俱浮，肝肾俱沉，脾在中州。即王氏之说，而知东垣所谓脉中有力之中，盖指中央戊己土，正在中候也。胃气未散，虽数而至于极，迟而至于败，尚可图也。故东垣之所谓有神，即《内经》之所谓有胃气也。

◨ **点 评**

此段论述脉象的生理变异，临证时必须详察。脉象因五脏、四季而各有不同。李氏认为五脏脉的特点为：心脉，浮大而散；肺脉，浮涩而短；肝脉，沉而弦长；肾脉，沉石而濡；脾脉，脉象和缓；右侧尺脉，属命门

---

① 蔡氏：指南宋蔡西山（蔡元定），著有《脉经》（即《蔡西山脉经》）。

相火，其本脉与心脉同。四季脉亦各有不同，即"春弦夏洪，秋毛冬石"。春季的脉象偏弦而夏季的脉象偏洪，秋季的脉象偏浮而冬季的脉象偏沉，虽然四季脉象有各自的差异性，但总的特点是从容和缓。因此，医者在临床运用时应注意把握各种生理变异和气候因素的影响，不能一概而论。

浮沉迟数

三至为迟，迟则为冷；六至为数，数即热证。

一息而脉仅三至，即为迟慢而不及矣。迟主冷病。若一息而脉遂六至，即为急数而太过矣。数主热病。若一息仅得二至，甚而一至，则转迟而转冷矣。若一息七至，甚而八至九至，则转数而转热矣。凡一二至与八九至，皆死脉也。

迟数既明，浮沉须别。

迟则为寒，数则为热，固一定之理。欲知寒热之所属，又当别乎浮沉耳。

内因外因

浮沉迟数，辨内外因。

因则有二，此内外之不可不辨也。

外因于天，内因于人。

外感六淫，因之于天。内伤七情，因之于人。

天有阴阳，风雨晦明；人喜怒忧，思悲恐惊。

《左传》医和云："阴淫寒疾，阳淫热疾，风淫末疾，雨淫腹疾，晦淫惑疾，明淫心疾也。"淫者，淫佚偏胜，久而不复之谓。故阴淫则过于清冷，而阳气不治，寒疾从起，如上下厥逆、中外寒慄之类。阳淫则过于炎燠①，而阴气不治，热疾从起，如狂谵烦渴、血泄吐衄之类。风淫则过于动

---

① 炎燠（yù）：炎热的意思。

摇，而疾生杪末①，如肢废、毛落、昏冒、瘈疭②之类。雨淫则过于水湿，而疾生肠腹，如腹满肿胀、肠鸣濡泄之类。晦淫则过于昏暗，阳光内郁而成惑疾，如百合、狐惑、热中、脏燥之类。明淫则过于彰露，阳光外散而成心疾，如恍惚动悸、错妄失神之类。

七情者，人之喜怒忧思悲恐惊也，即所谓七气。喜则气缓，怒则气上，忧则气乱，思则气结，悲则气消，恐则气下，惊则气乱。喜气缓者，喜则气和，营卫通利，故气缓矣。怒气上者，怒则气逆，甚则呕血及食，故气上矣。忧气乱者，忧则抑郁不解，故气乱矣。思气结者，思则身心有所止，气留不行，故气结矣。悲气消者，悲则心系急，肺布叶举，使上焦不通，营卫不散，故气消矣。恐气下者，恐则精却，精却则上焦闭，故气还，还则下焦胀，故气下矣。惊则心无所倚，神无所归，虑无所定，故气乱矣。

老弱、少壮、风土之异

老弱不同，风土各异；既明至理，还贵圆通。

老弱之盛衰，与时变迁。风土之刚柔，随地移易。如老弱之人，脉宜缓弱，若过于旺者，病也。少壮之人，脉宜充实，若过于弱者，病也。东极之地，四时皆春，其气暄和，民脉多缓。南极之地，四时皆夏，其气炎蒸，民脉多软。西极之地，四时皆秋，其气清肃，民脉多劲。北极之地，四时皆冬，其气凛冽，民脉多石。

然犹有说焉。老人脉旺而躁者，此天禀之厚，引年③之叟也，名曰寿脉；躁疾有表无里，则为孤阳，其死近矣。壮者脉细而和缓，三部同等，此天禀之静，清逸之士也，名曰阴脉；若脉细小而劲直，前后不等，其可久乎？东南卑湿，其脉软缓，居于高巅，亦西北也。西北高燥，其脉刚劲，居于污④泽，亦东南也。南人北脉，取气必刚。北人南脉，取气必柔。

---

① 杪（miǎo）末：原义指树的枝梢。这里指人体的四肢、毛发、头部等部位。

② 瘈疭（chì zòng）：此处泛指手足痉挛抽搐的各种病证。

③ 引年：养生术语，延长年寿。

④ 污：同"污"，《说文解字》曰："污，秽也，一曰小池为污。"

东西不齐，可以类剖。又永年者天禀必厚，故察证则将绝而脉犹不绝。夭促者天禀必薄，故察证则未绝而脉已先绝。其可执一乎？《左传》曰："土厚水深，居之不疾。"《淮南子》曰："坚土人刚，弱土①人肥，垆土②人大，沙土人细，息土③人美，耗土人丑。山气多男，泽气多女，水气多瘖④，风气多聋，林气多癃，木气多伛⑤，湿气多肿，石气多力，阴气多瘿，暑气多夭，寒气多寿，谷气多痹，丘气多狂，野气多仁，陵气多贪。轻土⑥人利，重土人迟；清水音小，浊水音大；湍水人轻，迟水人重；中土多圣。"凡此数端，乃一定之论也。然一地而或妍媸寿夭之各异同者，盖其生虽由于水土之气，而偏全厚薄，又自不同也。

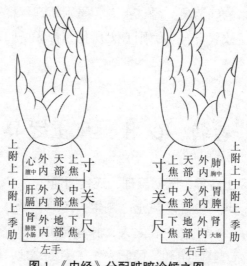

图1 《内经》分配脏腑诊候之图

点 评

此段论述脉象的生理变异，临证时必须详察。脉象因老弱少壮、地理环境不同均呈现不同差异。李氏认为，不同年龄的人脉象各异，如老弱之

---

① 弱土：柔软的土地。《孔子家语·执辔》曰："坚土之人，刚；弱土之人，柔。"

② 垆土：黑色坚硬而质粗不粘的土壤。

③ 息土：肥沃的土地。

④ 瘖（yīn）：同"喑"，失音。

⑤ 伛（yǔ）：驼背。《说文解字》曰："伛，偻也。"

⑥ 轻土：松散的土。

人，脉宜缓弱，如果过于旺者，则是生病的脉象；少壮之人，脉宜充实，如果过于弱者，则是生病的脉象。另外，地理、环境也会影响脉象，如东方气候四时皆春，其气暄和，因此脉多缓，南方气候四时皆夏，其气炎蒸，脉象多软；西方气候四时皆秋，其气清肃，脉象多劲；北方气候四时皆冬，其气凛冽，脉象多沉。因此，医者要熟练掌握平脉的各种生理变异和内外因素的影响，仔细与病脉进行鉴别。

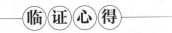

临证心得

弦脉，在春季犯病多见，病理上提示痛证、肝病、痰饮、疟疾等。"左，正月初三方，脉弦，中虚寒，因怒，忽心痛厥"。程曦有云："脉弦者，肝木所胜也。"脾土素虚寒，怒则动肝，肝为将军之官，动则即犯中州，故作腹痛。处方：土炒白芍三钱，炙甘草一钱，淡附片二钱，炮黑姜一钱，广木香一钱，淡吴萸一钱五分。方中用甘草之甘以补中焦，用黑姜之热以散寒，白芍之酸以平肝，木香理三焦滞气，附子祛三阴之寒气，佐吴萸散寒定痛也。

卷三 二十八脉（上）

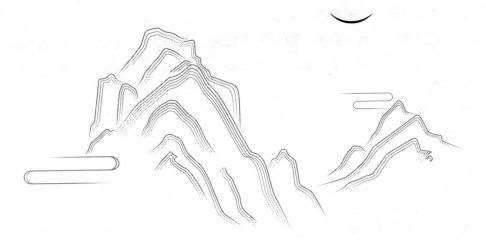

小序

叔和《脉经》，似无遗用。乃长短二脉，缺而不载；牢革二脉，混而不分；未尽厥①旨也。王常辟伪诀七表、八里②之陋，是矣，而复增长、数二脉为九表，短、细二脉为十里，又何说哉！脉之动静，固阴阳所生，其变化不皆为名数所限也。是编二十八脉，悉皆即义辨形，衷极理要。至于主病略同者，则不加诠释，引而申之，在于达者。

浮 脉阳

体象 浮在皮毛，如水漂木；举③之有余，按之不足。

浮之为义，如木之浮水面也。其脉应于皮毛，故轻手可得，如水中漂木，虽按之使沉，亦将随手而起。

主病 浮脉为阳，其病在表。左寸浮者，头痛目眩。浮在左关，腹胀不宁。左尺得浮，膀胱风热。右寸浮者，风邪喘嗽。浮在右关，中满不食。右尺得浮，大便难出。

六腑属阳，其应在表，故浮主表病也。高巅之上，惟风可到，杂乱其清阳之气，痛眩之自来。肝为风木之脏，风胜则木张而肋胀。膀胱受风，风胜热淫，津液自燥，故令小便秘涩。肺受风邪，清肃之令不行，气高而喘嗽。风木乘脾，中气怠而食减。肾家通主二便，风客下焦，大府④燥而不快。

---

① 厥：代词，其，他的。明代顾炎武的《复庵记》曰："将尽厥职焉。"

② 七表、八里：脉象的一种分类方法。七表即浮、芤、滑、实、数、弦、紧七种脉。《察病指南》曰："七表脉属阳。浮、芤、滑、实、弦、紧、洪也。八里指微、沉、缓、涩、迟、伏、濡、弱八种脉。"

③ 举：《诊象枢要》曰："持脉要有三，曰举、曰按、曰寻。轻手循之曰举。"即轻指力浮取为举。

④ 大府：指大肠。

兼脉　无力表虚，有力表实。浮紧风寒，浮缓风湿。浮数风热，浮迟风虚。浮虚暑惫，浮芤失血。浮洪虚热，浮濡阴虚。浮涩血伤，浮短气病。浮弦痰饮，浮滑痰热。浮数不热，疮疽之兆。

脉非一端，必有兼见之象。或外而偏于六淫，或内而偏于七情，则脉将杂至，然后揆①其轻重，以别病情。如浮脉当即见于皮毛，而取之无力，此气不能应，表虚之象；如力来太过，表实何疑。紧则紧敛，寒之性也，风中有寒；缓则缓惰，湿之性也，风中有湿。数乃过于鼓动，为风热相搏；迟乃徐徐而至，为风虚无力。暑伤乎气，气泄则脉虚；营行脉中，血失则脉芤。一则浮取之而如无，气外泄也；一则浮取之而则有，血中脱也。炎炎上蒸，火之象也，但浮则有表无里，故曰虚热；衰薄之甚，若无其下，故曰阴虚。脉浮而涩，乃肺脉之应于秋者，若加以身热，则火盛金衰，血日以损；浮涩而短，乃肺家之本脉，其象过短，是真气不能会于寸口以成权衡，气将竭矣。水饮应沉而言浮者，上焦阳不能运，随着停留；若浮而滑者，则非弦敛不鼓之象，寒当化热，饮当成痰。浮数理应发热，其不发热而反恶寒者，若有一定不移之痛处，疮疽之兆矣。

按：浮脉法天，轻清在上之象，在卦为乾，在时为秋，在人为肺。《素问·玉机真脏论》曰："其气来毛而中央坚，两旁虚，此谓太过，病在外。其气来毛而微，此谓不及，病在中。"又曰："太过则气逆而背痛；不及则喘，少气而咳，上气见血。"《素问·平人气象论》曰："平肺脉来，厌厌聂聂，如落榆荚②，曰肺平。病肺脉来，不上不下，如循鸡羽，曰肺病。死肺脉来，如物之浮，如风吹毛，曰肺死。"然肺掌秋金，天地之气，至秋而降，况金性重而下沉，何以与浮脉相应耶？不知肺金虽沉，而所主者实阳气也。乃自清浊肇分，天以气运于外而摄水，地以形居中而浮于水者也。是气也，即天之谓也。人形象天，故肺主气，外应皮毛。阳为外卫，非皮毛乎，此天之象也。其包裹骨肉腑脏于中，此地之象也。血行于皮里肉腠，昼夜周流无端，此水之象也。合三者而观，非水浮地、天摄水、地悬于中乎？所以圣人作易，取金为气之象。盖大气至清至刚至健、属乎金

---

①　揆（kuí）：《说文解字》云："揆，度也。"即推测。

②　厌厌聂聂，如落榆荚：榆荚为榆树的种子，外面包着一层像翅的薄膜，提示浮脉脉象浮薄流利，就像榆荚落下一样轻浮。即张介宾注解"轻浮和缓貌，即微毛之义"。

者也。非至刚不能摄此水，非至健不能营运无息，以举地之重，故以气属金，厥有旨哉！王叔和云："举之有余，按之不足。"最合浮脉象天之义。黎氏以为如捻葱叶，则混于芤脉矣。崔氏云："有表无里，有上无下。"则脱然无根，又混于散脉矣。伪诀云："寻之如太过。"是中候盛满，与浮之名义，有何干涉乎？须知浮而盛大为洪，浮而软大为虚，浮而柔细为濡，浮弦芤为革，浮而无根为散，浮而中空为芤。毫厘疑似，相去千里矣。

🔲 点 评

浮脉主表。因外邪侵袭肌表，卫阳奋起抗邪，人体气血趋向于肌表，脉气鼓动于外则见浮脉。其中浮而有力为表实，浮而无力则为表虚。表实多见发热、恶寒、头痛等症，常见风寒、风热表证。如《濒湖脉学》云："浮脉为阳表病居，迟风数热紧寒拘。"若患病日久，身体虚弱，阴不敛阳，致使阳气无所依附，浮越于外亦可见浮脉。如《濒湖脉学》云："浮脉久病逢之必可惊。"张介宾云："大都浮而有力有神者为阳有余，阳有余，则火必随之，或痰见于中，或气壅于上，可类推也。若浮而无力空豁者，为阴不足，阴不足，则水亏之候，或血不营心，或精不化气，中虚可知也。"此外，脉浮也可表示疾病向愈。因此，不能见浮脉就辨为表证，也可能是秋脉偏浮、六阳脉偏浮等。

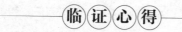

临证心得

患者，男，60岁。患荨麻疹，瘙痒钻心，数月不愈，其脉浮而弛缓，并见汗出、恶风寒、舌苔薄白。辨证为风邪羁留，营卫不和证，应用桂枝汤调和营卫，患者服药1剂疹退痒止。

浮缓脉主风邪伤卫、营卫不和的太阳中风证，常以桂枝汤解肌发表，调和营卫。浮脉还与其他脉相兼出现，如浮紧脉主表寒证，临床以恶寒发热、身痛无汗为表现，常以麻黄汤辛温解表；浮数脉主表热证，或外感风热，内有里热，常以银翘散辛凉解表；浮滑脉主外感风寒，内有痰饮，多见于咳嗽、哮喘等肺系疾病，临床常见咳嗽、喉中有哮鸣音、痰色白清稀等症状，常以小青龙汤、射干麻黄汤散寒宣肺，温化寒饮，常用药物有干姜、五味子、半夏、细辛、紫菀、款冬花等。

沉 脉阴

体象 沉行筋骨，如水投石；按①之有余，举之不足。

沉之为义，如石之沉水底也。其脉近在筋骨，非重按不可得，有深深下沉之势。

主病 沉脉为阴，其病在里。左寸沉者，心寒作痛。沉在左关，气不得申。左尺得沉，精寒血结。右寸沉者，痰停水蓄。沉在右关，胃寒中满。右尺得沉，腰痛病水。

五脏属阴，其应在里，故沉主里病也。心失煦燠②之权，为寒所制则痛。木失条达之性，为寒所遏则结。肾主精血，若有阴而无阳，譬之水寒则凝。肺位高，脉浮，布一身之阴阳者也。倘使倒置，则真气不运，而或痰或水为害。脾胃喜温，不浮不沉，是其候也。脉形偏于近下，则土位无母，何以营运三焦，熟腐五谷，中满吞酸之证至矣。腰脐以下，皆肾主之。右肾真火所寓，而元阳痼冷，则精血衰败，腰脚因之不利。病水者，肾居下焦，统摄阴液，右为相火，火既衰熄，则阴寒之水不得宣泄。

兼脉 无力里虚，有力里实。沉迟痼冷③，沉数内热。沉滑痰饮，沉涩血结。沉弱虚衰，沉牢坚积。沉紧冷疼，沉缓寒湿。

无力里原非实，但气不申；有力有物在里。沉为在里而复迟，虚寒可必；沉为在里而加数，伏热何疑？滑则阴凝之象也，见于沉分，宜有痰饮；涩则血少之征也，按而后得，应为积血。沉为阴，弱为虚，沉弱必主阴虚；沉为里，牢为积，沉牢定为痼冷。沉而紧则寒为敛实，故冷痛也；沉而缓则阳不健行，故湿成焉。按沉脉法地，重浊在下之象，在卦为坎，在时为冬，在人为肾。《素问·玉机真脏论》曰："黄帝曰：'冬脉如营，何如而营？'岐伯对曰：'冬脉肾也，北方之水也，万物所以合藏，其气来沉以软，故曰营。其气如弹石者，此为太过，病在外，令人解，脊脉痛而少

---

① 按：切脉指法。重指力而沉取为按。《诊家枢要》云："重手取之为按。"

② 煦燠：《说文解字》云："燠，热在中也。"即指温煦、温暖。

③ 痼冷：痼，久病之意。指寒气久伏于身体某一经络、脏腑，形成局部的寒证，经久不愈。

气，不欲言。其虚如数者，此谓不及，病在中，令人心悬如饥，胫中清，脊中痛，小腹痛，小便黄赤。'"《素问·平人气象论》曰："平肾脉来，喘喘累累如钩，按之而坚，曰肾平。冬以胃气为本。病肾脉来，如引葛，按之益坚，曰肾病。死肾脉来，发如夺索，辟辟如弹石，曰肾死。"杨氏曰："如绵裹砂，内刚外柔；审度名义，颇不相戾[①]。"伪诀云："缓度三关，状如烂绵。"则是弱脉而非沉脉矣。若缓度三关，尤不可晓。须知沉而细软为弱脉，沉而弦劲为牢脉，沉而着骨为伏脉，刚柔浅深之间，宜熟玩而深思也。

肾之为脏，配坎应冬，万物蛰藏，阳气下陷，冽为雪霜，故脉主沉阴而居里。若误与之汗，则如飞蛾出而见汤矣。此叔和入理之微言，后世之司南[②]也。

回 点 评

沉脉主里证。多因邪气内郁、脏腑虚弱、气血不足，或阳虚气乏所致。其中沉而有力为里实证，沉而无力为里虚证。《濒湖脉学》云："沉潜水蓄阴经病，热数迟寒滑有痰。无力而沉虚与气，沉而有力积并寒。"张仲景对沉脉的认识可归纳为三方面：一主里证，寒、热、虚、实均可见之；二主湿邪，包括外感、内伤；三提示元气秘固。沉脉亦可见于表证。表证初期，感受风寒之邪，因寒性凝泣收引，腠理闭郁，经脉不畅，阳气一时不能外达，故脉不仅不浮，反而见沉（紧）。《四诊抉微》云："表寒重者，阳气不能外达，脉必先见沉紧。"《三指禅》提出："沉脉有平脉、主病之别。"因此，不可见沉脉就辨为里证，需脉证合参，也可能是肥胖之人脉偏沉、冬脉偏沉及六阴脉偏沉等。

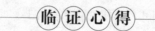

患者，女，50岁，患贫血8年余，血红蛋白5~7g。近两年来常有昏

---

① 戾：《字林》云："戾，乖背也。"即违背，违逆。

② 司南：唐李商隐《会昌一品集》序云："为九流之华盖，作百度之司南。"即指南，比喻做事的行为准则和指导。

厥之象。刻下症见面色无华、心慌、耳鸣、少气懒言、易出汗、纳差、舌淡、苔薄白、脉沉细。辨证为脾胃虚弱、气血不足证。先后应用归脾汤、人参荣荣汤补益气血。服药一月余，血红蛋白上升至9.5g，其余症状缓解。

患者贫血日久，气血亏虚，气虚鼓动无力则脉沉，血虚脉道不充则脉细，因表现为沉细脉，主气血亏虚证，常见面色淡白、神疲乏力、少气懒言等症状，常用四君子汤、归脾汤、补中益气汤、八珍汤等补益气血。除沉细脉之外，沉脉之兼脉还有沉紧、沉实、沉迟、沉细而数、沉细等。其中沉迟脉主里寒证，沉数脉主里热证，沉缓脉主脾胃虚弱、水湿内停证，沉滑脉主痰饮内盛（《金匮要略·水气病脉证并治》云："寸口脉沉滑者，中有水气，面目肿大有热，明日风水"），沉紧脉主寒疼痛，沉弦脉主肝郁气滞、痰饮内停证（《医学入门》云："痰饮脉皆弦而兼微沉滑，若双弦者，乃寒饮也"）。以上可知沉脉相兼脉的主证不是单一脉象主证的叠加，易受其他疑难疾病的影响，临床应四诊合参。

迟 脉阴

体象 迟脉属阴，象为不及；往来迟慢，三至一息[1]。

迟之为义，迟滞而不能中和也。脉以一息四至为和平，迟则一息三至。气不振发，行不如度，故曰属阴。

主病 迟脉主脏，其病为寒。左寸迟者，心痛停凝。迟在左关，癥[2]结挛筋。左尺得迟，肾虚便浊，女子不月。右寸迟者，肺寒痰积。迟在右关，胃伤冷物。右尺得迟，脏寒泄泻，小腹冷痛[3]。五脏为阴，迟亦为阴，是以主脏。

阴性多滞，故阴寒之证，脉必见迟也。正如太阳隶于南陆，则火度而行数；隶于北陆，则水度而行迟。即此可以征阴阳迟速之故矣。《难经·九难》曰："迟者，脏也。"又曰："迟则为寒。"《伤寒论》亦曰："迟为在脏。"

---

① 一息：一呼一吸谓之一息。

② 癥：癥积，一种腹中结硬块的病证，属血分病变。

③ 冷痛：多因寒邪内侵或阳气不足而致的冷痛。常见于脘腹部的冷痛。

以阳气伏潜，不能健行，故至数迟耳。其所主病，与沉脉大约相同。但沉脉之病为阴逆而阳郁，迟脉之病为阴盛而阳亏。沉则或须攻散，迟则未有不大行温补者也。

兼脉 有力冷痛，无力虚寒。浮迟表冷，沉迟里寒。迟涩血少，迟缓湿寒。

迟而有力，有壅实不通利之意，痛可想见。迟云阳伏而又无力，岂非虚寒。浮则表之候也，沉则里之候也，兼迟而为寒可必。血得热则行，湿得热则散，迟乃寒象，何以养营而燥湿乎。按迟脉之象，上中下候皆至数缓慢。伪诀云："重手乃得。"是沉脉而非迟脉矣。又云："状且难。"是涩脉而非迟脉矣。一息三至，甚为分明，而云"隐隐"，是微脉而非迟脉矣。迟而不流利则为涩脉，迟而有歇止则为结脉，迟而浮大且缓则为虚脉。至于缓脉，绝不相类。夫缓以宽纵得名，迟以至数不及为义。故缓脉四至，宽缓和平；迟脉三至，迟滞不前。

然则二脉迥别，又安可混①哉！以李濒湖之通达，亦云小駃②于迟作缓持。以至数论缓脉，是千虑之一失也。叔和曰："一呼一至曰离经，二呼一至曰夺精，三呼一至曰死，四呼一至曰命绝，此损之脉也。一损损于皮毛，二损损于血脉，三损损于肌肉，四损损于筋，五损损于骨。"是知脉之至数愈迟，此时正气已无，阴寒益甚，不过烬③灯之余焰，有不转眼销亡者乎！

点 评

迟脉最早见于《金匮要略·水气病脉证并治第十四》，其曰："寸口脉浮而迟，浮脉则热，迟脉则潜，热潜相搏，名曰沉。"《脉经》云："迟脉，呼吸三至，去来极迟。"迟脉主寒证，多因阴寒冷积阻滞、阳失健运或阳气不足，鼓动血行无力所致。其中迟而有力为里寒实证，迟而无力为里虚寒证。《诊家正眼》曰："迟司脏病或多痰，沉痼癥痕仔细看；有力而迟为冷痛，迟而无力定虚寒。"迟脉亦主热证。《伤寒论》云："阳明病脉迟有力，

---

① 混：指混乱，混淆。

② 小駃：駃（jué），通"快"。迅疾。李时珍的《濒湖脉学·迟》云："脉来三至号为迟，小駃于迟作缓持。"

③ 烬：指烧剩的。《北史·吕思礼传》云："烛烬夜有数升。"

汗出不恶寒，潮热便鞕，手足濈然，为外欲解，可攻其里。"此类热证见迟脉多因邪热结聚，气血不畅所致，常见于阳明腑实证，承气汤类可解。临床上迟脉亦可见于瘀证，如缓慢性心律失常多与迷走神经张力过高、心肌病变、高钾血症等有关，脉象多表现为迟脉，辨证血瘀居多。因此，迟脉不可概认为主寒证，临床辨证应脉证合参，注意平脉、主病之别，如久经锻炼之人，脉迟而有力。

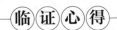

临证心得

患者，男，50岁。心悸、胸闷、气短3年，加重半个月。刻下症见心慌、气短、面色少华、头昏、乏力、手足发凉、舌质淡、苔薄白、脉沉细迟。辨证为心气不足、心阳虚弱证。先后服用麻黄细辛附子汤10余剂，诸症缓解。

该患者因心阳虚弱，无力鼓动，故见脉沉细迟，主虚寒证。迟脉还与其他脉相兼出现，如迟浮脉主表寒证；迟沉脉主里寒证；迟缓脉主寒邪阻遏，胃失和降，或脾肾虚寒，如虚寒呃逆，临床表现为呃声沉缓有力、胃脘不舒、得热则减等，治以丁香散温胃散寒；迟弦脉主素脾阳虚，肝寒过盛，肝木乘土，如肝寒胃痛，以吴茱萸汤温肝暖胃；迟细脉主血虚证，如产后虚寒性腹痛，以当归生姜羊肉汤补气养血、温经止痛。其次，迟脉可分见于三部，寸主上焦，心胸部寒邪凝滞，阳气郁闭，则寸口多见迟脉；关主中焦，阳气受阻则见积冷伤脾、挛筋等痛证，则关口多见迟脉；尺主下焦，多因阳虚肾虚火衰，腰脚重痛、溲便不禁、睾丸疝痛等，临床常以肾气丸温补肾阳。

数　脉阳

体象　数脉属阳，象为太过；一息六至，往来越度。

数之为义，躁急而不能中和也。一呼脉再动，气行三寸，一吸脉再动，气行三寸，呼吸定息，气行六寸。一昼一夜，凡一万三千五百息，当五十周于身，脉行八百一十丈，此经脉周流恒常之揆度。若一息六至，岂非越其常度耶！气行速疾，故曰属阳。

主病 数脉主腑，其病为热。左寸数者，头痛上热，舌疮烦渴。数在左关，目泪耳鸣，左颧发赤。左尺得数，消渴不止，小便黄赤。右寸数者，咳嗽吐血，喉腥嗌①痛。数在右关，脾热口臭，胃反呕逆。右尺得数，大便秘涩，遗浊淋癃。

火性急速，故阳盛之证，脉来必数。六腑为阳，数亦为阳，是以主腑。《难经·九难》曰："数者，腑也。"又曰："数则为热。"《伤寒论》亦曰："数为在腑。"此以迟数分阴阳，故即以配脏腑，亦不过言其大概耳。至若错综互见，在腑有迟，在脏有数，在表有迟，在里有数，又安可以脏腑二字拘定②耶？火亢上焦，清阳扰乱而头痛；舌乃心之苗，热则生疮而烦渴。肝开窍于目，热甚而泪迫于外；耳鸣者，火逞其炎上之虐耳；左额，肝之应也，热乃赤色见焉。天一之原，阴水用事，热则阴不胜阳，华池之水③不能直达于舌底，故渴而善饮，溲如膏油，便赤又其小者矣。肺属金而为娇脏，火其仇雠，火来乘金，咳嗽之媒也；肺火独炽，则咽喉时觉血腥，咽津则痛，乃失血之渐。脾胃性虽喜燥，若太过则有燥烈之虞④；胃为水谷之海，热甚而酿成秽气⑤，食入则吐，是有火也。肾主五液，饥饱劳役及辛热浓味，使火邪伏于血中，津液少而大便结矣。

兼脉 有力实火，无力虚火。浮数表热，沉数里热。

数而有力，聚热所致；数而无力，热中兼虚。浮脉主表，沉脉主里，兼数则热可知。

按：数脉与迟脉为一阴一阳，诸脉之纲领。伪诀立七表八里而独遗数脉，止歌于心脏，其过非浅。数而弦急则为紧脉，数而流利则为滑脉，数而有止则为促脉，数而过极则为疾脉，数如豆粒则为动脉。非深思不能辨别也。叔和云："一呼再至曰平，三至曰离经，四至曰夺精，五至曰死，六至曰命尽。"乃知脉形愈数，则受证愈热。肺部见之，为金家贼脉；秋月逢

---

① 嗌：《释名》云："咽，又谓之嗌，气所流通，厄要之处也。"指咽喉。

② 拘定：限定，约束。

③ 华池之水：为道家养生术语。《太平御览》云："口为华池。"即指唾液。

④ 虞：忧虑，忧患。《国语·晋语四》云："卫文公有邢狄之虞，不能礼焉。"

⑤ 秽气：腐烂不洁的气味。

之，为克令凶征^①。

　　脉之为道，博而言之，其象多端；约而言之，似不外乎浮、沉、迟、数而已。浮为病在表，沉为病在里，数则为病热，迟则为病寒。而又参之以有力无力，定其虚实，则可以尽脉之变矣。然有一脉而兼见数证，有一证而相兼数脉，又有阳证似阴，阴证似阳，与夫至虚有盛候^②，大实有羸状^③，其毫厘疑似之间，淆之甚微；在发汗吐下之际，所系甚大。苟偏执四见，则隘焉勿详。必须二十八字字字穷研，则心贯万象，始而由粗及精，终乃从博反约，称曰善诊，其无愧乎！

点　评

　　《脉经》曰："数脉来去促急。"数脉主热证，多因阳热亢盛、邪热鼓动，或精血亏虚、阴虚阳亢所致。其中数而有力为实热证，数而无力为虚热证。《脉诀启悟》云："数为阳盛阴亏，热邪流传于经络之象，所以脉运数盛，火性善动而躁急也。"数脉亦主寒证，包括虚寒证、表寒证。《伤寒论·辨太阳病脉证并治》曰："脉浮而数者，可发汗，宜麻黄汤。"数脉亦主危证。《景岳全书》云："愈虚则愈数，愈数则愈危。"多因"元气虚极莫支"或"精血消竭"所致。《诊宗三昧》云："大抵虚劳失血喘咳上气，多有数脉。"临床上，数脉常见于失血、心功能不全、急性心肌梗死、发热、严重感染、甲状腺功能亢进症（简称甲亢）等疾病，常是某种疾病加重的表现。因此，不可见数脉就辨为热证，应分析成因，脉证合参，审因求本。

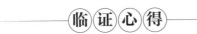

临证心得

　　患者，女，18岁。左腰肋部出现水疱，成串排列，剧烈疼痛，沿胁肋分布，伴有发热、口干口苦、尿黄、烦躁、失眠，舌淡红，脉弦数。中医

---

　　①　秋月逢之，为克令凶征：肺部见数，为火克金。秋月为肺所主令，但若此时肺脉见数，则为克伐时令主脏的凶险征象。

　　②　至虚有盛候：是指病机的本质为"虚"，但表现出"实"的临床假象。一般由于正气虚弱，脏腑经络之气不足，推动、激发功能减退所致，即真虚假实。

　　③　大实有羸状：是指病机的本质为"实"，但表现出"虚"的临床假象。一般由于邪气亢盛，结聚体内，阻滞经络，气血不能外达所致，即真实假虚。

诊断为缠腰火丹，辨证为肝火炽盛证，服用龙胆泻肝汤清肝泻火，并结合外敷治疗。服6剂后，发热已退，疼痛减轻，疱疹干燥，脱落而愈。

弦数脉主肝火炽盛、肝阳上亢证，常以龙胆泻胆汤、丹栀逍遥散，以及黄芩、栀子、龙胆草、牡丹皮、夏枯草等清肝泻火。数脉还与其他脉相兼出现，如浮数脉主表热证；沉数脉主里热证；滑数脉主痰热内盛、湿热内蕴、食积化热，常见于心、肺、脾等脏腑疾病，如痰热壅肺、痰热扰心，以清金化痰汤、温胆汤等方清热化痰、安神定志，数而实者为肺痈，以千金苇茎汤清肺化痰、逐瘀排脓，数而虚者为肺痿，以麦门冬汤合清燥救肺汤滋阴清热、润肺生津；细数脉主阴虚内热、血虚有热，常以生地黄、麦冬、玉竹、知母等滋阴清热。

滑　脉阳中之阴

体象　滑脉替替，往来流利；盘珠之形，荷露之义。

滑者，往来流利而不涩滞也。故如盘中之走珠，荷叶之承露，形容其旋转轻脱之状。

主病　左寸滑者，心经痰热。滑在左关，头目为患。左尺得滑，茎痛尿赤。右寸滑者，痰饮呕逆。滑在右关，宿食不化。右尺得滑，溺血[①]经郁。

滑脉势不安定，鼓荡流利，似近于阳，故曰阳中之阴。不腐不化之物，象亦如之，故主痰液有物之类为多。心主高拱，百邪莫犯，如使痰入包络，未免震邻。东风生于春，病在肝，目者肝之窍，肝风内鼓则热生，邪害空窍。肾气通于前阴，膀胱火迫，故茎痛尿赤。肺有客邪，积为痰饮，则气不宣扬而成呕逆。食滞于胃，脉必紧盛，滑则相近于紧，故脾胃见之，知其宿食。右尺火部，滑为太过，血受火迫而随溺出。经郁者，非停痰则气滞血壅相与为病耳。

兼脉　浮滑风痰，沉滑痰食。滑数痰火，滑短气塞。滑而浮大，尿则

---

① 溺血：《素问·气厥论》云："胞移热于膀胱，则癃，溺血。"又有溲血、尿血等名。溺血通常随尿排出，多无疼痛。

阴痛。滑而浮散，中风瘫缓。滑而冲和，娠孕可决。

鼓动浮越，风之象也，故滑而浮者兼风。沉下结滞，食之征也，故滑而沉者兼食。热则生痰，故流利之间而至数加以急疾。郁则气滞，故圆转之际还呈短缩。浮大者膀胱火炽，尿乃作疼。浮散者风淫气虚，行坐不遂。滑伯仁曰："三部脉浮沉正等，无他病而不月者，为有妊也。"① 故滑而冲和，此血来养胎之兆。夫脉者，血之府也，血盛则脉滑，故妊孕宜之。

凡痰饮、呕逆、伤食等证，皆上、中二焦之病，以滑为水物兼有之象也。设所吐之物非痰与食，是为呕逆，脉必见涩也。溺血、经闭或主淋痢者，咸内有所蓄，血积类液，瘀凝类痰，须以意求耳。

按：《素问·诊要经终篇》曰："滑者，阴气有余。阴气有余，故多汗身寒。"伪诀云："胃家有寒，下焦蓄血，脐下如冰。"与经旨未全违背，第不知变通，禅家所谓死于句下。仲景以翕②、奄、沉三字状滑脉者，翕者合也，奄者忽也，当脉气合聚而盛之时，奄③忽之间，即以沉去，摩写往来流利之状，极为曲至。又曰："沉为纯阴，翕为正阳，阴阳和合，故令脉滑，关尺自平。"此言无病之滑脉也。若云："阳明脉微沉者，当阳部见阴脉，则阴偏胜而阳不足也。少阴脉微滑者，当阴部见阳脉，则阳偏胜而阴不足也。三部九候，各自不同。"伪诀云："按之即伏，不进不退"，是不分浮滑、沉滑、尺寸之滑矣。仲景恐人误认滑脉为沉，下文又曰："滑者，紧之浮名也。"则知沉为翕奄之沉，非重取乃得一定之沉也。而伪诀云"按之即伏"，与翕奄之沉，何啻千里；云"不进不退"，与滑之象尤为不合。夫血盛则脉滑，故肾脉宜之；气盛则脉滑，故肺脉宜之。此皆滑中之平脉。叔和言"关滑胃热"，乃指与数相似，正《内经》所云"诸过者切之"之滑也。要之，兼浮者毗于阳，兼沉者毗于阴。是以或寒或热，从无定称。惟衡④之以浮沉，辨之以尺寸，始无误耳。故善于读书，则如伪诀"胃家有

---

① 此句出自《诊家枢要·妇人脉法》。

② 翕：《說文解字注》云："翕从合者，鸟将起必敛翼也。从羽。合声。许及切。七部。"本义是闭合、收拢、聚、和顺的意思，另也可指鸟类躯部背面和两翼表面的总称。

③ 奄：《说文解字》云："覆也。大有余也。又，欠也。从大从申。申，展也。依检切。"即奄为覆盖之意。大，表示完全超过。奄，又可解释为"哈欠叹息"。字形采用"大、申"会义。申（电），表示伸展。

④ 衡：《说文解字》云："牛触，横大木其角。从角从大，行声。"即衡量、评定之意。

寒"诸说，亦可通之于经；不善读书，《内经》"阴气有余"一语，适足以成刻舟求剑之弊。脉岂易言也哉！

🔲 点 评

"滑脉"一词最早见于《黄帝内经》。《灵枢经·大奇论》云："脉至如丸滑不直手。"其脉象特点为应指圆滑，如圆珠流畅地滚动，浮、中、沉均可感之。《濒湖脉学》云："滑脉往来前却，流利展转，替替然如珠之应指，漉漉如欲脱。"滑脉属阳，主气分病，多见于痰湿、食积和实热等病证。《濒湖脉学》云："滑脉为阳元气衰，痰生百病食生灾。"《金匮要略》云："数而滑者实也，此有宿食。"在病理状态下，痰湿留聚、食积饮停，邪气充渍脉道，鼓动脉气，故脉见圆滑流利；若火热之邪波及血分，血行加速，则脉来滑但必兼数。滑脉亦可见于常人，如滑而和缓则为平人之脉，多见于青壮年，《景岳全书》云："若平人脉滑而冲和，此是荣卫充实之佳兆。"若育龄妇女经停而脉滑，应考虑为妊娠，是气血充盛而调和的表现，《濒湖脉学》云："女脉调时有定胎。"

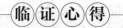

临证心得

金元岩文学，下午发热，痢下红多白少，一日夜七十余度，后重下坠，饮食不思。左脉细数，右脉滑，此阴虚之候。询知二日前曾梦遗，续得痢疾，阴虚明矣。但滑脉，主食积。法当先补后攻。乃与小建中汤一帖，白芍药三钱，桂枝七分，粉草、酒连、酒芩各八分，当归一钱，槟榔五分，水煎饮之。夜半复诊，脉稍克指。改予枳壳三钱，桃仁一钱，当归四钱，煎熟，吞木香槟榔丸一钱五分。至天明大便泻三次，则见粪矣。次日午进饭，又食火肉，随即大便频，并后重如前。与山楂枳术丸一服不效。再为诊之，六部皆虚软无力，独右关滑，此进肉饭太早，脾弱不能消磨，宜健脾气兼为升举。人参、黄芪各二钱，白术一钱，升麻三钱，防风、藿香、炮姜、粉草各五分，白芍药一钱半，茯苓八分。连进两贴，痢减而后重宽。因食狗肉过多，复伤脾气。前方加砂仁、山楂，调理痊愈。

《濒湖脉学》云："寸滑膈痰生呕吐，吞酸舌强或咳嗽。当关宿食肝脾热，渴痢（疒颓）淋看尺部。"寸脉滑多见咳嗽、吐酸等中上焦病证，关脉滑多因宿食停留，或肝脾经有热，尺部脉滑多见痢疾、癃闭等下焦病证。结合此医案，患者阴虚明矣，脉滑主食积，故予先补后攻，又食火肉过多、过早，复伤脾气，其六部皆虚唯右关脉滑，往往为脾经热盛，元气不能统摄阴火，气血痰食郁而化火，元气浮越也。

涩　脉阴

体象　涩脉蹇滞，如刀刮竹；迟细而短，三象俱足。

涩者，不流利之义。《素问·三部九候篇》曰："参伍不调者病。"谓其凝滞而至数不和匀也。《脉诀》以轻刀刮竹为喻者，刀刮竹则阻滞而不滑也。通真子以如雨沾沙为喻者，谓雨沾金石则滑而流利，雨沾沙土则涩而不流也。时珍以病蚕食叶为喻者[①]，谓其迟慢而艰难也。

主病　涩为血少，亦主精伤。左寸涩者，心痛怔忡。涩在左关，血虚肋胀。左尺得涩，精伤胎漏。右寸涩者，痞气自汗。涩在右关，不食而呕。右尺得涩，大便艰秘，腹寒胫冷。

中焦取汁变化而赤，是谓血。壅遏营气，令无所避，是谓脉[②]。两者同质异名。况血为阴液，多则滑利，少则枯涩，势所然也。精也，血也，皆属于阴，故共主之。借以供神明之用者血也，血少则不能养心而痛作，积久而加以惊疑，则怔忡至矣。肝为血海，血少则不能自荣，而所部作痛。肾伤则精无余蓄，男子溲淋，妇人血败胎漏[③]，真阳丧矣。肺家真气既亏，胸中不能营运，则为痞塞；不能卫外而为固，则汗时自出；出则液耗，谓之脱液；漏而不止，卫气散失四肢厥寒，谓之亡阳；阳亡液脱，故亦主涩。血少则脾阴弱而食减呕作，甚而朝食暮吐，暮食朝吐，或随食随吐。胃无余液，血少则津液枯，无由下致，而大便艰。腹寒胫冷，皆缘血少不获随真阳之气以营运耳。

---

① 此句出自《濒湖脉学·涩》云："细迟短涩往来难，散止依稀应指间。如雨沾沙容易散，病蚕食叶慢而艰。"

② 此句出自《灵枢·决气》。

③ 胎漏：妊娠期间出现的阴道少量出血，时出时止，或淋漓不断，而无腰酸、腹痛、小腹下坠者，称为"胎漏"，亦称"胞漏"或"漏胎"。

兼脉 涩而坚大，为有实热；涩而虚软，虚大炎灼。

涩本血少而再得坚大之形，乃邪火炽甚，阴不胜阳。若仅见虚软，此属无根之火[1]熏灼耳。或因忧郁，或因浓味，或因无汗，或因妄补，气腾血沸，清化为浊，老痰宿饮，胶固杂糅，脉道阻涩，不能自至，亦见涩状。若重取至骨，似有力而带数，以意参之于证，验之形气，但有热证，当作痼[2]热可也。

按：一切世间之物，濡润者则必滑，枯槁者则必涩。故滑为痰饮，涩主阴衰，理有固然，无足辨者。肺之为脏，气多血少，故右寸见之为合度之诊。肾之为脏，专司精血，故右尺见之为虚残之候。不问男妇，凡尺中沉涩者，必艰于嗣[3]，正血少精伤之确证也。故女人怀子而得涩脉，则血不足养胎；如无孕而得涩脉，将有阴衰髓竭之忧。伪诀云："指下寻之似有，举之全无。"则是微脉而非涩脉矣。叔和谓其"一止复来"，亦有疵病。盖涩脉往来迟难，有类乎止而实非止也。又曰："细而迟，往来难，且散者。"乃浮分多而沉分少，有类乎散，而实非散也。须知极细极软、似有若无为微脉，浮而且细且软为濡脉，沉而且细且软为弱脉。三者之脉，皆指下模糊，有似乎涩，而实有分别也。然一脉涩也，更有外邪相袭，使气分不利而成滞涩；卫气散失，使阳衰不守而成虚涩；肠胃燥渴，津液亦亡，使血分欲尽而成枯涩。在诊之者自为灵通耳。

🔲 点 评

"涩脉难候"是大多数医家对涩脉的认识。《说文解字》云："涩，不滑；滑，利也。"涩脉即指不滑、不流利的脉象。《脉经·脉形状指下秘诀》云涩脉"细而迟，往来难且散，或一止复来"。以上均说明涩脉的特征为脉率迟缓、脉动有歇止、脉形细小。其次，涩脉与滑脉相对，代表人体气血不足，《诊家枢要》认为涩脉的形成机制为气多血少。津亏血少，脉道枯涸，失于濡养，血行不畅，脉气往来艰涩，或气滞血瘀，血行受阻，气机不畅，遂成涩脉。临床上涩脉主精伤血少、气血俱虚及郁证。《诊家正眼》

---

[1] 无根之火：真阳耗竭，不守下位肾中之根，虚阳浮越，而为无根之火。张介宾的《景岳全书》云："无根之热者，宜益火以培之。"

[2] 痼：《说文解字》云："久病也。"指经久难治愈的病。

[3] 嗣：《说文解字》云："嗣，诸侯嗣国也。"为接续、继承、子孙之意。

云："涩为血少，亦主精伤。"《脉理求真》云："涩为气血俱虚之候，故症多见拘挛麻木，忧郁，失血伤精，厥逆少食等症。"此外，《脉经》云："涩脉细而迟，往来难且散，或一止复来。"其指出涩脉细、迟、止、散、往来难的特点，临床上注意涩脉要与细、迟、短、散等脉相鉴别。

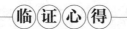

患者，女，65岁。阵发心房颤动（简称房颤）14年。于2006年1月末转为持续性房颤。心电图示：心房颤动。刻下症见心悸、气短、乏力、多梦、纳可、二便调、舌质暗红、苔白、脉细涩。西医诊断：心律失常，心房颤动；中医诊断：心悸。辨证：阴津亏虚证。予自拟滋养温化调脉汤：太子参30g、麦冬15g、五味子10g、沙参30g、白芍15g、当归10g、丹参30g、川芎15g、香附10g、香橼10g、佛手10g、羌活15g、生鹿角10g、炒枣仁30g、夜交藤30g。服药两周后上述症状减轻，其余同前。予前方去炒枣仁、夜交藤，服药1个月后，上述症状未再复发。

涩脉为不畅之脉，细迟不畅，律力不匀，涩而有力主气滞血瘀，涩而无力主精亏血少，常因津血亏少，脉道枯涸，失于濡养，血行无力所致。治宜滋阴养血，常用药物有白芍、丹参、五味子、麦冬等药物，使心之阴血得养，血行得以通畅。

虚　脉阴

体象　**虚合四形，浮大迟软；及乎寻按，几不可见。**

虚之为义，中空不足之象，专以软而无力得名者也。

主病　**虚主血虚，又主伤暑。左寸虚者，心亏惊悸。虚在左关，血不营筋。左尺得虚，腰膝痿痹。右寸虚者，自汗喘促。虚在右关，脾寒食滞。右尺得虚，寒证蜂起。**

《脉经》曰："血虚脉虚。"而独不言气虚者何也？气为阳，主浮分，血为阴，主沉分。今浮分大而沉分空，故独主血虚耳。若夫肺脉见之，又主气怯者，肺与乾天合德①，不浮而沉，气分欲竭之兆也。血少则不足以济心主高拱之权，而动见章皇②。肝为血海而主筋，虚则筋失其养。腰者，肾之府也，膝者，骨之屈申开阖处也，虚则不为我用。阳气虚则不能卫外而自汗，真气虚而喘促者，盖由机缄③不相接续。食滞者脾胃虚寒，乾健坤顺，两失其职。真火衰而诸证毕集，非转阳和之令，事何克济④乎！

虚脉又主伤暑者，盖暑为阳邪，其势足以烁石流金⑤，干于脾则吐利，干于心则烦心，并于上则头重，并于下则便秘；其见于脉也，不洪数而反见虚者，因暑性炎热，使人表气易泄，故脉必虚耳。

按：《脉经》曰："迟大而软，按之豁豁然空。"此言最为合义。虽不言浮字，而曰按之豁然空，则浮字之义已包含矣。崔紫虚以为"形大力薄，其虚可知"，但欠迟字之义耳。伪诀云："寻之不足，举之有余。"是浮脉而非虚脉矣。浮以有力得名，虚以无力取象，有余二字。安可施之虚脉乎？杨仁斋曰："状为柳絮，散漫而迟。"滑伯仁曰："散大而软。"二家之言，俱是散脉而非虚脉矣。夫虚脉按之虽软，犹可见也；散脉按之绝无，不可见也。虚之异于濡者，虚则迟大而无力，濡则细小而无力也。虚之异于芤者，虚则愈按而愈软，芤则重按而仍见也。夫虚脉兼迟，迟为寒象，大凡证之虚极者必夹寒，理势然也。故虚脉行于指下，则益火之原，以消阴翳。更有浮取之而且大且数，重按之而豁然如无，此名内真寒而外假热，古人以附子理中汤冰冷与服，治以内真热而外假寒之剂也。

---

① 合德：汉代王充的《论衡·谴告》云："天人同道，大人与天合德。"有三种解释：一是犹同德；二是符合道德，合乎道德；三是汉代美女。

② 章皇：汉代王逸的《楚辞·远游章句序》云："上为谗佞所谮毁，下为俗人所困极，章皇山泽，无所告诉。"指彷徨，仓皇，慌张，此处为惊悸之意。

③ 机缄：一为闭藏之意。《庄子·天运》云："孰主张是？孰维纲是？孰居无事推而行是？意者其有机缄而不得已邪？"一指气运的变化。南朝宋谢灵运的《山居赋》云："览明达之抚运，乘机缄而理默。"

④ 克济：能成就。《周书·苏绰传》云："昔民殷事广，尚能克济。况今户口减耗，依员而置，犹以为少。"

⑤ 烁石流金：《淮南子·铨言训》云："大热铄石流金，火弗为益其烈。"指温度极高，能将金石熔化。形容酷热。烁，通"铄"。

🔲 点 评

　　虚脉是无力脉的总称，其脉来浮大迟缓，重按松软无力，甚至极度空虚。《脉经》云："虚脉，迟大而软，按之不足，隐指豁豁然空。"《濒湖脉学》曰："迟大而软，按之无力，隐指豁豁然空。"虚脉有广义与狭义之分，广义虚脉是一切无力的总称，举之无力，按之虚软。狭义虚脉是一种综合脉象，具有迟、大、软、弱等特点。《诊家正眼》云："虚合四形，浮大迟软。"浮为脉位，大为脉形，迟为脉数，软为脉势。临床中常将虚脉与实脉相对，即以沉取为真，有力便是实脉，无力便为虚脉。虚脉常与微、细、弱、数、浮、沉等脉相兼，属阴，主气血亏损、阴阳不足证，常见于虚证、遗精、盗汗等病证。《四言脉诀》曰："虚主血虚。"因血虚于内，气浮于外，脉管不能充实，故按之虚软无力。此外，虚脉可见于高龄之人，但应柔和有根，为不病之脉。

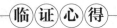

　　患者，女，48岁。2004年7月13日初诊，诊断为"风湿性心脏病"。1992年行瓣膜修复术。刻下症见心慌，活动喘，心下满，精力不济，多睡，下肢肿（++），会阴亦肿，下肢凉，腰痛；脉弦，按之不足，参伍不调；颈静脉怒张；舌红，根苔白稍浮。予桂枝龙骨牡蛎汤与百合地黄汤加减，1个月后阴部及下肢肿胀消失，脉弦按之虚，两寸沉无力，偶结，约4次/分，脉已匀、无刃感，舌嫩红，苔中薄黄。予上方加沙参15g、炮附子12g、泽兰12g，服用至2004年11月26日，无所苦，未再诊。

　　虚脉脉势软弱，三部九候皆无力，脉体中空不足，重按便全然无力，豁然空虚。其中气虚者脉虚弱无力，血虚者脉虚细无力，阳虚者脉虚迟无力，阴虚者脉虚数无力。该患者脉按之不足，多因正气将溃败，心无所倚，导致脉慌乱，参伍不调。证属阴阳两虚，胃气将败，真气外泄。依其脉所示，证已危笃，治法当缓补，不可骤补，恐正气极虚，药力难运。故常予桂枝汤，以求辛甘扶阳，酸甘化阴，调补阴阳，收敛真气则痊愈。

实 脉阳

体象 实脉有力，长大而坚；应指幅幅①，三候皆然。

实为邪盛有余之象，既大而且兼长，既长大而且有力，既长大有力而且浮中沉三候皆然，则诸阳之象，莫不毕备。

主病 血实脉实，火热壅结。左寸实者，舌强气壅，口疮咽痛。实在左关，肝火胁痛。左尺得实，便秘腹疼。右寸实者，呕逆咽痛，喘嗽气壅。实在右关，伏阳蒸内，中满气滞。右尺得实，脐痛便难，相火亢逆。

脉实必有大邪、大热、大积、大聚。故《脉经》云："血实脉实。"又曰："气来实强，是谓太过。"由是测之，皆主实热。其所主病，大约与数脉相类，而实则过之，以其蕴蓄之深也。

按：《素问·大奇论》曰："肝满、肾满、肺满皆实，即为肿。"如肝雍两胠②满，卧则惊，不得小便；肾雍胠下至少腹满，胫有大小，髀胻③大跛，易偏枯；肺之雍喘而两胠满之类。皆实脉也。实主邪气有余，易于体象，所以叔和有"尺实则小便难"之说。乃伪诀谬以尺实为"小便不禁"，何适相反。又妄谓"如绳应指来"，则是紧脉之形，而非实脉之象矣。夫紧脉之与实脉，虽相类而实相悬。但紧脉弦急如切绳，而左右弹人手；实脉则且大且长，三候皆有力也。紧脉者，热为寒束，故其象绷急而不宽舒；实脉者，邪为火迫，故其象坚满而不和柔。以证合之，以理察之，便昭昭④于心目之间。

又按：张洁古惑于伪诀实主虚寒之说，而遂以姜附施治，此甚不可为训。或实脉而兼紧者，庶乎相当；苟非紧象，而大温之剂施于大热之人，其不立毙者几希！以洁古之智，当必是兼紧之治法无疑耳。夫阴阳对

---

① 幅（bì）：郁结貌。宋代黄庭坚的《书吴无至笔》曰："门下后省食罢，胸中幅幅。"

② 胠（qū）：形声。从月（肉），去声。本义为腋下。《说文解字》云："胠，亦（腋）下也。"

③ 胻（héng）：骨名。亦作（骨行）小腿胫、腓骨之统称。《素问·骨空论》云："胻骨空在辅骨之上端。"《医宗金鉴·正骨心法要旨》云："胻骨，即膝下踝上之小腿骨，俗名臁胫骨者也。"

④ 昭昭：明白显著之意。南朝梁代刘勰的《文心雕龙·宗经》云："故子夏叹书，昭昭若日月之明，离离如星辰之行，言昭灼也。"

耦，不可稍偏。阳气过旺，不戢有自焚之虞。今世宗丹溪者，以为阳常有余，喜用寒凉，乃致杀人如麻，恬不之怪①。又有有激之论，为刘朱之言不息，则轩岐之泽不彰，三吴两浙，翕然成风，以姜附为茶饭，其流毒更不可言。执一舍一，祸害相寻，可胜叹哉！

◎ 点 评

　　脉大而宽，搏指有力，应指充实，浮沉皆得，谓之实脉。实脉最早见于《黄帝内经》。《素问·玉机真脏论篇》云："脉实以坚，谓之益甚。"《濒湖脉学》曰："浮沉皆得，脉大而长微弦，应指幅幅然。"实脉有广义与狭义的区别，广义实脉指举按寻均有力的脉象；狭义实脉为复合脉象，具有大、长、弦、有力等特点。故《脉理求真》云："实则举按皆强，举指幅幅。凡弦洪紧滑皆属实类。"临床中实脉常与浮、缓、大、紧、滑、洪、数等脉相兼，如与数脉相兼则有热，迟则有寒，滑则兼痰、饮、水、食，弦则为气滞。临床上实脉常见于各种实证，如《脉学正义》云："实主火热有余之症，或发狂谵语，或阳毒便结，或咽肿舌强，或脾热中满，或腰腹癰痛。"此外，实脉亦可见于常人，如身体健壮的青壮年，因气血充盛，正气充足，脉气鼓搏有力，故两手六脉均实大且兼和缓之象。

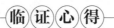

　　患者，女，22岁。因"停经45天"就诊。患者平素月经周期正常，现腹部胀满，无疼痛、腰酸，乏力，食纳可，无特殊不适症状，测尿人绒毛膜促性腺激素（HCG）阴性，舌质红，苔白腻，脉沉实有力，略滑。治疗予益母草30g、制香附15g、王不留行15g、鸡血藤15g、川芎15g、路路通15g。患者诉服药1剂后月经即来，伴少腹胀痛，调整方药为生地黄9g、知母12g、黄柏9g、当归9g、枸杞子12g、麦门冬12g、丹参12g、川楝子12g、延胡索12g、炙甘草3g、黄精12g、白芍药12g。服药后患者经期正常。

　　实脉的脉象特点为举按有力、应指充实，是一切有力脉的总称，表现

---

① 恬之不怪：《说文解字》云："恬，安也。"恬之不怪，安然处之，习以为常，不以为怪。

为寸关尺三部、浮中沉三候均有力。若邪气亢盛，正气不虚，正邪相搏，则气血壅盛，脉来应指强劲有力。结合该患者的四诊信息及脉象分析，辨为气滞血瘀证，治宜活血行滞，重用活血通络之药使瘀血得下，再培元固本以恢复月经周期。

长 脉阳

体象 长脉迢迢[1]，首尾俱端，直上直下，如循长竿。

首尾相称[2]，往来端直也。

主病 长主有余，气逆火盛。左寸长者，君火为病。长在左关，木实之殃。左尺见长，奔豚冲竞[3]。右寸长者，满逆为定。长在右关，土郁胀闷。右尺见长，相火专冷。

长脉与数脉、实脉皆相类。而长脉应肝，肝属木而生火，如上诸证，莫非东方炽甚，助南离之焰，为中州之仇，须以平木为急耳。

按：《素问·平人气象论》曰："肝脉来软弱招招，如揭长竿末梢，曰肝平。肝脉来盈实而滑，如循长竿，曰肝病。"故知长而和缓，即合春生之气，而为健旺之征。长而硬满，即属火亢之形，而为疾病之应。长脉在时为春，在卦为震，在人为肝。肝主春生之令，天地之气至此而发舒[4]。《素问·脉要精微论》曰："长则气治。"李月池曰："心脉长者，神强气壮。肾脉长者，蒂固根深。"皆言平脉也。如上文主病云云，皆言病脉也。旧说过于本位名为长脉，久久审度，而知其必不然也。寸而上过则为溢脉，寸而下过即为关脉；关而上过即属寸脉，关而下过即属尺脉；尺而上过即属关脉，尺而下过即为覆脉。由是察之，然则过于本位，理之所必无，而义之所不合也。惟其状如长竿，则直上直下，首尾相应，非若他脉之上下参差，首尾不匀者也。凡实、牢、弦、紧四脉皆兼长脉，故古人称长主有余之疾，非无本之说也。

---

① 迢迢：形容长、远之意。晋代潘岳的《内顾诗》之一曰："漫漫三千里，迢迢远行客。"

② 相称：即相当之意。《韩非子·解老》云："所谓方者，内外相应也，言行相称也。"

③ 奔豚冲竞：竞，《说文解字》云："竞者，逐也。"指奔豚气发作之气冲逆也。

④ 发舒：即舒发调达也。在此指天地之气当春令而升发。

点 评

　　长脉一词最早见于《黄帝内经》。《素问·脉要精微论篇》云："夫脉者，血之府也，长则气治。"其脉象特点为状如长竿，直上直下，首尾相应，为脉气充盈之象。长脉有生理及病理区分，生理性长脉，兼有柔和之特点，即长而和缓，为健旺强壮之征；病理性长脉，兼硬满有余之特点，应指硬直不柔和，犹如拉直的绳索一般，往来硬而端直。长脉主阳证、实证、热证，多因邪气盛实，正气不衰，邪正搏击所致。此外，长脉常以相兼脉出现，如脉长而洪数为阳毒内蕴；脉长而洪大为热深、癫狂；脉长而搏结为阳明热伏；脉长而弦为肝气上逆，气滞化火或肝火挟痰；脉细长而不鼓者为虚寒败证。

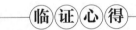

临证心得

　　患者，女，年近四旬。1986 年 10 月 7 日初诊。患者 3 年来眉棱骨痛、头痛，痛时恶心欲呕、冷汗淋漓。刻下症见口苦咽干、大便黏稠、牙龈疼痛、鼻内有小疖子、肢节疼痛，右脉弦长、左脉寸小滑关细，舌苔白腻、质淡红夹青。辨证属气机不畅、阳明经风热证。法当调理气机，祛阳明经风热。处方：温胆汤加味，即法夏 10 克、竹茹 1 团、枳实 10 克、陈皮 10 克、茯苓 15 克、紫苏梗 10 克、白芷 10 克、川芎 10 克、佛手 10 克、吴茱萸 3 克、荷顶 3 个、甘草 6 克。加减：口干咽痛者，加花粉 10 克、寸冬 10 克、枇杷叶 10 克，减吴茱萸；肢痛者，加威灵仙 10 克；腹胀者，加大腹皮 10 克；牙龈痛者，加升麻，减吴茱萸。共诊 6 次，服药 12 剂，棱眉痛、头痛豁然而除，诸症均解。

　　临证若见长脉，首分生理与病理。生理性长脉，多提示气血充盛，气机调畅，正如长则气治。如诊长寿老人之脉，其尺脉多较长，且兼有滑实和缓、两尺对称之特点，正如"人之有尺，若树之有根；尺脉长者，蒂固根深，肾气有余也"。病理性长脉，其人多为阳证、热证、实证。

短 脉阴

体象 短脉涩小，首尾俱俯；中间突起，不能满部。

短之为象，两头沉下，而中间独浮也。

主病 短主不及，为气虚证。左寸短者，心神不定。短在左关，肝气有伤。左尺得短，少腹必疼。右寸短者，肺虚头痛。短在右关，膈间为殃。右尺得短，真火不隆。

《素问·脉要精微论》曰："短则气病。"盖以气属阳，主乎充沛，若短脉独见，气衰之确兆也。然肺为主气之脏，偏与短脉相应，则又何以说也。《素问·玉机真脏论》谓肺之平脉，厌厌聂聂，如落榆荚①。则短中自有和缓之象，气仍治也。若短而沉且涩，而谓气不病可乎？

按：一息不运则机缄穷，一毫不续则穿壤②判。伪诀以短脉为中间有，两头无，为不及本位。据其说则断绝不通矣。夫脉以贯通为义，若使上不贯通，则为阳绝；下不贯通，则为阴绝；俱为必死之脉。岂有一见短脉，遂致危亡之理乎。戴同父亦悟及于此，而云"短脉只当见于尺寸，若关中见短，是上不通寸，下不通尺，为阴阳绝脉而必死③"。同父之说，极为有见。然尺与寸可短，依然落于阴绝阳绝矣。殊不知短脉非两头断绝也，特两头俯而沉下，中间突而浮起，仍目贯通者也。叔和云："应指而回，不能满部。"亦非短脉之合论也。时珍曰："长脉属肝宜于春，短脉属肺宜于秋。但诊肺肝，则长短自见。"④故知非其时、非其部，即为病脉也。凡得短脉，必主气血虚损，伪诀指为气壅者何也？洁古至欲以巴豆神药治之，良不可解。

---

① 此句应出自《素问·平人气象论篇》，《素问·玉机真脏论》无此句，形容肺之平脉特点。

② 穿壤：穿者，天空也；壤者，大地也。形容有天壤之别。

③ 元代戴启宗的《脉诀刊误》云："若关中短，上为寸脉，下不至关，下为尺脉，上不至关，是阴阳绝脉，此皆不治绝死。故关中不以短脉为诊。"

④ 出自李时珍的《濒湖脉学》。

◙ 点 评

《濒湖脉学》云："两头缩缩名为短。"短脉的特征为脉体涩小，不及本位，为脉气亏虚之象。寸、关、尺三部整体表现为脉之两端低陷而中间高突，形如"申"字。若某部脉短，则表现为应指半指指力感清晰而半指指力感模糊。其生理性短脉多见于秋季，多因秋气敛肃，人亦应之，气血内敛，无以充盈鼓荡血脉，故脉见短。在主病上，短脉主气病，短而有力为气郁，如气郁血瘀或痰阻食积，阻滞脉道，脉气不能伸展者；短而无力为气虚，如气虚不足，无力鼓动血行，则脉短而无力。《诊家正眼》云："短主不及，为气虚证，短居左寸，心神不定；短居右寸，肺虚头痛；短在左关，肝气有伤；短在右关，膈间为殃；左尺短时，少腹必疼；右尺短时，真火不隆。"此外，短脉的相兼脉有浮短、沉短、短数、短沉涩、短疾滑等，其临床主证各有差异，需加以鉴别。

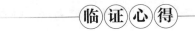

临证心得

患者，中年经产妇，第3胎。产后10余日自觉下腹坠胀，似子宫脱出。当时候诊者众，未加详察。考虑中年产后少腹坠胀，且本人素体肥胖，切脉短滑，病为中气下陷似乎不疑，随拟补中益气汤，嘱服2剂。次日，家人呼诊，言昨服药1剂，今晨醒来即不识人、妄言乱语。见患者端坐于堂中，询服药情节，一概否认，语无伦次，呈似狂非狂之状，唯精神兴奋，全无病容。诊毕考虑用药不当，恐一时不识错拟，故日内三诊，而未拟方。次日凌晨往视，患者未醒，轻开帐帏，见侧卧于床，口角及忱布满布痰涎。肥人多湿多痰，"脉短滑，乃痰也，非气虚，误用补中益气汤，升提痰火，窜扰神明"，遂致神志不清变生斯疾，法当涤痰开窍醒神，改拟达痰丸加减，服1剂神志好转，继进1剂，清醒如常。再诊时，言少腹胀痛如故，此为气滞血瘀，拟投生化汤合失笑散化裁，2剂后诸症悉除。

短脉主气病，短而有力主气郁，短而无力主气虚。若某部脉短，则提示对应脏腑气虚血少。如两手同时诊脉，独见左寸脉涩小，为短也，据独处藏奸之理，左寸应心，则可诊断心之气血亏虚也，其人多易心悸、失眠多梦、头昏等，治疗宜养心益气。若整体脉短，形如"申"字，则提示气机痞塞于中而上下之气不足也，其人多易胸闷、脘痞、背胀、抑郁等，治宜运转中焦、升清降浊。

洪　脉阳

体象　洪脉极大，状如洪水；来盛去衰，滔滔满指。

洪脉，即大脉也。如洪水之洪，喻其盛满之象也。

主病　洪为盛满，气壅火亢。左寸洪者，心烦舌破。洪在左关，肝脉太过。左尺得洪，水枯便难。右寸洪者，胸满气逆。洪在右关，脾土胀热。右尺得洪，龙火燔灼。

按：洪脉在卦为离，在时为夏，在人为心，时当朱夏，天地之气，酺满畅遂①，脉者得气之先，故应之以洪。洪者，大也，以水喻也。又曰钩者，以木喻也。夏木繁滋②，枝叶敷布，重而下垂，故如钩也。钩即是洪，名异实同。《素问·玉机真脏论》以洪脉为来盛去衰，颇有微旨③。大抵洪脉只是根脚阔大，却非坚硬。若使大而坚硬，则为实脉而非洪脉矣。《素问·脉要精微论》曰："大则病进。"亦以其气方张也。《玉机真脏论》曰：'夏脉如钩，何如而钩？'岐伯曰：'夏脉，心也，南方火也，万物所以盛长也，其气来盛去衰，故曰钩。反此者病。'黄帝曰：'何如而反？'岐伯曰：'其气来盛去亦盛，此谓太过，病在外。其气来不盛去反盛，此谓不及，病在中。太过则令人身热而肤痛，为浸淫。不及则令人烦心，上见咳唾，下为气泄。'"叔和云："夏脉洪大而散，名曰平。若反得沉濡而滑者，是肾之乘心，水之克火，为贼邪，死不治。反得大而缓者，是脾之乘心，子之扶母，为实邪，虽病自愈。反得弦细而长者，是肝之乘心，母之归子，为虚邪，虽病易治。反得浮涩而短者，是肺之乘心，金之陵火，为微邪，虽病即瘥。"④凡失血、下利、久嗽、久病之人，俱忌洪脉。《素问·三

---

① 酺满畅遂：酺者，浓也；满者，盛满也；畅者，畅达也；遂者，通达也。用以形容夏日当令而天地之气充分发散开达也。

② 繁滋：即繁殖滋生之意。

③ 微旨：即精深微妙的义旨。

④ 此句应出自《脉经·心小肠部》。

部九候论》曰："形瘦、脉大、多气者死。"① 可见形证不与脉相合者，均非吉兆。

🔲 点 评

《脉经》曰："洪脉，极大在指下。"洪脉的特征为脉体宽大，来盛去衰，如波涛汹涌，滔滔满指，有大起大落之感。搏动部位浅表，指下有力且满指，为脉气壅盛之象。状如波峰高大陡峻的波涛，汹涌盛满，充实有力，即所谓"来盛"，呈现出浮、大、强的特点；脉去如落下之波涛，较来时势缓力弱，即所谓"去衰"。正如《濒湖脉学》曰："洪脉来时拍拍然，去衰来盛似波澜"，"脉来洪盛去还衰，洪指滔滔应夏时"。从文字解，"洪"者，从水，从共。"水"指水流、河流，"共"指一起、加总，"水"与"共"一起表示"多条小水流汇合在一起"，本义为发大水，以之喻脉，则形容脉气之壅盛而满。生理性洪脉多见于夏天，如《脉经》曰："夏心火王，其脉洪、大而散，名曰平脉。"多因夏季气候炎热，阳气发散于外，人亦应之，肤表开泄，气血向外，故脉来较大而有力，且来势盛而去势衰。然不可过洪，过洪则气壅火亢，故主热盛，由邪热亢盛，内热充斥，正气奋起抗邪，邪正剧烈交争而致脉道扩张，气盛血涌所致。

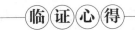

临证心得

患者，女，37岁。西医诊断为"甲亢恶性突眼"。因"失眠，羞明伴发热、易饥、眼球突出"住院治疗1个月，中西药合用少效，遂来就诊。刻下症见双眼高度向前突出约20毫米，眼睑内陷，不能闭合，眼球肿大，球结膜充血，水肿，下缘下垂，角膜脓样结痂，目珠不能转动，伴有口燥咽干、口渴欲饮、易饥多食、腹胀便结，苔黄无津，脉象洪数。证属邪热，痰浊壅阻脏腑，法拟泄热通腑先治其标，方用白虎汤合大承气汤加减（生石膏100g，知母18g，生甘草6g，生大黄、芒硝（冲）各12g，厚朴、炒枳壳各10g），水煎服，日1剂。药服2剂，腑气通、热势析，诸证好转，苔转白润津复，脉转细数，转投自拟"舒肺达肝平突汤"（生黄芪、

---

① 《素问·三部九候论篇》云："形瘦脉大，胸中多气者死。形气相得者生，参伍不齐者病。"

北沙参、炒川栋子、夏枯草、云母石各30g，枇杷叶、浙贝母、射干、生白芍各15g，制香附12g，甘草6g，知母18g），日1剂，水煎服。随证守方稍有出入，服汤药1个月，诸证好转，眼球渐见回缩，白睛水肿渐见消退。上方改为散剂，日服35g，分3次饭前半小时服。患者守服散剂6个月，眼球基本回缩，视力恢复，再属减量守服一段时间，于以巩固，迫访5年无复发。

洪脉多主阳明气分热盛，亦主邪盛正衰，常见于外感热病的极期阶段，如伤寒阳明经证或温病气分证。多因阳气有余，内热鸱张，且正气不衰而奋起抗邪，邪正剧烈交争，致使脉道扩张，气盛血涌，故脉大而充实有力，常兼有脉滑大之象。若久病虚劳，或失血、下利、久咳等病症而出现洪脉，必浮取盛大，而沉取无力无根，或见躁疾，此为阴精耗竭，孤阳将欲外越之兆，多属危候。

微　脉阴

体象　微脉极细，而又极软；似有若无，欲绝非绝。

微之为言，近于无也。仲景曰："瞥瞥如羹上肥。"状其软而无力也。"萦萦如蚕丝。"[1]状其细而难见也。古人"似有若无，欲绝非绝"八字，真为微脉传神。

主病　微脉模糊，气血大衰。左寸微者，心虚忧惕。微在左关，寒挛气乏。左尺得微，髓竭精枯。右寸微者，中寒少气。微在右关，胃寒气胀。右尺得微，阳衰寒极。

按：算数者以十微为一忽，十忽为一丝，十丝为一毫，十毫为一厘。由是推之，则一厘之少，分而为万，方始名微，则微之渺小难见可知。世俗未察微脉之义，每见脉之细者，辄以微、细二字并称，是何其言之不审耶？轻取之而如无，故曰阳气衰；重按之而欲绝，故曰阴气竭。若细脉则稍稍较大，显明而易见，非如微脉之模糊而难见也。虽其证所患略同，而

---

[1] 《伤寒论·辨脉法第一》云："脉瞥瞥，如羹上肥者，阳气微也。脉萦萦，如蚕之丝者，阴气衰也。"形容脉象轻浮无根，难以寻按，主阳气衰微。

其形亦不可不辨。时珍云："微主久虚血弱之病，阳微则恶寒，阴微则发热。"自非峻补，难可回春。而伪诀所云："漩之败血小肠虚。"何以置之微脉乎？若不兼他象，虽微而来去未乱，犹可图存于百一。卒病得之，犹或可生者，谓邪气不至深重也。长病得之，多不可救者，正气将次①绝灭，草木之味难借以支持耳。

在伤寒证惟少阴有微脉，他经则无。其太阳膀胱为少阴之府，才见脉微恶寒，仲景早从少阴施治，而用附子、干姜矣。盖脉微恶寒，正阳气衰微所至。诗云："彼月而微，此日而微；今此下民，亦孔之哀。"②在天象之阳且不可微，然则人身之阳顾③可微哉！肾中既已阴盛阳微，寒自内生，复加外寒斩关④直入，其人顷刻云亡。故仲景以为卒病，而用辛热以回一线真阳于重泉之下也。卒中寒者，阳微阴盛，最为危急。《素问·调经论篇》曰："阴盛生内寒。因厥气上逆，寒气积于胸中而不泄，则温气去，寒独留，留则血凝，血凝则脉不通，其脉盛大以涩，故中寒。"夫既言阴盛生内寒矣，又言故中寒者，岂非内寒先生，外寒内中之耶！经既言血脉不通矣，又言其脉盛大以涩者，岂非以外寒中，故脉盛大，血脉闭，故脉涩耶！此中深有所疑，请申明之。一者，人身卫外之阳最固，太阳卫身之背，阳明卫身之前，少阳卫身之两侧，今不由三阳而直中少阴，岂真从天而下？盖厥气上逆，积于胸中，则胃寒；胃寒则口食寒物，鼻吸寒气，皆得入胃。肾者，胃之关也，外寒斩关直入少阴肾脏，故曰中寒也。此经隐而未言者也。一者，其脉盛大以涩，虽曰中寒，尚非卒病，卒病中寒，其脉必微。盖经统言伤寒、中寒之脉，故曰盛大以涩。仲景以伤寒为热病，中寒为寒病，分别言之。伤寒之脉，大都以大浮数动滑为阳，沉涩弱弦微为阴。阳病而见阴脉且主死，况阴病卒病，必无反见阳脉盛大之脉。若只盛大以涩，二阳一阴，亦何卒急之有哉！此亦经所隐而难窥者也。

---

① 将次：逐渐之意。

② 此句出自《诗经·小雅·十月之交》。

③ 顾：表转折，即反而、却之意。

④ 斩关：形容突破关隘，破除阻碍，势不可挡之意。

◙ 点 评

《脉经》云微脉"极细极软，或欲绝，若有若无"。其特征为脉形极细小，脉势极软弱，以致轻取不见，重按不显，似有似无，为正气大亏之象。主气血亏虚、气虚阳微及阴阳俱虚证。脉为血之府，若阴血亏少，不能充其脉道，故脉形细小；阳气衰微，推动之力不足，故脉软弱无力；若微脉极细且极软弱者，则为气血阴阳大亏。其次，微脉与弱脉类似，弱脉为沉细无力而软，主气血两亏。微脉则在此基础上，更加模糊，似有若无，提示所主病变更为严重。

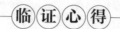

临证心得

患者，男，51岁。素体虚寒，七八月间患发热不退，自汗如雨，渐至昏沉，舌燥而裂，小便点滴，脉微欲绝。此中州虚寒，阳气外越，故发热汗多；津液外泄，故舌燥裂，小便短少，乃虚热也，宜用甘温以退大热。病家因症似实热，不肯服用。果系实热，当有烦渴引饮，实脉可凭，今日不渴，脉微，汗多，神昏，乃元气欲脱之征。且津液非气不生，膀胱非气不化，万物以土为根，元气以土为宅，急投甘温使中土有根，虚阳内敛、诸症可愈，病家始信服。遂以"附子汤"加黄芪、小麦、当归、肉桂连服三剂，汗止热退，舌润便清，改用"十全大补汤"去川芎加附片、牛膝，调理全安。微脉多见于气血大虚或阳气衰微之人，宜大补气血或温阳益气。偏于气血大虚者，常表现为面色苍白、唇舌色淡、神疲乏力、少气懒言等，可予十全大补汤加减治疗；偏于阳气衰微者，常表现为畏寒怕冷、神疲嗜睡等，可予四逆汤加减治疗。

卷四

二十八脉（下）

紧 脉 阴中之阳

体象 紧脉有力，左右弹人；如绞转索[1]，如切紧绳。

紧者，绷急而兼绞转之形也，多枭动夭矫之势[2]。《素问》曰："往来有力，左右弹人手。"则刚劲之概可掬。

主病 紧主寒邪，亦主诸痛。左寸紧者，目痛项强。紧在左关，胁肋痛胀。左尺紧者，腰脐作痛。右寸紧者，鼻塞膈壅。紧在右关，吐逆伤食。右尺得紧，奔豚疝疾。

紧为收敛之象，犹天地之有秋冬，故主寒邪。阳困阴凝，故主诸痛。

兼脉 浮紧伤寒，沉紧伤食。急而紧者，是谓遁尸[3]。数而紧者，当主鬼击[4]。

浮紧有力，无汗，发热，恶寒，头项痛，腰脊强拘急，体痛，骨节疼，此为伤寒邪在表也。独右关紧盛为饮食内伤，两手脉俱紧盛即是夹食伤寒。遁尸鬼击者，皆属阴邪之气卒中于人，邪正交争，安得不急数乎？中恶祟乘之，脉而得浮紧，谓邪方炽而脉无根也；咳嗽虚损之脉而得浮紧，谓正已虚而邪方痼也。咸在不治。

按：天地肃杀之气，阴凝收敛，其见于脉也为紧。较之于弦，更加挺劲之异。仲景曰："如转索无常。"叔和曰："数如切绳。"丹溪曰："如纫箄线，譬如以二股三股纠合为绳，必旋绞而转，始得紧而成绳。"可见紧之为义，不独纵有挺急，抑且横有转侧也。不然，左右弹手及转索诸喻，将何所取义乎！古称热则筋纵，寒则筋急，此惟热郁于内而寒束其外，崛

---

① 转索：转动的绳索。

② 枭动夭矫之势：类似猛禽活动以及把弯曲的箭矢弄直的感觉。

③ 遁尸：病名。指一种突然发作，以心腹胀满刺痛、喘急为主症的危重病症。《太平圣惠方》卷五十六云："遁尸者，言其停遁在人肌肉血脉之间。若卒有犯触即发动，令心腹胀满刺痛，喘息急，偏攻两胁，上冲心胸，其候停遁不消者是也。"可选用木香散、鹳骨丸等方。

④ 鬼击：病名。指胸腹部突然绞痛或出血的疾患，又名鬼排。《肘后备急方·卷一》曰："鬼击之病，得之无渐卒着，如人力刺状，胸胁腹内，绞急切痛，不可抑按。或即吐血，或鼻中带血，或下血。一名鬼排。"

强不平，故作是状。紧之与迟，虽同主乎寒，迟则气血有亏，乃脉行迟缓而难前，紧则寒邪凝袭，乃脉行夭矫而搏击。须知数而流利则为滑脉，数而有力则为实脉，数而绞转则为紧脉。形状画一，不可紊也。崔氏但言如线，亦窥见梗概[①]，第未言之透快耳。紧之一字，已经古人工于摹写，而伪诀妄曰："寥寥入尺来。"思之几同寐语[②]。夫紧脉犹之行路，不惟足高气扬，履声接踵，抑且左右恣意，而竟比之一龙钟衰老举步不前之态，其比拟失伦，肆口无忌，何至于此！庸工犹以为金针也。吁！可怪矣！

点评

紧脉指下感觉左右弹手，往来有力，如绳索之转动感，亦或切绳之绷紧感，即"如绞转绳，如切紧绳"。临床主寒、主痛、主痉及主虚证。论其兼脉证，浮紧则为伤寒，沉紧则为伤食，因宿食阻滞气机，经脉失于温煦和濡养，故脉拘急而紧。紧脉亦可见于热结阻滞，如《伤寒论》"伤寒六七日，结胸热实，脉沉而紧，心下痛，按之石硬者，大陷胸汤主之"。另外紧脉和迟脉虽同主寒，但迟脉之寒为气血亏虚所致，而紧脉则为寒邪凝滞而成，在临床中应当加以鉴别。

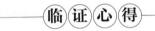

临证心得

清代王士雄的《王孟英医学全书·古今医案按选·卷四血证》中曾载张景岳一医案。

倪孝廉，素以攻苦，思虑伤脾，时有呕吐之证，过劳即发。一日于暑末时，因连日往来应酬，致劳心脾，遂上为吐血，下为泄血，颜色或紫或红。有医者认为此以心脾之火加暑令之火，二火叠加所致，遂与犀角、地黄、童便、知母之属，但仅服两剂药，患者其吐愈甚，脉益紧数，形势危急。于是延请张景岳前往诊视，张氏乃以人参、熟地黄、干姜、甘草四味，大剂与之。初服毫不为动，次服觉呕恶少止，而脉中微有生意。乃复加附子、炮姜各二钱，人参、熟地黄各一两，白术四钱，炙甘草一钱，茯

---

① 梗概：粗略，大略，大概的内容。

② 寐语：说梦话。

苓二钱，及至黄昏与服，后睡至四更，再服一剂，而呕止血亦止，后用此方巩固数日，病告痊愈。

前医拘泥于发病正值暑令当时，因而误诊为心脾之火迫血妄行，而忽略其脉紧数，亦存在虚证之可能。病患连日往来应酬，致劳心脾，实因劳倦伤脾，以致于脾胃阳虚，气不摄血，血不循于常道，因而上为吐血，下为泄血。前医权当二火，而用寒凉，更加损伤脾胃阳气，最终将至亡阳之虞。

缓 脉阴

体象　缓脉四至，来往和匀；微风轻飐，初春杨柳。

缓脉以宽舒和缓为义，与紧脉正相反也。故曰：缓而和匀，不浮不沉，不大不小，不疾不徐，意思欣欣，悠悠扬扬，难以名状[①]者，此真胃气脉也。

兼脉　主病　缓为胃气，不主于病。取其兼见，方可断证。浮缓伤风，沉缓寒湿。缓大风虚，缓细湿痹。缓涩脾薄，缓弱气虚。左寸涩缓，少阴血虚。左关浮缓，肝风内鼓。左尺缓涩，精宫不及。右寸浮缓，风邪所居。右关沉缓，土弱湿侵。右尺缓细，真阳衰极。

《素问·玉机真脏论》："岐伯曰：脾者，土也，孤脏以灌四旁者也。善者不可见，恶者可见。"是故脉不主疾病。惟考[②]其兼见之脉，乃可断其为病。浮而且缓，风上乘也；沉而且缓，湿下侵也。缓而且大，风虚内盛；缓而且细，湿痹外乘。缓而且涩，脾不能统血也；缓而且弱，肺不能主气也。

按：缓脉在八卦为坤，在五行为土，在时为四季之末，在人身为足太阴脾。若阳寸阴尺上下同等，浮大而软无偏胜者，和平之脉也。故张太素又比之"如丝在经，不卷其轴；应指和缓，往来甚匀。"盖土为万物之母，中气调和，则百疾不生，缓之于脉大矣哉！

---

① 名状：说出，描述。

② 考：考察，推究。

《素问·玉机真脏论》曰："其来如水之流者，此为太过，病在外；如鸟之喙，此谓不及，病在中。太过则令人四肢沉重不举，不及则令人九窍壅塞不通。"《脉经》云："脾王①之时，其脉大阿阿而缓，名曰平脉。反得弦细而长者，是肝之乘脾，木之克土，为贼邪②，死不治。反得浮涩而短者，是肺之乘脾，子之扶母，为实邪，虽病自愈。反得洪大而散者，是心之乘脾，母之归子，为虚邪，虽病易治。反得沉濡而滑者，是肾之乘脾，水之陵土，为微邪，虽病即瘥。伪诀以缓脉主脾热、口臭、反胃、齿痛、梦鬼诸证，似乎缓脉主实热有余之证，杜撰如此。

点　评

缓脉有两种临床意义，一是应指和缓，往来均匀，不疾不徐，不强不弱，一息四至，状如清风吹拂柳梢，轻舒摇曳，为有胃气之脉；可见于正常人，亦称为平缓脉，周学霆曰："缓即为有神也。"二是脉势纵缓，缓怠无力。王冰曰："缓谓纵缓，非动之迟缓也。"临床若仅见缓脉，则一般表明机体气血调和畅达，为有胃气之脉。惟见相兼脉时，才具有病理意义。如脉浮缓为伤风，《伤寒论》"太阳病，发热，汗出，恶风，脉缓者，名为中风"。脉沉缓为寒湿，寒湿之邪在里，阻滞气机，气血不畅，脉道不利，故见脉沉缓且无力。此外，缓脉亦可主热证，《四诊抉微·六纲领对待主治》云："热在气分，则热能伤气，故脉反缓，但缓必兼长大耳，长大而加之以软，即此可以想见其纵缓之形矣。"脉象鉴别方面，缓脉一呼一吸脉行四至，而迟脉一呼一吸脉行三至，结脉虽脉势迟缓，但是时一止复来者，与缓脉不同，临床中需加以鉴别。

临证心得

缓脉主脾虚，并非专用补法，需四诊合参。若见脉缓、面色萎黄、舌胖而苔滑润等表现，方可考虑补法，免犯虚虚实实之戒。明代周之千的《医家秘奥之脉法解》曰："如病得缓脉，最为吉兆，以胃气尚强耳。"在疾

---

① 脾王：王，通"旺"。指脾胃健旺。

② 贼邪：指四时不正之气。

病过程中，若得缓脉，则知胃气尚存，病情具有向愈的转机。

国医大师郭子光先生有一医案，患者因口渴，每日饮水量达四瓶热水之多，患病 3 年余而就诊。刻下症见饮水量多（每日 7000~8000 毫升），但尿量不多，无明显浮肿，无食欲亢进，无尿频、尿急、尿痛等，通过检查，已排除糖尿病及尿崩症，自感心中烦热，胸闷不舒，面部稍有浮肿现象，精神正常，也无神经官能症，脉弦硬有力，不迟不数，舌质紫暗，苔黄。疑属中医厥阴病范畴，采用乌梅丸加减，并改汤剂与服，患者以此方为主，经前后 4 次治疗，终获痊愈。此案中，患者虽有消渴、心中烦热、胸中不舒之症，脉弦硬有力，舌苔不白而反黄，似为热证，但脉象不迟不数，是为缓脉，缓脉并非热证之脉，且舌质紫暗而伴浮肿，脏虚内寒之象已较明显。因此，辨为寒热错杂，投以乌梅丸加味，辨证准确，切中病机，故效如桴鼓。

芤 脉 阳中之阴

体象 芤乃草名，绝[1]类慈葱；浮沉俱有，中候独空。

芤草状与葱无异。假令以指候葱，浮候之，着上面之葱皮，中候之，正当葱中空处；沉候之，又着下面之葱皮。

主病 芤状中空，故主失血。左寸芤者，心主丧血。芤在左关，肝血不藏。左尺得其，便红为咎。右寸芤者，相傅阴亡。芤在右关，脾血不摄。右尺得芤，精漏欲竭。

卫行脉外，营行脉中，凡失血之病，脉中必空，故主证如上。

按：芤之为义，两边俱有，中央独空之象。刘三点[2]云："芤脉何似？绝类慈葱；指下成窟[3]，有边无中。"叔和云："芤脉浮大而软，按之中央空，两边实。"二家之言，已无遗蕴[4]。戴同父[5]云："营行脉中，脉以血为

---

① 绝：非常像。

② 刘三点：南宋医生刘开，字立之，号复真，著有《脉诀理玄秘要》，又名《刘三点脉诀》。

③ 窟：洞穴，即指下如空物感。

④ 遗蕴：谓遗漏而未被阐发的深奥含义。

⑤ 戴同父：元代名医戴起宗，字同父，著有《脉诀刊误》。

形。芤脉中空，脱血之象。"伪诀云："两头有，中间无。"以头字易叔和之边字，则是上下之脉划然中断，而成阴绝阳绝之诊矣。又云："寸芤积血在胸中，关内逢芤肠里痛。"是以芤为蓄血积聚之实脉，非失血虚家之空脉矣。时珍亦祖述其言，岂曾未精思耶！伪诀又云："芤主淋沥，气入小肠。"与失血之候，有何干涉。即叔和云："三部脉芤，长病得之生，卒病①得之死。"然暴失血者脉多芤，而谓卒病得之死可乎？其言亦不能无疵也。至刘肖斋所引诸家论芤脉者，多出附会，不可尽信。若周菊潭谓生平诊脉，未有芤象者，抑何②其言之不审耶！虞德恒治一人，潮热微似疟，小腹右边一块，大如鸡卵作痛，右脚不能申缩。虞诊其脉，左寸芤而带涩，右寸芤而洪实，两尺两关俱洪数。曰："此大小肠之间欲作痈耳。"虞说仍沿伪诀，以寸尺相为表里耳。然芤者，中空之象，带涩犹可并，曰带洪实，实则不芤，而芤则不实，岂虞之辨证，乃别有据，姑托于脉以明其术耶？否则于理亦不可解矣。

点　评

芤脉应指浮大而软，按之两边实而中央空，一种说法认为指目沿血管径向内外推寻，手指内推或外移时，指感搏动明显而中央空虚，如按葱管。另一种说法是浮取重按皆可得，而中取则无，即"浮沉俱有，中候独空"。芤脉多主虚证。清代罗美的《古今名医汇萃·卷一论集》云："大凡失血，脉皆洪大无力，即芤脉也。阴血既亏，阳无所根据，浮散于外，故见此象。"其多因失血、失精等因素而致脉道失充，阳气无所依附所致。同时，芤脉虽多见于虚证，但亦可见于血瘀内痈等一类实证，如《濒湖脉学·芤》的"寸芤积血在于胸"，《医学入门·内集卷一诊脉》的"芤主血瘀不流通"等。在脉象鉴别方面，芤、虚、革皆浮而大，按之无力，但虚脉之无力感甚于芤脉，且无中空感，革脉为芤弦相合之脉，较之芤脉有力，有挺急之感，按之陡然空豁，临床需加以鉴别。

---

① 卒病：既可指突然发病，也可指新得得病。

② 抑何：为何，为什么。

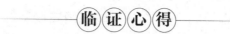

《脉诀》首先提出芤主瘀血，"寸芤积血在胸中，关内逢芤肠里痛"，后世医家对芤主瘀血一直尚有争议，但临床中确实存在类似病例。如《古今医案按·卷十外科》记载儒医李生治一富家妇的病案。当时病妇肠中痛不可忍，而大便从小便出，接诊医生从未见过此病，当不可治。而儒医李生以云母膏为小丸数十粒加煎黄汤下之，妇人下脓血数升而愈。李氏在切脉时，觉芤脉见于肠部，"考虑关内逢芤肠里痛"。该病案是通过诊得芤脉，以明确肠痛诊断，通过下法使瘀血去而内痛尽愈。盖瘀血阻滞，新血不生，气无所依附而外越，加之血瘀化热，热动而气浮，两者合力遂得芤脉。

弦　脉阳中之阴

体象 弦如琴弦，轻虚而滑；端直 [①] 以长，指下挺然 [②]。

弦之为义，如琴弦之挺直而略带长也。弦脉与长脉皆主春令，但弦为初春之象，阳中之阴，天气犹寒，故如琴弦之端直，而挺然稍带一分之紧急也。长为暮春之象，纯属于阳，绝无寒意，故如木干之迢直以长，纯是发生气象也。

主病 弦为肝风，主痛主疟，主痰主饮。左寸弦者，头痛心劳。弦在左关，痰疟癥瘕。左尺得弦，饮在下焦。右寸弦者，胸及头疼。弦在右关，胃寒膈痛。右尺得弦，足挛疝痛。

胆为甲木，肝为乙木。自北而东，在肝为厥阴而阴尽，在胆为少阳而阳微。初春之象，逗气尚少，升如一缕，有弦义焉。风属木而应春，弦是其本脉，生于风则象风，故脉自弦。弦寒敛束，气不舒畅，故又主痛疟之作也。邪正交争，或寒而热，热而寒，寒热往来，正邪出入，枢主于中。

---

① 端直：不拐弯，笔直。

② 挺然：挺拔特立貌。

《素问·阴阳离合论》曰："少阳为枢[①]"，故脉亦当弦。饮者，痰之类也。弦直而敛，无鼓荡[②]之力，故饮留焉。头乃六阳所聚，阳虚不能张大，或致外邪所乘，安得不痛。疟疾寒热往来，常在少阳经，故曰"疟脉自弦"，又曰"无痰不成疟"。瘕处于其地，则邪正不敌，小腹沉阴之位，受寒乃痛。肺家阳气衰微，更受阴寒，或右边头痛，或胸次作疼。木来乘土，胃寒不化，真火不足，无以温暖肝木，挛痛之自来也。

兼脉 浮弦支饮，沉弦悬饮。弦数多热，弦迟多寒。阳弦头疼，阴弦腹痛。单弦饮癖[③]，双弦寒痼。

饮停在上不在胃，而支留于心胸；饮停在下不在胃，而悬留于腹胁。故一弦而浮，一弦而沉也。数则为热，弦而兼数者，病亦兼热。迟则为寒，弦而兼迟者，病亦兼寒。阳弦者，寸弦也。邪在三阳，三阳走头，故头疼。阴弦者，尺弦也。邪在三阴，三阴走腹，故腹痛。单弦则止为饮癖。若脉见双弦，已具纯阴之象，若不能食，为木来克土，必不可治。

按：弦脉在八卦为震，在五行为木，在四时为春，在五脏为肝。《素问·玉机真脏论》曰："春脉，肝也，东方木也，万物之所以始生也。故其气来软弱，轻虚而滑，端直以长，故曰弦。反此者病。其气来而实强，此为太过，病在外；其气来不实而微，此为不及，病在中。太过则令人善怒，忽忽[④]眩冒而巅疾；不及则令人胸胁痛引背，两胁胠满。"《素问·平人气象论》曰："平肝脉来，软弱招招，如揭长竿末梢，曰肝平。春以胃气为本。病肝脉来，盈实而滑，如循长竿，曰肝病。死肝脉来，急益劲，如新张弓弦，曰肝死。"戴同父云："弦而软，其病轻。弦而硬，其病重。"深契《内经》之旨。《素问·玉机真脏论》云："端直以长。"叔和云："如张弓弦。"巢氏云："按之不移，察察如按琴瑟弦。"戴同父云："从中直过，挺然指下。"诸家之论弦脉，可谓深切着明。而伪诀乃言"时时带数"，又言"脉紧状绳牵"，则是紧脉之象，安在其弦脉之义哉！弦亦谓其主痰。然以饮较痰尚未结聚，所以弦不似滑之累累替替之有物形也。

---

① 少阳为枢：少阳经主三阳经之中，属半表半里，为出入枢纽，故"少阳为枢"。

② 鼓荡：鼓动激荡。

③ 饮癖：指水饮停聚于胁下，日久所致的癖病。

④ 忽忽：形容时间过得很快。

回 点 评

　　弦脉应指端直以长，直上下行，状如琴弦，正如《濒湖脉学》所言："弦脉端直以长，如张弓弦，按之不移，绰绰如按琴瑟弦，状若筝弦，从中直过，挺然指下。"其对脉位、脉形、至数无特定要求。在主病方面，弦脉多主痛证、痰饮、疟疾及气逆或气机郁结。若气逆，气升则血升，气血搏击于血脉，致脉弦长而强劲搏指；若气机郁结，气血不能畅达敷布，脉失气血之温煦濡养，故拘急而弦劲；若气血亏虚，脉失温煦濡养，故脉弦而无力。同时，弦脉还可见于真脏脉，若正气衰败，胃气已绝，脉可弦劲不柔，如循刀刃，乃真气外泄之象，为肝之真脏脉。此外，弦脉亦可见于常人，如若春季见弦脉，而无其他症状，则为常脉。在脉象鉴别方面，弦脉、长脉、牢脉皆长，其弦脉端直为弓弦，直上下行，脉力较之长脉强，牢脉则是沉而实大弦长。

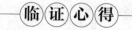

临证心得

　　患者，女，40 岁。右肩臂疼痛 2 年多，抬举困难。西医诊断为"肩关节周围炎"。先以西药、理疗治之不效，后以按摩、针灸，以及祛风散寒、活血通络、补气养血之方药仍无功。朱进忠医生细审其证，发现患者兼见头晕头痛、失眠健忘、心烦心悸、舌苔薄白、脉弦紧而涩。综合脉证，思之肩臂疼痛拘急难抬者，此为筋之病。筋者，肝之所主，且脉见弦，弦脉，肝之脉。紧者，寒脉；涩者，滞脉。合而论之，朱氏辨为肝郁气结、寒滞肝脉证。治以疏肝理气，温经除湿。处方：柴胡、半夏、党参、甘草、桂枝、茯苓、黄芩各 10g，生姜 3 片，大枣 5 枚，熟大黄 3g，龙骨、牡蛎各 15g。服药 4 剂，上述症状减轻，续服 10 剂而愈。

　　弦脉常以相兼脉出现，如弦兼虚，按之濡缓，沉取虚弱者，当以养血益气为主；弦兼紧，按之不足，举之有余，沉取仍为有力者，为表证，当辛温发汗，使邪随汗解；弦兼细，按之数，沉取滑实者，当以泄热为治；弦兼细，按之濡滑，沉取虚软者，当益气养血；弦兼数，按之滑实，沉取细弦有力者，当泄肝热、化痰浊、养血阴等。

革　脉阳中之阴

体象　革大弦急，浮取即得；按之乃空，浑如①鼓革②。

恰如鼓皮，外则绷急，内则空虚也。故浮取于鼓面而已即得，若按之则虚而无物矣。

主病　革主表寒，亦属中虚。左寸革者，心血虚痛。革在左关，疝瘕为祟。左尺得革，精空可必。右寸革者，金衰气壅。革在右关，土虚而疼。右尺得革，殒命为忧。女人得之，半产③漏下。

脉如皮革，表邪有余，而内则不足。惟表有寒邪，故弦急之象先焉；惟中亏气血，故空虚之象显焉。男人诸病，多由精血不足之故。女人半产漏下者，亦以血骤去，故脉则空也。

按：革者，皮革之象也。浮举之而弦急，非绷急之象乎？沉按之而豁然；非中空之象乎？仲景曰："脉弦而大，弦则为减，大则为芤；减则为寒，芤则为虚；虚寒相搏，此名为革。"此节正革脉之注脚也。革如皮革，急满指下。今云"脉弦而大"，只此四字可以尽革脉之形状矣。"弦则为减"以下，又发明所以为革之义也。叔和云："三部脉革，长病得之死，新病得之生。"时珍云："此芤、弦二脉相合，故为亡精失血之候。诸家脉书皆以为即牢脉也。故或有革无牢，或有牢无革，混淆莫辨。不知革浮牢沉，革虚牢实，形与证皆异也。《甲乙经》曰：'浑浑革革，至如涌泉④，病进而色弊；绵绵其去如弦绝者死。'谓脉来混浊革变，急如泉涌，出而不返也。"观其曰"涌泉"，则浮取之不止于弦大，而且数、且搏、且滑矣。曰"弦绝"，则重按之不止于豁然，而且绝无根蒂矣。故曰"死"也。王贶以为溢脉者，因《甲乙经》有"涌泉"之语，而附会其说也。不知溢脉者，自寸而上贯于鱼际，直冲而上，如水之沸而盈溢也，与革脉奚涉乎？丹溪曰："如按鼓

---

①　浑如：浑，全，完全。指完全像。

②　鼓革：指鼓皮。

③　半产：指小产、流产。

④　浑浑革，至如涌泉：指轻取时"浑浑"如"涌泉"，中、重取时中空、边硬。《脉学正义》亦云："浑浑革革，与如涌泉，宁非邪气有余，病势正盛，故为病进而可危。"

皮。"其于中空外急之义，最为切喻。伯仁以革为变革之义，误矣。若曰变革，是怪脉也，而革果怪脉乎？则变革之义何居耶？

回 **点 评**

革脉浮大而硬，中空外坚，如按鼓皮，主半产漏下、亡血失精，多因机体精血耗伤，精气不藏，正气不固，气无所恋，浮越于外所致。《濒湖脉学》云："革脉形如按鼓皮，芤弦相合脉寒虚，女人半产并崩漏，男子营虚或梦遗。"革脉亦可见于气虚或气血两虚，同时也可兼痰瘀结滞者，多因气虚无力，脉中血量减少，脉体软弱，痰瘀蕴结于脉中，如高血压发病过程中可见此类脉象。临床常以革脉的粗细、紧张度、中空感等变化，了解疾病的进程及预后。《脉经》云："寸关尺三部皆出现革脉，如果属于久病者，主死；急性暴病见之，预后良好，主生。"因此，不可见革脉就辨为精血亏虚、失血亡精之证，应结合脉位、脉形加以辨别。

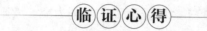

患者，女，44岁。血崩2个月，面色㿠白，心悸怔忡，不能平卧，唇舌淡白，脉形阔大，按之中空。先按血脱益气之法治疗，当归补血汤治疗未见效；又予以归脾汤、补中益气汤治疗，皆不见效。忽想起徐灵胎说："血脱后脉宜静细，反见洪大者，气亦外脱也。"气脱者以敛气为主，遂拟收敛固涩方，服药6剂痊愈。

由于血脱，使气无所依，气浮越于外，故见革脉，因益气固脱补血之法无效，而敛气为主之法获效。革脉可见于寸、关、尺三部，与五脏相关。如左寸革为心血虚心痛；左关革为寒滞肝脉，可见于疝气、瘕痕积聚、疼痛；左尺革为肾亏精损；右寸革为肺虚气逆；右关革主脾虚肝郁、腹痛泄泻；右尺革为肾衰，预后不良，女子可小产或崩漏。临床中革脉常见于妇女功能性子宫出血、男子遗精、痔疮出血、再生障碍性贫血等慢性失血疾病，常以益气补血之法治疗。

牢 脉阴中之阳

体象 牢在沉分，大而弦实；浮中二候，了不可得①。

深居在内之象也。故树本以根深为牢，盖深入于下者也；监狱以禁囚为牢，深藏于内者也。仲景曰："寒则牢固。"又有坚固之义也。

主病 牢主坚积，病在乎内。左寸牢者，伏梁②为病。牢在左关，肝家血积。左尺得牢，奔豚③为患。右寸牢者，息贲④可定。牢在右关，阴寒痞癖。右尺得牢，疝瘕痛甚。

牢脉所主之证，以其在沉分也，故悉属阴寒；以其形弦实也，故咸为坚积。积之成也，正气不足，而邪气深入牢固。心之积，名曰伏梁；肝之积，名曰肥气⑤；肾之积，名曰奔豚；肺之积，名曰息贲；脾之积，名曰痞气。及一切按之应手者曰癥；假物成形者曰瘕；见于肌肉间者曰疝⑥；结于隐癖者曰癖。经曰："积之始生，得寒乃生，厥乃成积。"故牢脉咸主之。若夫失血亡精之人，则内虚而当得革脉，乃为正象；若反得牢脉，是脉与证反，可以卜短期矣。

按：沈氏曰："似沉似伏，牢之位也。实大弦长，牢之体也。牢脉不可混于沉脉、伏脉，须细辨耳。沉脉如绵裹砂，内刚外柔，然不必兼大弦也。伏脉非推筋至骨，不见其形。在于牢脉，既实大，才重按之便满指有力，以此为别耳。"叔和云："似沉似伏。"犹不能作画一之论也。吴草庐曰："牢为寒实，革为虚寒，安可混乎？"伪诀云："寻之则无，按之则有。"但

---

① 浮中二候，了不可得：指牢脉深居在内，沉取方得，浮取、中取皆不可得之意。

② 伏梁：古病名，是指心下至脐部周围有包块（或气块）形成的病证，大多由于气血结滞所致。

③ 奔豚：亦称奔豚气，由下腹寒气上冲，或由肝脏气火上逆，造成发作性下腹气往上冲，可伴怕冷发热、头目眩晕、腹部绞痛、呕吐，因发作时胸腹间有如小猪狂奔乱闯，故名奔豚。

④ 息贲：肺癌。

⑤ 肥气：中医术语，即肝积。以其似覆杯突出，如肉肥盛之状，故名肥气。《灵枢·邪气脏腑病形》曰："肝脉……微急为肥气，在胁下，若复杯。"

⑥ 疝：亦称"疝气"，脐旁气块，泛指腹腔内弦索状的痞块。后世以疝病为脐旁两侧像条索状的块状物。

依稀仿佛，却不言实大弦长之形象，是沉脉而非牢脉矣。又曰："脉入皮肤辨息难。"更以牢为死亡之脉，其谬可胜数哉！

点 评

牢脉实大弦长沉，牢着不移，表现为极沉而坚实，举寻不可得，左右推寻牢着而不移。《脉经》云："牢，大而长微弦。"牢脉多见于阴寒内积、疝气癥积的实证，多因阴寒内盛，坚积内伏，寒实内积使阳气沉潜，气血郁遏不得上鼓所致，如《濒湖脉学》云："寒则牢坚里有余。"临床中牢脉可判断疾病的预后，若见于里实证，属于脉证相符，提示预后尚可；若见于失血、阴虚等证，则属于脉证不符，属危重征象，提示预后不良。

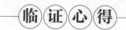

患者，女，39岁。眩晕、头痛、失眠多年，西医诊断为"高血压"。因在分娩时受寒，常自觉发冷，胃纳不佳，脉象沉牢，予以附子、干姜为主药治疗。待症状缓解后，予以温补肾阳药及枸杞子、吴茱萸等药做成丸药服之，3个疗程后症状消失，血压正常。

牢脉常与沉脉、大脉、长脉相兼为病，如沉牢脉为阴寒之邪遏伏阳气，尚可见迟象；牢大脉为蓄血在中的牢实之脉，主癥积郁结；牢长脉多见尺部，肾中阳气遭寒湿阴邪下犯，可见两胫重、少腹引腰痛；牢数脉为实热之邪阻于里，临床少见。孙思邈云："吐血复鼽衄者，反得浮大牢脉者死。"因吐血复衄血，致阴血衰亡，阳气浮越，可见浮大；或血损邪实而见牢脉，均示危重。

濡 脉 阴中之阴

体象 濡脉细软，见于浮分；举之乃见，按之即空。

濡者，即软之象也。必在浮候见其细软，若中候沉候，不可得而见也。叔和比之"帛浮水面"，时珍比之"水上浮沤"①，皆状其随手而没之象也。

主病 濡主阴虚，髓竭精伤。左寸濡者，健忘惊悸。濡在左关，血不荣筋。左尺得濡，精血枯损。右寸濡者，腠②虚自汗。濡在右关，脾虚湿侵。右尺得濡，火败命倾③。

按：浮主气分，浮取之而可得，气犹未败；沉主血分，沉按之而如无，此精血衰败。在久病老年之人，尚未至于必绝，为其脉与证合也；若平人及少壮及暴病见之，名为无根之脉，去死不远。叔和言"轻手相得，按之无有"。伪诀反言"按之似有举之无。"悖戾一至于此耶④！且按之则似有，举之则还无，是弱脉而非濡脉矣。濡脉之浮软，与虚脉相类，但虚脉形大而濡脉形小也。濡脉之细小，与弱脉相类，但弱在沉分而濡在浮分也。濡脉之无根，与散脉相类。但散脉从浮大而渐至于沉，濡脉从浮小而渐至于不见也。从大而至沉者全凶，从小而之无者为吉凶相半也。又主四体骨蒸，盖因肾气衰绝，水不胜火耳。

点 评

濡脉浮而细软。《脉经》云："软脉，极软而浮细。"濡脉主虚证、湿证。诸虚劳损，因机体精血阳气亏虚，不能充盈脉道，故脉体细小；阴血不足，气不得收敛而外浮，故脉浮；气虚鼓动无力，故脉来应指软弱，临床上常见于崩中漏下、失精、泄泻、自汗、喘息等。《诊家框要》云："濡……为气血俱不足之候，为少气，为无血，为疲损，为自汗，为下冷，为痹。"濡脉亦可见于湿证。因湿邪困缚气机，阻遏脉道，脉气不振，出现濡脉，如外伤暑湿、湿邪困脾等病证。陈无择云："濡者，按之不见，轻手乃得。与人迎相应则寒湿散漫，与气口相应则飧泄缓弱。"

---

① 水上浮沤：漂浮在水面上的小泡。沤，《说文解字》云"沤，久渍也"，即长时间浸泡。

② 腠：又称肌腠，即肌肉的纹理，或肌纤维间的空隙。《素问. 疟论》曰："故风无常府，卫气之所发，必开其腠理，邪气之所合，则其府也。"

③ 火败命倾：倾，倒塌。即命门之火衰败，生命将危之象。

④ 悖戾，即粗劣；一至于此，竟到如此地步。此句表明李延昰对伪诀之人荒谬言论发出的愤恨之情。

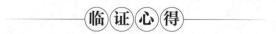

患者，女，26岁。产后便秘，面白无华，心悸怔忡，头晕目眩，视物模糊，神情倦怠，纳少，舌淡，苔薄白，脉濡细。辨证为产后气血两虚证，以十全大补丸补气养血。服药半个月后，上述症状明显改善，饮食正常，精神恢复，大便正常

患者产后气血亏虚，气虚则无力鼓动，血虚则脉道不充，液亏肠燥，故见濡细脉，主气血两亏之证，常以归脾汤、十全大补汤、八珍汤等治疗。

弱　脉阴

体象　弱脉细小，见于沉分；举之则无，按之乃得。

沉而且细且小，体不充，势不鼓也。

主病　弱为阳陷，真气衰弱。左寸弱者，惊悸健忘。弱在左关，木枯挛急。左尺得弱，涸流可征[①]。右寸弱者，自汗短气。弱在右关，水谷之疴[②]。右尺得弱，阳陷可验。

夫浮以候阳，阳主气分，浮取之而如无，则阳气衰微，确然可据。夫阳气者，所以卫外而为固者也，亦以营运三焦、熟腐五谷者也。柳氏曰："气虚则脉弱。寸弱阳虚，尺弱阴虚，关弱胃虚。弱脉呈形，而阴霾已极，自非见睍，而阳何以复耶？"《素问·玉机真脏论》曰："脉弱以滑，是有胃气。脉弱以涩，是为久病。"愚谓弱堪重按，阴犹未绝；若兼涩象，则气血交败，生理灭绝矣。仲景云："阳陷入阴，当恶寒发热。久病及衰年见之，犹可维援；新病及少壮得之，不死安待！"

按：《脉经》曰："弱脉极软而沉细，按之乃得，举手无有。"何其彰明详尽也。伪诀谓"轻手而得"，明与叔和相戾[③]，且是濡脉之形，而非弱脉

---

① 涸流可征：涸，《说文解字》云"涸，渴也"，即水干。指肾阴干涸之征。

② 疴（kē）：病。

③ 相戾：相违背。

之象。因知伪诀误以濡脉为弱，弱脉为濡，其卤莽特甚。即黎氏浮沤之譬，亦踵高阳之弊，不可不详加考据也。

🔲 点　评

弱脉沉而细软，主气血俱虚、阳气虚衰之证，多因气血亏虚，不能充盈脉道，故脉形细小；阳气衰少，则无力推动血行，脉气无力向外鼓动，故脉位深。《濒湖脉学》云："弱脉阴虚阳气衰。"《外科精义》云弱脉"其主血气俱虚，形精不足"。弱脉亦可见于风证，由于气虚而（或）精亏血少，或发热消耗津液而阴虚引起肝风内动、血虚生风、阴虚风动、精亏风动，则血脉痉挛、紧束，故见脉沉细而弱。老人气血虚衰，多见弱脉，为自然衰老之象；年轻人多气血旺盛，反见弱脉，必有虚损之象。因此，弱脉不可概为气血俱虚、阳气虚衰之证，还应注意平脉、主病之别，临床辨证应脉证合参。

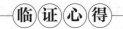

患者，中年男子，烦渴引饮，小便量多，纳呆，皮枯肌瘦。初诊为"阴虚火旺之消渴"，但屡用养阴生津之方无效。查其舌象不红不光，无易饥多食之象，而脉象沉细弱，尺脉尤甚，为肾阳虚衰之证，改用温肾法治疗，方用金匮肾气丸，改作汤剂，再加人参、鹿角胶、覆盆子等，10剂后，症状缓和而愈。

患者脉弱，尺部尤甚，主肾阳虚衰。肾气虚不能调摄水液，故溺多；肾阳虚不能蒸腾津液上承，故烦渴；肾火衰则脾运弱，故食少肌瘦而肤枯。故以金匮肾气丸温补肾阳，固其根本。《医学入门》云："沉弱阳虚多惊悸。"弱脉可分见于三部，左寸弱主心阳虚，多见惊悸、健忘；左关脉弱，主肝气不足，寒凝肝脉，多见少腹疼痛等症；右寸弱主肺气虚，多见气短自汗；右关脉弱，主脾胃衰弱，中阳不足，可见脘腹寒病、食少便溏等；两尺脉弱主真阳虚衰，下焦虚寒，或真阴不足，精血亏虚。

散 脉阴

体象 散脉浮乱，有表无里[①]；中候渐空，按则绝矣。

自有渐无之象，亦散乱不整之象也。当浮候之，俨然大而成其为脉也；及中候之，顿觉无力而减其十之七八矣；至沉候之，杳然不可得而见矣。

主病 散为本伤，见则危殆。左寸散者，怔忡不卧。散在左关，当有溢饮[②]。左尺得散，北方[③]水竭。右寸散者，自汗淋漓。散在右关，胀满蛊坏[④]。右尺得散，阳消命绝。

按：渐重渐无，渐轻渐有，明乎此八字，而散字之象恍然矣。故叔和云："散脉大而散，有表无里。"[⑤]字字斟酌。崔氏云："涣漫不收[⑥]。"盖涣漫即浮大之义，而不收即无根之义；虽得其大意，而未能言之凿凿也。柳氏云："无统纪，无拘束，至数不齐，或来多去少，或去多来少，涣散不收，如杨花散漫之象。"夫杨花散漫，即轻飘而无根之说也。其言至数不齐，多少不一，则散乱而不能整齐严肃之象也。此又补叔和未备之旨，深得散脉之神者也。戴同父云："心脉浮大而散，肺脉短涩而散，皆平脉也。心脉软散为怔忡，肺脉软散为汗出，肝脉软散为溢饮，脾脉软散为胕肿，皆病脉也。肾脉软散，诸病脉代散，皆死脉也。"古人以代散为必死者，盖散为肾败之征，代为脾绝之征也。肾脉本沉，而散脉按之不可得见，是先天资始之根本绝也。脾脉主信，而代脉歇至不愆[⑦]其期，是后天资生之根本绝也。故二脉独见，均为危殆之候；而二脉交见，尤为必死之符。

---

① 有表无里：此表指浮部，里指沉部。浮取感觉脉搏虚大，称"有表"；重按则脉搏涣散，甚至触摸不到，称"无里"。

② 溢饮：四饮之一，指饮邪停留于体表肌肤之间，以肢体浮肿为主要表现。

③ 北方：按照五行学说，北方与肾均属水，故此处用北方代指肾。

④ 蛊坏：是指由寄生虫或血吸虫等引起的鼓胀病，又称蛊胀。

⑤ 出自《脉经·卷一·脉形状指下秘诀第一》，其曰："散脉，大而散。散者，气实血虚，有表无里。"

⑥ 涣漫不收：崔嘉彦的《脉诀》云："虚甚则散，涣漫不收。"指浮大无根。

⑦ 愆（qiān）：超过。

点 评

散脉浮大无根，按之消失，如杨花散漫，表现为至数不齐、脉力不匀，多由于气血耗散，浮散于外，正气虚极，按之则无，漫无根蒂，是脏腑精气欲绝、病情危重的征象，尤其见于心、肾之气将绝的危重病证。《濒湖脉学》云："散似杨花散漫飞，去来无定至难齐，产为生兆胎为堕，久病逢之不必医。"孕妇临产前见散脉，即"离经"，为临产先兆；若不在临产前，则可能是堕胎之脉象。久病见散脉，属正气耗竭，元气虚损涣散，病多凶险，为临终之态，势难挽回；但若为新病，如暑热、吐泻等耗散津气，出现散脉，尚可救治。

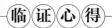

朱丹溪诊治一位60岁坠马患者，表现为腰痛不可转侧，六脉散大，重取则弦小而长，稍坚，予以苏木、人参、黄芪、川芎、当归、陈皮、甘草煎煮，服之半个月，散大渐敛，遂与熟大黄、自然铜等药调下，1个月而安。医案中先以补药接续元气，待散大渐敛，再以攻逐瘀血而安。

散脉见于寸、关、尺三部，多与各部所候脏腑病证有关。如左寸脉散，主心阳不足、心气大伤、心神失养的怔忡；右寸脉散，主卫气不固、肺气大虚、卫表不固的自汗；左关脉散，主痰饮内生、溢于肌肤、阳不化阴的溢饮；右关脉散，主脾阳不足、水湿下注的下肢水肿；久病后可见两尺散脉，主元气溃散、精气大伤，病多凶险。若因暑热耗散，暑湿之津气欲脱，喘而脉散者，可予以生脉散救之。

细 脉阴

体象 细直而软，累累[①]萦萦[②]；状如丝线，较显于微。

---

① 累累：通"羸羸"，瘦瘠疲惫的样子。
② 萦萦：萦，缠绕。形容细脉细长不断的样子。

小也，细也，状如丝也。比之于微，指下犹尚易见，未至于举按模糊也。

主病 细主气衰，诸虚劳损。左寸细者，怔忡不寐。细在左关，肝血枯竭。左尺得细，泄痢遗精。右寸细者，呕吐气怯[①]。细在右关，胃虚胀满。右尺得细，下元[②]冷惫。

细脉、微脉俱为阳气衰残之候。夫气主呴[③]之，非行温补，何以复其散失之元乎？常见虚损之人，脉已细而身常热，医者不究其元，而以凉剂投之，何异于恶醉而强酒？遂使真阳散败，饮食不进，上呕下泄，是速之使毙耳。《素问·阴阳别论》云："壮火食气，少火生气。"人非少火，无以营运三焦，熟腐五谷。未彻乎此者，安足以操司命[④]之权哉！然虚劳之脉，细数不可并见，并见者必死。细则气衰，数则血败，气血交穷，短期将至。叔和云："细为血少，亦主气衰。有此证则顺，无此证则逆。"故吐利失血，得沉细者生。忧劳过度之人，脉亦多细，为自戕其气血也。春夏之令，少壮之人，俱忌细脉。谓其不与时合，不与形合也。秋冬之际，老弱之人，不在禁忌之例。

按：丝之质最柔，丝之形最细，故以形容细脉。王启玄曰："状如莠蓬。"正于柔细之态，善摩巧拟，恍在目前。伪诀失其柔软之意，而但云极细则可移于微脉，而岂能独标细脉之体象乎！微、细二脉，或有单指阳衰，或有单指阴竭，或有兼阴阳而主病，则非画一之论矣。大都浮而细者属之阳分，则见自汗、气急等证；沉而细者属之阴分，则见下血、血痢等证。

📖 点 评

细脉，脉形窄小，应指明显，细直而软。《脉经·脉形状指下秘诀第一》云："细脉，小大于微，常有，但细耳。"其主气血两虚，多因血冷气虚不充，诸虚劳损，气血虚衰，营血亏虚不能充盈脉道，气不足而无力推动血液运行，故见脉细而无力。细脉亦可见于邪气阻滞，寒凝、痛甚和湿

---

① 气怯：病证名。指胆气虚怯出现惊悸、惊慌、气短、心烦、失眠、口苦、恶心等。
② 下元：指下焦元阳。
③ 呴：同"煦"，温煦。《说文解字》曰："呴，日出温也。"《玉篇》曰："呴，日光也。"《广韵》曰："煦，温也。"
④ 司命：掌管人生命之神。

邪为病，由于阳气郁遏，经脉拘急，气血阻遏，湿邪黏腻，阻遏脉道，故见脉细而有力。《濒湖脉学》云："细来累累细如丝，应指沉沉无绝期。"此外，因气血不足所致心悸、气短、汗出、头晕、乏力等症，以及阴精不足所致潮热盗汗、颧红口干等症，多与细脉并见。

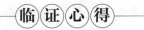

患者，脉象细数如刀锋，舌有裂纹，咳呛气急，络破咯血。肺热清肃失司，用养阴清肺止血法，予以鲜生地黄四钱、玄参四钱、仙鹤草三钱、紫菀一钱半、茜草根炭三钱、百合三钱、小蓟炭三钱、藕节四钱、白茅根四钱、山茶花炭三钱，服药后好转。

细脉多主气虚及各种虚证劳损。左寸脉细，可见心慌、心悸、失眠、多梦；左关脉细，属肝阴枯竭之象；左尺脉细，多见泄泻、痢疾或遗精；右寸脉细，常见咳嗽、潮热、盗汗；右关脉细，多见胃虚而胀满不适；右尺脉细，属下焦元阳不足、虚寒内盛之象。细脉之兼脉有细数脉、迟细脉、细滑脉、弦细脉、细涩脉等，细数脉主阴虚、血虚有热；迟细脉主阳气虚弱、寒凝血瘀；细滑脉主脾虚湿盛、痰湿内盛；弦细脉主肝郁血虚；细涩脉主血虚、阴虚、血瘀。

伏 脉阴

体象 伏为隐伏，更下于沉；推筋着骨，始得其形。

伏之为义，隐伏而不见之谓也。浮中二候，绝无影响；虽至沉候，亦不可见；必推筋至骨，方始得见耳。

主病 伏脉为阴，受病入深。左寸伏者，血郁之愆[1]。伏在左关，肝血在腹。左尺得伏，疝瘕可验。右寸伏者，气郁之殃。伏在右关，寒凝水谷。右尺得伏，少火[2]消亡。

---

[1] 愆：原因，罪过。

[2] 少火：一种正常的、具有生气的火。在正常的情况下，有温煦脏腑、经络等作用。

其主病多在沉阴之分，隐深之地，非轻浅之剂所能破其藩垣[①]也。诸证莫非气血结滞，惟右关、右尺责其无火。盖火性炎上，推筋至骨而形始见，积衰可知。更须分辨有力无力，则伏中之虚实燎然[②]矣。

按：《伤寒论》中以一手脉伏为单伏，两手脉伏曰双伏，不可以阳证见阴脉为例也。火邪内郁，不得发越，乃阳极似阴。故脉伏者，必有大汗而解，正如久旱将雨，必先六合[③]阴晦[④]一回，雨后庶物咸苏也。又有阴证伤寒，先有伏阴在内，而外复感寒邪，阴气壮盛，阳气衰微，四肢厥逆，六脉沉伏，须投姜、附及灸关元，阳乃复回，脉乃复出也。若太谿、冲阳皆无脉者，则必死无疑。刘玄宾云："伏脉不可发汗。"为其非表脉也，亦为其将自有汗也。乃伪诀云："徐徐发汗。"而洁古欲以附子细辛麻黄汤发之，皆非伏脉所宜也。伪诀论形象则妄曰"寻之似有，定息全无"，是于中候见形矣，于伏之名义何居乎？

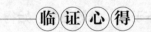

点 评

伏脉脉位极深，隐伏于筋下，附着于骨上，须重按至骨方能觅得。《濒湖脉学》云："伏脉推筋着骨寻，指尖裁动隐然深。"伏脉有虚实两类，主邪闭、内郁，又主正衰、阴邪凝聚及阴毒聚结。前者是由于阳气虚衰，无力推动气血外达以搏击血脉，致脉伏；后者是由于寒盛、火热郁伏，邪气阻遏，正邪交争，气血不得外达所致。此外，食积、痰饮、瘀血、糟粕以及剧痛亦可致脉伏。伏脉有单伏、双伏之说，也有阴伏、阳伏之别。古时称"一手脉伏为单伏，双手脉伏为双伏；关前脉伏为阳伏，关后脉伏为阴伏"。

临证心得

丁甘仁诊治一中暑患者，表现为忽然跌仆、不省人事、牙关紧闭、肢冷脉伏。此患者是由于暑遏热郁，痰浊内阻，心包被蒙，清阳失旷，气急

---

① 藩垣：藩篱和垣墙，泛指屏障。《诗经·大雅·板》云："价人维藩，大师维垣。"《毛转》云："藩，屏也，垣，墙也。"

② 燎然：明了。

③ 六合：指天地和东西南北四方，泛指天地或宇宙。

④ 阴晦：昏暗，阴暗。

闭塞，脉道不利所致，属热深厥亦深之中暑重证。予以清暑开窍、宣气涤痰之剂，症状好转，神志已清，牙关亦开，伏脉渐起，而转为身热头胀、口干不多饮、胸闷不能食、舌苔薄黄。暑热有外达之机，暑必夹湿，湿热蕴蒸，有转入阳明之象。拟清解宣化，以善其后。

左寸脉伏，属血郁，心气不足；左关脉伏，是肝之阴血瘀积在腹，胁下有寒气血冷；左尺脉伏，见于肾寒及精虚疝瘕；右寸脉伏，属肺气郁滞；右关脉伏，属寒邪凝滞中焦；右尺脉伏，提示肾寒，阳气即将消亡。伏数为热厥；伏迟为寒厥；沉伏闭郁，主霍乱、闭痛、积块等；伏而滑，主恶脓贯肌；微而伏，久病得之则死；伏涩脉主吐逆、心神损伤、心下热痛。

动　脉_阳

体象　动无头尾，其形如豆，厥厥^①动摇，必兼滑数。

动脉厥厥动摇，急数有力，两头俯下，中间突起，极与短脉相类。但短脉为阴，不数、不硬、不滑也；动脉为阳，且数、且硬、且滑也。

主病　动脉主痛，亦主于惊。左寸动者，惊悸可断。动在左关，惊及拘挛。左尺得动，亡精失血。右寸动者，自汗无疑。动在右关，心脾疼痛。右尺得动，龙火^②奋迅。

阴阳不和，气搏击则痛，气撺逆^③则惊。动居左寸，心主受侮，惊悸至矣。肝胆同居，肝主筋而胆主震定，动则皆病。人之根蒂在尺，动则阳不能卫，阴不能守，亡精失血，可立而待。肺家主气，动则外卫不密，汗因之泄。阴阳相搏，心脾不安，动乃痛作。右尺真阳潜伏之所，而亦见动象，则阳气不得蛰藏，必有非时奋迅之患。

按：关前为阳，关后为阴。故仲景云："阳动则汗出。"^④分明指左寸之

---

①　厥厥：形容脉搏一蹶一蹶地跳动、短而坚紧的样子。

②　龙火：即相火。

③　撺逆：指气机逆乱。

④　出自《伤寒论·平脉法第二》，其云："阴阳相搏名曰动。阳动则汗出，阴动则发热，形冷恶寒者，此三焦伤也。若脉数见于关上，上下无头尾如豆大，厥厥然动摇者，名曰动也。"

心，汗为心之液；右寸之肺，肺主皮毛而司腠理，故汗出也。又曰："阴动则发热。"分明指左尺见动，为肾水不足；右尺见动，谓相火虚炎，故发热也。因是而知旧说言动脉只见于关上者，非也。且《素问》曰："妇人手少阴心脉动甚者，为妊子也。"[1]然则手少阴明隶于左寸矣，而谓独见于关可乎？成无己曰："阴阳相搏而虚者动。故阳虚则阳动，阴虚则阴动。以关前为阳主汗出，关后为阴主发热。"[2]岂不精妥。而庞安常强为之说云："关前三分为阳，关后二分为阴，正当关位半阴半阳，故动随虚见。"是亦泥动脉只见于关之说也。伪诀云："寻之似有，举之还无。"是弱脉而非动脉矣。又曰："不离其处，不往不来，三关沉沉。"含糊谬妄无一字与动脉合义矣。詹氏曰："如钩如毛。"则混于浮大之脉，尤堪捧腹。王宇泰曰："阳生阴降，二者交通，上下往来于尺寸之内，方且冲和安静，焉睹所谓动者哉！惟夫阳欲降而阴逆之，阴欲升而阳逆之，两者相搏，不得上下，击鼓之势，陇然高起，而动脉之形着矣。"此言不啻与动脉写照。

🔲 点 评

动脉，滑数而短，动如豆跳，仅见于关部，表现为脉短如豆、滑数有力，是阴阳之气相搏的表现。若阴胜于阳，则寸脉动；若阳胜于阴，则尺脉动；若痰浊蕴热，阻滞于中焦，则关脉动。《濒湖脉学》云："动乃数脉见于关，上下无头尾，如豆大，厥厥动摇。"动脉无头无尾，如豆大，阳气浮越，根本动摇，浮取似滑似数，沉取则短暂不稳，似有摇晃。阳寸动则汗出，阴尺动则发热。惊则气乱，气血妄动，脉亦动，热入胃肠，热盛下利而阴上，成阴虚阳搏，阴虚不能濡润筋脉，热盛则脉动，故动脉主病为惊、为痛、为恐、为挛，为身体劳倦、虚损。

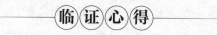

丁甘仁诊治一患者，表现为操烦谋虑，劳伤乎肝，肝无血养，虚气不归，脘痛喜按，惊悸少寐，脉动。仿《金匮要略》肝虚之病，补用酸，助

---

① 出自《素问·平人气象论篇》。
② 出自金代成无己的《注解伤寒论》。

用焦苦，益甘药调之，服之病缓。

动脉兼滑数者，多为痰浊蕴热互阻，治当清化痰浊；动脉兼滑，沉取有力者属痰浊蕴热，治当清化痰浊，沉取无力者多为痰浊蕴阻、气分虚弱，治当益气补心安神；动脉兼细弱，属正气过衰，治当补正；动脉兼细弦滑动脉数者，属阴虚血少，郁热上亢；动脉兼濡者，属妊娠气分不足，或气虚湿痰中阻；动脉兼虚，沉取弱而无力者，属中虚停痰或阳虚妊娠。

促　脉阳

体象　促为急促，数时一止；如趋而蹶[1]，进则必死。

促之为义，于急促之中，时见一歇止，为阳盛之象也。黎氏曰："如蹶之趋，徐疾不常。"深得其义。叔和云："促脉 来去数，时一止，复来。"亦颇明快。

主病　促因火亢，亦因物停。左寸促者，心火炎炎。促在左关，血滞为殃。左尺得促，遗滑堪忧。右寸促者，肺鸣咯咯[2]。促在右关，脾宫食滞。右尺得促，灼热为定。

按：人身之气血贯注于经脉之间者，刻刻流行，绵绵不息，凡一昼夜当五十营，不应数者，名曰狂生。其应于脉之至数者，如鼓应桴，罔或有忒也。脏气乖违，则稽留凝泣，阻其营运之机，因而歇止者，其止为轻；若真元衰惫，则阳弛阴涸，失其揆度[3]之常，因而歇止者，其止为重。然促脉之故，得于脏气乖违者十之六七，得于真元衰惫者十之二三。或因气滞，或因血凝，或因痰停，或因食壅，或外因六气，或内因七情，皆能阻遏其营运之机，故虽当往来急数之时，忽见一止耳。如止数渐稀，则为病瘥[4]；止数渐增，则为病剧。所见诸症，不出血凝气滞，更当与他脉相参耳。促脉随病呈形，伪诀但言"并居寸口"，已非促脉之义；且不言时止，

---

① 蹶：跌倒，《淮南子·精神》曰"形劳而不休则蹶"。此处意指中间有不规则歇止。

② 咯咯：象声词，形容肺气喘粗上逆的样子。

③ 揆度：估量、揣测。

④ 瘥（chài）：瘥，愈也；病瘥指疾病初愈。

犹为瞆瞆① 矣。

◎ 点 评

　　促脉，是指脉来急数而又有不规则的歇止。《脉经》云："促脉，来去数，时一止复来。"《濒湖脉学》曰："促脉数而时一止，此为阳极欲亡阴。"多因阳邪亢盛，热迫血行，心气亢奋，故脉来急数；热灼阴津则津血衰少，心气受损，脉气不相接续，故脉有歇止。《脉经》曰："脉来数，时一止复来者，曰促。阳独盛而阴不能相和也。或怒气逆上，亦令脉促。为气粗，为狂闷，为瘀血发狂。又为气，为血，为饮，为食，为痰。"促脉可见于邪实，亦可见于正虚，但以阳盛邪实居多。脉促有力者属气滞或血、痰、饮、食等有形之物，阻碍经络，气血不畅；脉促无力者为心气不足，心阳衰竭所致。关于促脉预后，《濒湖脉学》云："进必无生退可生。"歇止少为病轻，歇止多则病重，可为临床提供参考。

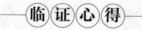

　　患者，男，青年。每次饱餐后就出现心慌、胸闷，反复发作5年。刻晴症见饭后嗳气频频、泛酸恶心、心悸、胸闷，常在进食干饭及饮酒后加重，饭后被迫端坐。心电图检查示频发房性期前收缩。经西药治疗无效。患者形体消瘦、神疲乏力、大便不畅，夹有不消化食物，且有酸臭气，舌淡，苔黄腻，脉促，结合四诊及舌脉，辨证为饮食积滞。因食积不化，有形实邪阻抑心气，使脉气不畅，故见脉促。以保和丸消食化积，3剂而愈。

　　热盛火炎，怒气逆乱，致发狂、喘促、斑毒等，均可见促脉。"热者寒之"，热盛之疾治当寒凉，故浮而促可辛凉解表，促而洪可清泄阳明热毒。痰饮积邪，阻滞经脉，常见促脉，方用滚痰丸泻火逐痰。心气衰惫，症见心悸、气短、乏力，治宜大补元气、养心益气，五味子汤主之。

----

　　① 瞆瞆：《中华古典诗词辞典》中指昏乱，糊涂。

结　脉阴

体象　结为凝结，缓时一止；徐行而怠，颇得其旨。

结而不散，迟滞中时见一止也。古人譬诸徐行而怠，偶羁一步，可为结脉传神。

主病　结属阴寒，亦由凝积。左寸结者，心寒疼痛。结在左关，疝瘕①必现。左尺得结，痿躄②之疴。右寸结者，肺虚气寒。结在右关，痰滞食停。右尺得结，阴寒为楚。

热则流行，寒则停凝，理势然也。夫阴寒之中，且夹凝结，喻如隆冬天气严肃，流水冰坚也。少火衰弱，中气虚寒，失其乾健之运，则血气痰食，互相纠缠，浮结者外有痛积，伏结者内有积聚③。故知结而有力者，方为积聚；结而无力者，是真气衰弱，违其运化之常，唯一味温补为正治。越人云："结甚则积甚，结微则气微。"是知又当以止歇之多寡，而断病之重轻也。

按：营运之机缄不利，则脉应之而成结。仲景云："累累如循长竿，曰阴结④。蔼蔼如车盖，曰阳结。"叔和云："如麻子动摇，旋引旋收，聚散不常为结。"则结之体状，有非浅人所领会也。夫是三者，虽同名为结，而义实有别。浮分得之为阳结，沉分得之为阴结。止数频多，三五不调，为不治之症。由斯测之，结之主症，未可以一端尽也。伪诀云："或来或去，聚而却还。"律以缓时一止之义，全无相涉。岂欲仿佛叔和旋引旋收之状，而词不达意乎？此着述之所以不可易易也。

---

① 疝瘕：病名，或因风热与湿相结而致小腹热痛，溺窍流白色黏液；或因风寒气结，腹皮隆起，腹痛牵引腰背。

② 痿躄（wěi bì）：指四肢肢体筋脉弛缓，软弱无力，因日久不能随意运动而致肌肉萎缩的一种病证。

③ 积聚：指腹内结块，或痛或胀的一种病证。

④ 阴结：一指病证名，即因胃肠阴寒凝结，或精血亏耗大肠干燥所致的便秘，《医学入门·燥结》云："不能食，脉弦微者，为阴结。"一指脉象名，《注解伤寒论·辨脉法第一》云："脉累累如循长竿者，名曰阴结也。"此处指脉象名。

🔲 点 评

　　结脉，是指脉来迟缓而有不规则歇止的脉象。《脉经》曰："结脉，往来缓，时一止复来。"李时诊曰："结属阴寒，亦由凝积。"阴盛而阳不和，气血阴阳不相接续，故可见脉缓慢而时一止。《濒湖脉学》云："结脉皆因气血凝，老痰结滞苦沉吟。内生积聚外痈肿，疝瘕为殃病属阴。"其形成原因为阴寒偏盛，脉气凝滞；气结、痰凝、血瘀等积滞不散，脉气阻滞，则脉结而有力；久病体虚，尤其是心气心阳虚衰，则脉结而无力。《濒湖脉学》曰："结脉缓而时一止，独阴偏盛欲亡阳。浮为气滞沉为积，汗下分明在主张。"在浮部见结脉，为浮结，主表证，是表部有寒邪阻滞的现象；在沉部见结脉，为沉结或伏结，主里证，是内有寒邪积聚一类的疾病。

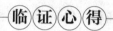

　　清代医家余景和有一医案：患者身体肥胖，自诉神疲肢倦、饮食减少，先服胃苓汤、平胃散后无效，后又以为是胸痹，进薤白、瓜蒌等药不效。患者二十余日未进食，四十余日未大便。脉见歇止，或三息一止，或四息一止，属于结脉。予附子理中合建中法汤三日后痊愈。

　　该病辨证为中焦虚寒、阴盛气结证。中焦阳气虚衰，营阴化生不足，加上服燥药淡渗之品太多，阴血耗伤，肠胃枯涩，以致大便内积，积滞不散，脉气阻滞，故见结脉，为有形实邪阻滞所致。另外，结脉与涩脉、代脉的脉象特点类似，均有迟缓、细小、有止歇的特点，该患者为结脉，止歇不规则，止无定数，间歇时间较长。临床中结脉常以相兼脉出现，如脉沉而结，多阴盛阳伤，以温中健胃散寒为治，理中汤主之；若脉结代，因气虚血弱所致，《伤寒论》曰："脉结代，心动悸、炙甘草汤主之。"

代　脉阴

体象　代为禅代①，止有常数；不能自还，良久复动。

代亦歇止之脉。但促、结之止，内有所碍，虽止而不全断，中有还意；代则止而不还，良久复止，如四时之禅代，不愆其期也。又促、结之止，止无常数；代脉之止，止有定期。

主病　代主脏衰，危恶之候。脾土败坏，吐利②为咎。中寒不食，腹疼难救。

止有定期者，盖脾主信③也。故《内经》以代脉一见，为脏气衰微，脾气脱绝之诊。

按：代脉之义，自各不同。如《素问·宣明五气篇》曰："脾脉代。"《灵枢·邪气脏腑病形》篇曰："黄者其脉代。"皆言脏气之常候，非谓代为止也。《素问·平人气象论》曰"长夏胃微软弱曰平，但代无胃曰死"者，盖言无胃气而死，亦非以代为止也。若脾王四季，而随时更代者，乃气候之代，即《宣明五气》等篇所云者是也。若脉平匀，而忽强忽弱者，乃形体之代，即《宣明五气》等篇所云者是也。脉无定候，更变不常，则均为之代，须因变察情。如云五十动而不一代者，是乃至数之代。大抵脉来一息五至，则肺、心、脾、肝、肾五脏之气皆足，故五十动而不一止，合大衍之数，谓之平脉。反此则止乃见焉。肾气不能至，则四十动一止；肝气不能至，则三十动一止；脾气不能至，则二十动一止；心气不能至，则十动一止；肺气不能至，则四五动一止。至当自远而近，以次而短，则由肾及肝，由肝及脾，由脾及心，由心及肺。故凡病将死者，必气促以喘，仅呼于胸中数寸之间。此时真阴绝于下，孤阳浮于上，气短已极，医者犹欲平

---

①　禅代：赵翼在其《廿二史札记禅》，把"曹魏代汉"称为"禅代"。禅代是指专制皇权下的易代更祚，其采用的是权臣逼宫、君位让贤的形式，使政权在易姓之间和平过渡，平稳交接。在这里有替代、交替之意。

②　吐利：吐，呕吐；利，下利，指腹泻。

③　脾主信：以仁、仪、礼、智、信五常配五脏，肝主仁，心主礼，脾主信，肺主义，肾主智。此处指脾的有节律性功能。

之散之，未有不随扑而灭者。戴同父云："三部九候，候必满五十动。"出自《难经》。而伪诀《五脏歌》中，皆以四十五动准，乖于经旨。又云："四十一止一脏绝，却后四年多命没。"荒疵尤甚。夫人岂有一脏既绝，尚活四年。叔和亦曰："脉来四十动而一止者，一脏无气，却后四岁春草生而死。"未知《灵枢·根结》篇但言动止之数，以诊五脏无气之候，何尝凿言死期耶？滑伯仁曰："无病而羸瘦、脉代者，危候也。有病而气血乍损，只为病脉。"此伯仁为暴病者言也。若久病而得代脉，冀其回春，万不得一矣。

伤寒心悸，有中气虚者，停饮者，汗下后者。中气虚则阳陷，阳受气于胸中，阳气陷则不能上充于胸中，故悸。停饮者，饮水多而停于心下也。水停心下，水气上凌，心不自安，故悸。汗后则里虚矣，况汗乃心液，心液耗则心虚，心虚故悸。诸悸者，未必皆脉代；若脉代者，正指汗后之悸，以汗为心液，脉为心之合耳。女胎十月而产，腑脏各输真气资以培养。若至期当养之经虚实不调，则胎孕为之不安，甚则下血而堕矣。当三月之时，心包络养胎。《灵枢·经脉》篇云："心包主脉。"若分气及胎，脉必虚代。在《灵枢·五脏生成》篇曰："心合脉。"盖心与心包，虽分二经，原属一脏故耳。代脉主病，但标脾脏虚衰，而不及他症，故附列焉。

点 评

代脉指脉来时有一止，止有定数，首见于《素问·脉要精微论》，其曰："数动一代者病在阳之脉也。"因脏气衰微，元气不足，以致脉气不相接续，故见代脉。脉代而应指有力者，多见于疼痛、惊恐、跌打损伤等，因气结、血瘀、痰凝等阻抑脉道，血行涩滞，脉气不能衔接而致。《诊家枢要》云："代若不因病而人羸瘦，其脉代止，是一脏无气，他脏代之，真危亡之兆也。若因病而气血骤损，以至元气不续，或风家痛家，脉见代止，只为病脉。"气血乍损不相接续而出现代脉，非必死之象，疼痛、惊恐、风证、痛证等出现代脉，亦是如此。"若不因病而人羸瘦"见代脉，表示一脏之气绝而他脏之气代动，此为死脉。代脉亦可见于常人，如妊娠初期，五脏精气聚于胞宫以养胎元，脉气一时不相接续，亦见代脉。

────────（临）（证）（心）（得）────────

代脉可分为危亡脉象、病理脉象及生理脉象，应结合患者整体状况及症状表现判断。明代李中梓有一医案：善化县黄桂岩，心疼夺食，脉动一止，良久不能自还。施笠泽云："五脏之气不至，法当旦夕死。"余曰："古人谓痛甚者脉多代。"周梅屋云："少得代脉者死，老得代者生。"今桂岩春秋高矣，而胸腹负痛，虽有代脉，不足虑也。果越两旬而桂岩起矣。

此医案因邪气阻遏脉道，血行涩滞，致脉气一时不相续接，非死证也。因此，临床见到代脉时，不可轻断危候，应参证分析，以免误判。注意鉴别结脉、代脉，二者均为脉搏动中有止、止而复来的脉象。但结脉歇止无规律性，歇止时间较短，有自行恢复的能力；代脉歇止有规律性，歇止时间较长，无自行恢复的能力。

疾 脉阳

体象 疾为疾急，数之至极；七至八至，脉流薄疾。

六至以上，脉有两称，或名曰疾，或名曰极。总是急速之形，数之甚者也。

主病 疾为阳极，阴气欲竭。脉号离经，虚魂将绝。渐进渐疾，旦夕殒灭。毋论寸尺，短期已决。

阴阳相等，脉至停均。若脉来过数而至于疾，有阳无阴，其何以生！是惟伤寒热极，方见此脉，非他疾所恒有也。若痨瘵①虚惫之人，亦或见之，则阴髓下竭，阳光上亢，可与之决短期矣。阴阳易病者，脉常七八至，号为离经，是已登鬼録者也。至夫孕妇将产，亦得离经之脉，此又非以七八至得名。如昨浮今沉，昨大今小，昨迟今数，昨滑今涩，但离于平素经常之脉，即名为离经矣。心肺诸证，总之真阴消竭之兆。譬如繁弦急管，乐作将终；烈焰腾空，薪传欲尽。夫一息四至，则一昼一夜约

──────────

① 痨瘵：肺结核病，俗称"肺痨"。《初刻拍案惊奇》云："（福僧）只在花街柳陌，逐日混帐。淘空了身子，害了痨瘵之病。"

一万三千五百息，通计之当五十周于身，而脉行八百一十丈，此人身经脉流行之常度也。若一息八至，则一日一夜周于一身者，当一百营，而脉遂行一千六百余丈矣，必至喘促声嘶，仅呼吸于胸中数寸之间，而不能达于根蒂，真阴极于下，孤阳亢于上，而气之短已极矣。夫人之生死由于气，气之聚散由乎血，凡残喘之尚延者，只凭此一线之气未绝耳。一息八至之候，则气已欲脱，而犹冀以草木①生之，何怪其不相及也。

▣ 点 评

脉来疾急，一息七至以上为疾脉。《诊家枢要》云："疾，盛也，快于数而疾。呼吸之间，脉七至。"因在阳极阴竭阶段，真阴下竭，阳热上亢，火热煎熬阴血，致血亏而脉行无力，加之血热迫脉气疾行，故出现脉象疾速的现象。李时珍谓疾脉为"阳极阴竭，元气欲脱"。疾脉多见于阳极阴竭，如《伤寒论·辨阳明病脉证并治》云："阳明病，谵语发潮热，脉滑而疾者，小承气汤主之。"临床上，疾脉多见于窦性心动过速、心房扑动、阵发性室性心动过速以及阵发性室上性心动过速发作等心律失常的疾病或久病气血亏虚的患者。

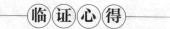

名老中医魏执真有一医案：患者症见心悸、乏力、气短、心烦少寐、手足心热、口燥咽干、大便干结，舌质红，可见舌有裂纹、苔少或光剥，脉疾。

此医案患者为七情所伤，加之饮食不节、久病等导致心气阴血亏虚，心血亏虚无力运行血液，致血行不畅，血脉瘀阻，日久化热，热致急，瘀致乱，故脉疾。治法当养阴益气，活血化瘀，凉血清热。疾脉可分为危亡脉象与病理脉象。临床上，若是脉疾而按之有力，为新病或阳亢于上、真阴垂危之象；若脉疾而虚弱无力，为久病气血亏虚、元气将脱之象。此外，疾脉常与虚、细、弦、滑等脉相兼，故临床见到疾脉时，不可轻断危候，应参证分析，以免误判。

---

① 草木：此处指草药、药物。

卷五 病证

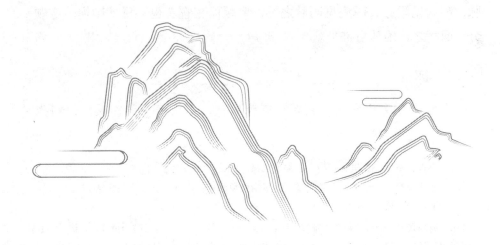

小序

病有不尽凭于脉者，然凭脉以断者，十居其九，乃取其宜忌者而标示焉，使不啻①影之随形②，以戒③世之侥幸于万一，遗师其咎④者也。

▣ 点 评

脉象是疾病的外在表现，如影随形，与疾病本质相呼应，脉诊是诊病辨证的重要依据，应用广泛。忽视脉诊而抱着侥幸心理诊病辨证，把医术不精归咎于师父是不可取的。

脉证总纲

脉之主病，有宜不宜⑤；阴阳顺逆⑥，吉凶可知。

有是病则有是脉，与病相宜则顺，不相宜则逆。逆之与顺，何从区别，是又在阴阳耳。如表病见表脉，里病见里脉，实病见实脉，虚病见虚脉，阳病见阳脉，阴病见阴脉之类，皆顺而相宜者也。反此则逆。逆顺一分，而病之吉凶从可推矣。

▣ 点 评

当脉象与疾病本质一致时，若为顺证，则疾病易治；反之，则为逆

---

① 不啻：不只，这里有相当于、类似之义。

② 影之随形：影子紧随形体出现，这里指脉象随病情出现，脉象反映病情。

③ 戒：通"诫"，有告诫之意。

④ 遗师其咎：把过错归咎于师父，出自《素问·征四失论》，其曰："坐持寸口，诊不中五脉，百病所起，始以自怨，遗师其咎。是故治不能循理，弃术于市，妄治时愈，愚心自得。"

⑤ 宜：适合，适应，此处指脉与病相呼应。

⑥ 阴阳：表现在外的脉象为阳，隐藏于内在疾病本质为阴。顺：脉象与病情本质一致。逆：脉象与病情本质相反或者不一致。

证，病属难治。脉象与疾病本质是否相符有助于推断疾病的预后吉凶。

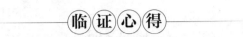

一般来说，有何病（证）即出现何脉，但亦有脉证不相应者。如真阴脱于下、孤阳浮于上者出现浮脉，虚损之证、气血双败者出现脉虚数，此可谓为脉证相应，为顺证，预后较好；阳盛之极，脉反伏匿，或阴盛之极，脉反躁疾，此可谓脉证相违，为逆证，病情凶险，预后不佳。

中风脉证

中风之脉，却喜①**浮迟；数大急疾，兼见难支**②**。**

中风之脉，各有所兼。盖新风挟旧邪，或外感，或内伤，其脉随之忽变。兼寒则脉浮紧，兼风则脉浮缓，兼热则脉浮数，兼痰则脉浮滑，兼气则脉沉涩，兼火则脉盛大，兼阳虚则脉微，亦大而空，兼阴虚则脉数，亦如细丝，阴阳俱虚③则微数或微细。虚滑为头中痛，缓迟为营卫衰。大抵阳浮而数，阴濡而弱，浮滑沉滑，微虚散数，皆为中风。风性空虚④，中之于表，虚浮迟缓，虽为正气不足，犹可补救。急大数疾，邪不受制，必死无疑。可见大数而犹未至急疾者，尚不可谓其必死也。

点　评

中风之病，根据兼有邪气不同脉象可出现多种变化。若脉见虚浮迟缓，虽为正气不足，但邪气在表，犹可补救，若见急大数疾者，为邪不受

---

① 喜：适于。

② 支：受得住，指患者对疾病的承受能力。

③ 俱虚：原本及壬寅本均脱，据上海科学技术出版社点校本补。

④ 风性空虚：风为虚邪，常乘表腠空虚犯人，故云风性空虚。见于《素问·上古天真论》曰："虚邪贼风，避之有时。"王冰注曰："邪乘虚入，是为虚邪，窍害中和，谓之贼风。"《素问·太阴阳明论》曰："故犯贼风虚邪者，阳受之。"陈修园《医学从众录》曰："风为虚邪，治风必先实窍。"陈修园在《金匮要略浅注》亦云："风为虚邪，自汗恶风，乃其的证。"

制，恐立见亡阴亡阳，病情凶险。

外感病脉证

　　伤寒热病，脉喜浮洪；沉微涩小，证反必凶。汗后脉静，身凉则安；汗后脉躁，热甚必难。阳证见阴①**，命必危殆**②**；阴证见阳**③**，虽困**④**无害。**

　　《素问·热论》曰："今夫热病者，皆伤寒之类也。"又曰："人之伤于寒也，则为病热，热虽甚不死。"观此则知伤寒虽是阴寒之邪袭人，正气与之抗拒，郁蒸成热，亦理势之必然者。抗拒在表故脉浮，郁蒸成热故脉洪。热病得此阳脉，知正气不陷缩而能鼓发，胜邪必矣，故喜焉。若沉微涩小，是皆阴类，证阳脉阴，表病见里，证与脉反，邪盛正衰，凶之兆也。至若汗后邪解正复，此时脉躁盛者亦应宁静，身体自然凉和。设脉仍躁而热加甚，是正气已衰，邪气更进，必难乎其为生矣。即《素问·评热论》⑤所谓"有病温者，汗出辄复热，而脉躁疾不为汗衰，狂言，不能食，病名阴阳交⑥"者。阳证见阴者，见阴脉也，即上文所云热病而得沉微涩小之类，言证与脉反，故亦危殆。阴证见阳者，见阳脉也，亦似与证相反，惟伤寒则不然。伤寒自表入里，从阳之阴，刻刻侵搏，层层渐入。今阴病得阳脉，是转寒凛而变温和，起深沉而出浮浅，死阴忽作生阳，病虽困笃，自当无害。故仲景云："阴病见阳脉者生，阳病见阴脉者死。"

▣ 点 评

　　伤寒热病，脉浮洪者，病在三阳；脉沉微涩小者，病在三阴。三阳发

---

　　① 阳证见阴：指阳证见到阴脉，即热病而得沉微涩小脉，脉证相反，是病情危重表现，即后文仲景所云："阳病见阴脉者死。"

　　② 殆：危险。

　　③ 阴证见阳：指阴证见到阳脉，是转寒凛而变温和，起深沉而出浮浅，死阴忽作生阳，病虽困笃，自当无害，即后文仲景所云："阴病见阳脉者生。"

　　④ 困：包围，此处指身患疾病。

　　⑤ 《素问·评热论》：根据今本《素问》当作《素问·评热病论》。

　　⑥ 阴阳交：按滑寿注："交合阴阳之气不分别也。"《素问·评热病论》曰："黄帝问曰：有病温者，汗出辄复热，而脉躁疾不为汗衰，狂言，不能食，病名为何？岐伯对曰：病名阴阳交，交者死也。"

热，正邪相争，气机闭郁，郁蒸成热；三阴发热，正气已衰，阴邪内盛，真阳外越。伤寒发热不为汗解，乃病邪入里，或化火，或伤阳；或兼夹湿浊邪气，虽汗出而气机未得疏利。

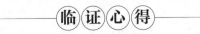

以阴阳交而论，热病的预后一般以邪正盛衰为依据，有汗出脉静而愈者；有汗出脉躁而病不衰者，这分别是精胜邪却和邪盛精衰所致。总之，阴证以阳气为主，阳回者生，阳绝者死。阴证以精气为主，精胜者生，精竭者死。这些辨证的要点，可作为临床的理论依据，有实用价值。

伤暑脉虚①，**弦细芤迟，若兼滑实，别证**② **当知。**

经曰："脉虚身热，得之伤暑③。"《甲乙经》曰："热伤气而不伤形，所以脉虚者是也。"若《难经·四十九难》曰："其脉浮大而散④。"殊有未然⑤。夫脉大而散，乃心之本脉，非病脉也。故仲景不言，但补其偏曰："弦细芤迟⑥。"芤即虚豁也。弦、细、迟即热伤气之应也。统而言之曰虚，分而言之曰弦、细、芤、迟，其不以浮大之脉混入虚脉之中，称为病暑之脉，虑何周耶⑦。若面垢身热，伤暑之证已见，而脉反滑实，将兼痰与食矣⑧。

---

①　脉虚：脉见虚豁，气津不充脉道也。北宋朱肱的《类证活人书》曰："脉盛身寒，得之伤寒。脉虚身热，得之伤暑。盖寒伤形而不伤气，所以脉盛。热伤气而不伤形，所以脉虚。"

②　别证：即滑实脉相对应的痰证或食积证。

③　脉虚身热，得之伤暑：《素问·刺志论》曰："气虚身热，得之伤暑。"《伤寒论·伤寒例第三》曰："脉虚身热，得之伤暑。"

④　脉浮大而散：《难经·第四十九难》曰："何谓五邪？然：有中风，有伤暑，有饮食劳倦，有伤寒，有中湿。此之谓五邪……何以知伤暑得之？然：当恶焦臭，何以言之？心主臭，自入为焦臭，入脾为香臭，入肝为臊臭，入肾为腐臭，入肺为腥臭。故知心病伤暑得之，当恶焦臭。其病身热而烦，心痛，其脉浮大而数。"

⑤　殊有未然：其实不然。

⑥　弦细芤迟：为热伤津气的虚弱脉象。《伤寒论·辨痉湿暍脉证第四》曰："太阳中暍者，发热恶寒，身重而疼痛，其脉弦细芤迟，小便已，洒洒然毛耸，手足逆冷，小有劳，身即热，口干，前板齿燥。"

⑦　虑何周耶：考虑多么周全。

⑧　面垢：面色秽垢，是痰浊、食浊上泛之象。

⊡ **点 评**

　　暑邪易耗气伤津，气津不充脉道，故脉见虚豁。若面垢身热，伤暑之证已见，而脉滑实不虚者，是暑邪夹痰、夹食，或兼夹湿浊之象。

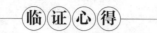

　　暑为夏月炎暑，盛夏之火气，具有酷热之性，火热属阳，故暑属阳邪。暑邪伤人多表现出一系列阳热症状，如高热、心烦、面赤、烦躁、脉象洪大等，称为伤暑。仲景治疗太阳中暍（《说文解字》曰："暍，伤暑也。"）用白虎加人参汤，重在热与气津。临床常用白虎汤或白虎加人参汤治疗。暑为阳邪，阳性升发，故暑邪侵犯人体，多直入气分，汗多伤津，津液亏损，则可出现口渴喜饮，唇干舌燥，尿赤短少等。王孟英的《温热经纬》用清暑益气汤（西洋参、石斛、麦冬、黄连、竹叶、荷梗、知母、甘草、粳米、西瓜翠衣），重在气与津。李东垣的《脾胃论》中有清暑益气汤方（黄芪、苍术、升麻、人参、泽泻、炒曲、橘皮、白术、麦门冬、当归身、炙甘草、青皮、黄柏、葛根、五味子），重在气与湿、痰、食。

内伤杂病脉证

劳倦内伤，脾脉虚弱；汗出脉躁，死证可察①。

　　动而生阳②，身固不宜太逸。东垣论升阳益胃汤方后云："小役③形体，使胃气与药得以转运升发。"此即动而生阳之义也。若烦扰而过于劳，则肢体转旋，四肢举动，阳气张乱，无往④非脾气之伤，故脾脉虚弱为顺也。如汗出而脉反躁疾，则为逆矣，安得不死。

---

　　① 脉躁：脉象变得比原来急数躁动。一般表示邪气内传，病情向坏的方向发展。察：知晓，看得出。

　　② 动而生阳：运动能促进阳气升发。

　　③ 役：差遣，这里指使用、运动。

　　④ 无往：无论，常与"不"、"非"连用，表示肯定。

点 评

脾主四肢肌肉，肢体需要运动，不宜太过安逸。运动能促进阳气升发，但又不可劳累过度，否则损伤脾气。伤脾后若脉弱则为顺，若脾虚脉反躁疾则为逆，预后不佳。

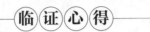

李东垣的《内外伤辨惑论》曰："脾胃虚则怠惰嗜卧，四肢不收，时值秋燥令行，湿热少退，体重节痛，口干舌干，饮食无味，大便不调，小便频数，不欲食，食不消；兼见肺病，洒淅恶寒，惨惨不乐，面色恶而不和，乃阳气不伸故也。当升阳益气，名之曰升阳益胃汤。"劳倦内伤，脾胃气虚，清阳不升，湿郁生热，脾脉虚弱，宜用升阳益胃汤，药用黄芪、半夏、人参、炙甘草、独活、防风、白芍药、羌活、橘皮、茯苓、柴胡、泽泻、白术、黄连。方中重用黄芪，并配伍人参、白术、甘草补气养胃；柴胡、防风、羌活、独活升举清阳，祛风除湿；半夏、陈皮、茯苓、泽泻、黄连除湿清热；白芍养血和营。这组方药在升清降浊的同时清热利湿，主要针对肺脾气虚、湿热内滞、中焦升降失司而设。

疟脉自①弦，弦数者热，弦迟者寒，代散者绝②。

《素问·疟论》曰："夫痎疟③皆生于风。"故疟因风暑之邪，客于风木之府，木来乘土，脾失转输，不能运水谷之精微，遂多停痰留饮。弦应风木，又主痰饮，无痰不成疟，故曰"疟脉自弦"。数热、迟寒，自然之理。独见代散之脉，则正气虚脱，不续不敛之象，邪盛正衰，定主凶折④。

---

① 自：本来，此处指疟疾本来应见弦脉。

② 绝：尽，穷尽，此处指病情凶险难治。

③ 痎疟：疟疾的通称，亦指经年不愈的老疟。《素问·四气调神大论》曰："夏三月，此谓蕃秀……逆之则伤心，秋为痎疟"，张隐庵集注引马莳曰："痎疟者，疟之总称。"亦见于《医宗金鉴·杂病心法要诀·痎疟疟母》："痎疟经年久不愈，疟母成块结癖症。"

④ 凶折：短命、夭折，此处指病情危重难治。南朝宋《宋故散骑常侍护军将军临沣侯刘使君墓志》曰："年志始壮，奄焉凶折。"

▣ 点 评

本条指出"疟脉自弦"为后世临诊之要领，继则又从脉的弦迟或弦数，辨别疟疾的偏寒、偏热。《伤寒论》中根据寒热的多寡程度，提出了温疟、牝疟等不同证型。

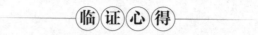

《肘后备急方》中治疗疟疾用青蒿，用法为"青蒿一握，以水二升渍，绞取汁，尽服之"。《伤寒论》将疟疾进行分型，治疗温疟用白虎加桂枝汤，治疗牝疟用蜀漆散。若疟疾日久不愈，可以形成痞块，结于胁下，称为疟母，治疗方剂为鳖甲煎丸。

泄泻下痢，沉小滑弱；实大浮洪，发热则恶[①]。

泄痢见于下部，无论因之内外，总属伤阴耗里之虚证，沉小滑弱，乃为相宜。若实大浮洪则恶矣。实大与虚反，浮洪与里反，邪盛正衰，不言可喻。再加发热，则阴气弥伤，而里气弥耗[②]，不至躁亡不已[③]。

▣ 点 评

泄泻下痢之病若见沉脉、小脉、滑脉、弱脉等虚证、里证脉象，为脉证相符，为顺证；若见实脉、大脉、浮脉、洪脉等实证、表证脉象，为脉证不符，为逆证，病情凶险。

呕吐反胃[④]，**浮滑者昌**[⑤]；**弦数紧涩，结肠**[⑥]**者亡**。

呕吐反胃，上焦之病也。浮为虚，滑为痰，是其正象，可以受补，故

---

① 恶：指病情向坏的方向转化。

② 里气弥耗：是阴气弥伤的重复和强调。

③ 不至躁亡不已：直到阴液耗伤，虚热躁扰，甚至死亡。

④ 胃反：胃中虚冷，朝食暮吐之病证。

⑤ 昌：善，好的，正当。

⑥ 结肠：指吐亡津液，遂致燥屎内结于肠，非解剖学所指的"结肠"。

曰昌也。脉弦者，虚也。木来乘土，胃气无余，土将夺矣。数则为热，热当消谷，而反吐谷，乃知数为虚数，虚则不运，数则气促，呕吐不止，胃将渐败。《金匮要略》云："阳气微，膈气虚，脉乃数^①。"紧则为寒，无阳以运，故上出而呕吐。涩脉枯涩，吐亡津液之所致。水谷之海枯，遂致粪如羊尿^②，必死不治。

点　评

呕吐反胃之病若见脉浮滑，为脉证相符，浮为虚，滑为痰，为顺证。若见脉弦数紧涩，为脉证不符，脉弦提示胃气衰败，又被肝木相乘，病情笃重；脉数但未见消谷善饥，提示热为外感邪热，而非胃火亢盛；脉紧兼呕吐为脾胃阳虚，阴寒内盛，运化失职，胃气上逆；脉涩兼粪如羊屎为呕吐导致津液耗伤、肠道失润所致，均为逆证，病情凶险。

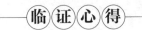

吴鞠通诊治一患者珠氏，25岁。已丑正月初十日，呕吐不食已久，六脉弦细而弱，予安胃丸即姜半夏、川椒炭、广皮、云苓、乌梅肉、生姜、甘澜水煮成三杯，分三次服用。因患者呕吐日久，脾胃虚弱，故吴鞠通采用温中理气，养阴安胃法。若因呕吐反胃，耗伤津液，肠道津亏，失于濡润，大便干结，状如羊屎，数日一行，宜用增液承气汤以增水行舟，润肠通便。

霍乱之候，脉代勿讶^③；厥逆^④迟微，是则可嗟。

---

① 阳气微……脉乃数：《金匮要略·呕吐哕下利病脉证治第十七》云："问曰：病患脉数，数为热，当消谷引食，而反吐者，何也？师曰：以发其汗，令阳气微，膈气虚，脉乃数。数为客热，不能消谷，胃中虚冷故也。脉弦者，虚也。胃气无余，朝食暮吐，变为胃反。寒在于上，医反下之，今脉反弦，故名曰虚。"亦见于《伤寒论·辨太阳病脉证并治中》："病患脉数，数为热，当消谷引食。而反吐者，此以发汗，令阳气微，膈气虚，脉乃数也。数为客热，不能消谷，以胃中虚冷，故吐也。"

② 羊尿：据文义当为"羊屎"。

③ 讶：惊讶，奇怪。

④ 厥逆：指真元渐绝而致的舌半卷囊缩，并非指亡阳暴脱之新病，突然昏倒、不省人事、四肢厥冷。

霍乱之证，挥霍撩乱，不能自持，因一时清浊混乱，卒吐暴下，临时不能接续，非死脉也。厥逆而舌卷囊缩，脉至迟微，阳衰阴盛，真元渐绝之象。暴脱者能渐生，而渐绝者又何能暴起哉！

🔲 点 评

舌卷囊缩，即舌体卷曲不能伸直、阴囊向上引缩不能垂降。《难经·第二十四难》云："足厥阴气绝，即筋缩引卵与舌卷。"若寒邪直中厥阴，下利清谷，四肢厥逆，口鼻气冷，舌卷囊缩而润泽，脉沉细迟微者，是阳衰阴盛，真元渐绝。又《医学心悟》卷二云："肝主周身之筋，热邪内灼，则津液枯，不能荣养于筋，故舌卷而囊缩，宜急下之。"此为厥阴肝经热盛伤津，可见舌卷囊缩，常伴有烦满消渴、唇焦口燥、舌面无津等表现。

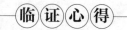

寒邪直中厥阴，阳衰阴盛，真元渐绝，舌卷囊缩而润泽，脉沉细迟微者，当以四逆汤或当归四逆汤回阳救逆，或以代灸涂脐膏贴关元穴。肝经热盛伤津，舌卷囊缩，兼见烦渴唇焦者，治宜急下存阴，可予承气汤类。

嗽脉多浮，浮濡易治；沉伏而紧，死期将至。

嗽乃肺疾，脉浮为宜。兼见濡者，病将退也。沉则邪已入里，紧则寒邪不散，均主病危。

喘息抬肩[①]，浮滑是顺；沉涩肢寒，皆为逆证。

喘证无非风与痰耳。浮为阳，为表，为风；滑为阳中之阴，而为痰，为食。若能散其邪，则机关[②]可利；推其物，则否[③]塞可通；故曰顺。脉沉为阴，为里，为下部；涩为阴，为虚，乃元气不能接续，岂能充四肢乎？是以喘息抬肩，而四肢又寒也。若更见散脉，则元真将随喘而散，死亡必矣，故曰逆。

---

① 抬肩：喘证发作时张口抬肩以助呼吸之状。

② 机关：见《素问·厥论》，张介宾注："筋骨要会之所也。"

③ 否（pǐ）：通"痞"，指上下不能交通。

点 评

　　喘证脉浮滑者为阳，脉沉涩者为阴。阳者风痰盛于上，肺道不利，正气不虚，只需宣肺解表或化痰、止咳平喘即可恢复肺之宣降，故病轻。阴者元气衰于下，肾水上泛，患者表现为喘息、张口抬肩、鼻翼扇动、四肢厥冷，若见散脉，为元气离散，为喘脱亡阳之象，属逆证。

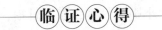

　　喘证脉浮者，多属外感六淫引起，见于表证或表里同病，当以疏风散寒、疏风散热、发汗解表为主。风寒束表证多用麻黄汤、三拗汤；风寒犯肺证多用荆防败毒散、金沸草散；风热犯表证多用银翘散；风热犯肺证多用桑菊饮；伤风表虚证多用桂枝汤；凉燥犯肺证多用杏苏散；温燥犯肺证多用桑杏汤。喘证脉浮者，多为痰浊壅盛，治当化痰止咳平喘，常用二陈汤、导痰汤。喘证脉沉涩，兼见肢寒，治宜补肺纳肾、扶正固脱，常用回阳急救汤、生脉饮加减。前者长于回阳救逆；后者重在益气养阴。常用人参、附子、甘草益气回阳，用山萸肉、五味子、麦冬固阴救脱，用龙骨、牡蛎敛汗固脱，用冬虫夏草、蛤蚧纳气归肾。如喘急面青、烦躁不安、汗出肢冷、舌淡紫、脉细者，另吞黑锡丹镇纳虚阳、温肾平喘固脱。阳虚甚、气息微弱、汗出肢冷、舌淡、脉沉细者，加肉桂、干姜回阳固脱；气息急促、心烦内热、汗出黏手、口干舌红、脉沉细数者，加生地黄、玉竹养阴救脱，人参改用西洋参。

　　火热之证，洪数为宜；微弱无神[①]，根本脱离[②]。

　　病热而有火证，火则脉应洪数。若得沉微之阴脉，是无火矣。无火而仍病热则知为无根之阳，虚见热象也。故主危殆。

---

　　① 无神：即无神之脉，指脉搏按之散乱，或有或无，或断或续，或来有力而去无力，或轻按有而重按无。

　　② 根本脱离：指虚阳浮越，亡阳之象，主病危。

点 评

阳病宜见阳脉，火热之证，当见洪数脉，若阳病见微弱无神之阴脉则提示病情凶险，是本元根气外露之象。

骨蒸发热，脉数为虚；热而涩小，必殒其躯[①]。

骨蒸者，肾水不足，壮火僭上[②]，虚、数二脉，是其本。然蒸热而见涩小之脉，涩则精血少，小则元气衰，真阴日损，邪火日增，所谓发热脉静[③]，不可救药耳。

点 评

骨蒸潮热多因肾阴不足、虚热内生所致，脉以细数为特点。若见脉涩小，则提示精血亏少，元气大虚，真阴耗伤，虚阳浮越，病情危重。

临 证 心 得

肾阴不足、虚热内生、骨蒸潮热、脉细数者，治宜滋阴补肾，用地黄丸类；若真阴耗伤、元气大虚、骨蒸潮热、脉涩小者，治宜回阳通脉，如通脉四逆汤等。

劳极诸虚，浮软微弱；土败双弦[④]**，火炎则数。**

劳极损伤，气血日耗，形体渐衰，所见之脉，随病呈象，如空虚之浮，不鼓之软，欲绝之微，无力之弱，虽云病脉，然与病犹相宜也。至若双弦乃知土败，急数定为火炎。盖弦为肝木，双弦则木太盛，久病之土，何堪其侮，故知其必败也。数已为热，急数则躁疾直强，略无半点和柔，

---

① 必殒其躯：殒，丧失（生命），死亡。蒸热日久，损伤真阴，邪火更甚，机体渐衰。

② 壮火：邪热。僭上：僭，超越职权，以下犯上。肾水不足，阴不制阳，相火虚亢上炎，故云僭上。

③ 发热脉静：骨蒸潮热而脉涩小无力。

④ 土败双弦：土指脾胃，败即虚弱、衰败，土败指脾胃虚弱；双弦指脉象太过弦硬，为肝木太旺之象。此句指脾胃衰败，木旺乘土。

邪火炎炎，真阴自绝，六至以上，便不可治。

点 评

劳极损伤，气血日耗，见脉象浮软微弱，为顺证；若见脉象弦硬强直，为肝木太旺，横逆犯胃，胃气衰败，中气脱陷之象，病情必定凶险；若见脉躁急强硬，提示真阴已绝。

——临证心得——

《金匮要略·血痹虚劳病脉证并治》中论述了虚劳的病因病机及治法。虚劳多因虚致损，积损成劳所致，有气虚、血虚等，治疗以补脾胃、建中气为主，从而达到平衡阴阳的目的。常用方剂有小建中汤、肾气丸、黄芪建中汤、薯蓣丸、酸枣仁汤等，临床须辨证论治。

失血诸证，脉必现芤；缓小可喜[①]，**数大堪忧**[②]。

芤有中空之象，失血者宜尔也。缓小脉顺为可喜。脉数而大，邪盛正衰，为火烁真阴，诚为可忧。

蓄血在中[③]，**牢大却**[④]**宜；沉涩而微，速愈者希**[⑤]。

血蓄于内，瘀凝不行，瘀凝则脉大，不行则脉牢，亦因病呈象也。逐之使去，巢穴一空，而致新不难矣。设脉沉小涩微，是病有余而脉反不足，病有物而脉若无物，既不能自行其血，又难施峻猛之剂，安望其速愈耶？

点 评

血液蓄积、瘀阻凝滞的病证，见牢脉大脉者，为脉证相符，用活血化瘀或破血逐瘀治法，则瘀去新生，病证可愈；若见脉沉微涩者，为元气不

---

① 可喜：指好的现象，即疾病向好的方向转化。
② 堪忧：指不好的现象，即疾病向坏的方向转化。
③ 中：内。
④ 却：表转折。
⑤ 希：通"稀"，少。

足，气虚血瘀，病证难愈，治之当重在补虚，气壮而血自行，不可破血而使劫夺太过。

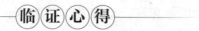

血瘀证见脉象牢大，常用活血化瘀或破血逐瘀之品，如桃仁、红花、三棱、莪术、乳香、没药、穿山甲、水蛭、虻虫等。血瘀证脉反沉涩无力者，常用人参、黄芪、党参、白术等药益气行血。

三消[①]之脉，浮大者生[②]，细微短涩，形脱堪惊[③]。
三消皆燥热太过，惟见浮大之脉为吉耳。若脉细小浮涩，则气血之虚衰枯槁，不言可知。再加身体瘦悴，是谓形脱，即戴人所云"燔木则为炭，燔金则为液，燔石则为灰，煎海水则为盐，鼎水形气两败"，岂直可惊已哉！

点 评

入水之物，无物不长；入火之物，无物不消。消渴日久，燥热耗竭，真阴干涸，气血枯竭，则形脱而脉细微短涩。

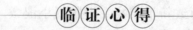

《金匮要略·消渴小便不利淋病脉证并治》论述了消渴的病因病机及治法，为后世治疗消渴病奠定了基础。消渴多因胃热、肾虚及肺胃津伤所致，可分为上消、中消、下消。白虎加人参汤主治上消、中消，肾气丸主治下消。燥热太过，耗伤阴液者，临床常用沙参、麦冬、天冬、玉竹、石斛、知母等养阴生津。西医学糖尿病多见于消渴，治疗常用益气养阴之品，如太子参、黄芪、黄精、鬼箭羽等。

---

① 三消：上中下三焦消渴。
② 生：吉，即好的现象。
③ 形脱：身体消瘦憔悴。堪惊：病情笃重，令人堪忧。

小便淋闭，鼻色必黄①；数大可疗，涩小知亡。

热乘②津液，则水道不利③。水道不利而有热，必郁蒸而外发黄色，见于鼻者，以鼻为肺窍耳④。数大为火象，火证见之，又何妨乎？若逢涩小，为精血败坏，死亡将亟⑤矣。

点　评

外感湿热之邪，湿热蒸腾，小便不利，脉数大为脉证相符；脉涩小为脉证不符，病情凶险。

临证心得

膀胱湿热，小便不利者，宜清热利湿，方选八正散加减，药用木通、瞿麦、萹蓄、车前子、滑石、栀子、大黄、甘草梢、灯心草。热淋热甚者，可加金银花、黄芩、柴胡、青蒿等；砂淋者，可加金钱草、海金沙、鸡内金等；血淋者，可加小蓟、白茅根等。肺主气，为水之上源，肺气闭阻，肃降失职，气化失司，可出现喘促胸满、小便不利、浮肿等症，治当宣发肺气，肺气得宣，小便得利，即提壶揭盖。用防风、苏叶、杏仁、枇杷叶宣通肺气，通调道，淋病可解。

癫乃重阴⑥，狂乃重阳⑦；浮洪吉象⑧，沉急凶殃⑨。

癫狂既分阴阳，而脉皆取浮洪者，盖浮洪者属阳，在阳狂者得之，固

---

①　鼻色必黄：《诊家正眼》云："鼻色黄者，小便难。独鼻尖青黄者，其人必为淋也。"

②　热乘：外感湿热之邪，湿热蒸腾。

③　水道不利：肺为水道的上源，若肺气闭阻，肃降失职，以致其他脏器气化失司，可见小便不利。

④　必郁蒸而外发黄色，见于鼻者，以鼻为肺窍耳：肺开窍于鼻，热邪郁蒸于肺，故见鼻色黄。

⑤　亟：急，危急。

⑥　重阴：两种属于阴的性质重合于同一事物上，指阴寒弥漫。

⑦　重阳：两种属于阳的性质重合于同一事物上，指阳热亢盛。

⑧　吉象：吉兆，好的现象。

⑨　凶殃：凶兆，病情危重。

与证相宜；即阴癫者得之，亦将从阴转阳，自里达表之象，故均为吉兆。若沉而急，沉则入阴迫里，急则强急不柔，是无胃气之脉也。不论狂癫，凶殃立至。

痫宜虚缓；沉小急实，或但弦急，必死不失。

痫本虚痰，脉来虚缓，自应然也。若沉小急实，或虚而弦急者，肝之真脏脉见矣，安望其生耶？

疝属肝病，脉必弦急。牢急者生，弱急者死。

疝为肝病，弦急，肝脉之常也。况弦敛急直，气不鼓畅者，咸① 主痛胀，疝则未有不痛不胀者，故弦急而牢，见积聚之有根，亦见原本之壮实。疝系阴寒之咎②，牢主里寒之脉，最为相合。若急则邪盛，弱则正衰，必有性命之忧矣。

▣ 点 评

《素问·长刺节论》云："病在少腹，腹痛不得大小便，病名曰疝，得之寒，刺少腹两股间。"提示疝系阴寒之咎。张子和的《儒门事亲》云："诸疝皆归肝经。"指出疝为肝病，后世医家多宗之。

胀满之脉，浮大洪实；细而沉微，岐黄无术。

胀满属有余之证，宜见有余之脉，浮大洪实是也。沉细而微，知元气已衰，证实脉虚③，无复他望矣。

▣ 点 评

胀满属于邪盛有余之象，若见脉浮大洪实，为顺证；若胀满见脉沉细而微，为元气已衰，气化不行，升降失司，是为胀满，万物之始皆气化，气化者，化生也，气化失者，生机已失。

---

① 咸：皆，都。

② 咎：本意是灾祸或罪过，此处指病痛。

③ 证实脉虚：证为实，脉为虚。

心腹之痛，其类有九[①]**；细迟速愈，浮大延久。**

心腹痛而脉见细迟，是气减舒徐，厥邪欲退，理应从吉。设或浮大，重则邪气方张[②]，里证而得表脉，大非所宜；轻亦为中虚之证，不能收捷得之效也。

点　评

心腹之痛属里证，若见脉细迟，为脉证相符；若见脉浮大，轻则为正气已虚，重则为邪气独盛，病情难愈。

头痛多弦，浮紧易治；如呈短涩，虽救何及[③]**。**

弦为阴脉，乃阳虚不能张大，或致外邪所乘。况头乃诸阳之府，而为邪束于外，使阳气遏郁，故脉多近弦。或浮或紧，不出风寒，初起者散之则愈。若短则阳脱于上，涩则阴衰于下，至于手足厥寒至节[④]者，与真心痛[⑤]无异，必死不治。

点　评

头痛脉短涩，甚者手足厥寒至节者，为真头痛，其症状为头痛剧烈难忍、连脑户尽痛、手足厥冷至肘膝关节以上。前人认为此由邪入脑户所致。脑为髓海，真气所聚，受邪则痛不可忍，为头痛之危重病症。

---

①　其类有九：《金匮要略》最早提出心痛有九，载有九痛处方，云能治九种心痛，但未详述是为哪九种。唐代孙思邈的《备急千金要方》首次指出九种心痛的病名，包括虫心痛、注心痛、风心痛、悸心痛、食心痛、饮心痛、热心痛、去来心痛九种。

②　张：放纵，无拘束，肆虐。

③　虽救何及：即使救治也难以获得疗效。

④　手足厥寒至节：头痛时手足逆冷直到肘膝关节。

⑤　真心痛：病名，心痛之极危重者。《灵枢·厥病》云："真心痛，手足青至节，心痛甚，旦发夕死，夕发旦死。"《医碥·心痛》云："真心痛，其证卒然大痛，咬牙噤口，气冷，汗出不休，面黑，手足青过节，冷如冰，旦发夕死，夕发旦死，不治。不忍坐视，用猪心煎取汤，入麻黄、肉桂、干姜、附子服之，以散其寒，或可死中求生。"其证心痛恰在心窝之中，伴手足冰冷，面目青红（见《辨证录·心痛门》）。寒邪犯心者，用人参一、二两，附子三钱急煎救之；火邪犯心者，用救真汤。亦可用苏合香丸、丹参注射液等。

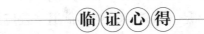

《灵枢·厥病》云："真头痛，头痛甚，脑心痛，手足寒至节。"脉短提示阳脱于上，脉涩提示阴衰于下，治当大剂回阳，急灸百会穴，当服黑锡丹与大剂参附汤。

腰痛沉弦，浮紧滑实；何者难疗，兼大者失。

足三阴从足入腹，脉来沉弦者，沉为在里，弦为主痛。然何以又兼浮象乎？乃沉弦者，中有泛泛欲上之势，因风厥阴所谓腰中如张弓弦者是也。故状其风邪虚浮之性，非言在表之浮也。紧则兼寒，滑为痰聚，实因闪挫，本乎外因，虽困无害。如房室过度，烦劳不节，以致精力耗竭，腰膂①空虚。夫腰者，肾之府，力出于膂，而腰者膂所系，其为痛也，转侧呻吟，屈申不得②，膝酸胻③冷，腰寒面黑，行则伛偻④，不能久立，此肾脏虚衰之极，无可收敛，反见空松，故按之豁然而大，自不作靖⑤，咎将谁执。壮盛者犹可挽回，中年已后⑥，最为难治。

点 评

腰痛之病若见脉沉弦或脉紧滑实等有力脉象，提示邪气充盛，正气充足，病情易治，预后较好；腰为肾之府，若脉空豁而宽大，为肾脏虚衰之极，病情难治，中年以后见之预后更差。

脚气有四，迟数浮濡；脉空痛甚，何可久持⑦。

脚气发于三阳者轻，发于三阴者重。以三阴属脏，经络居里，若非脏

---

① 膂（lǚ）：脊梁骨。

② 屈申不得：据文义当为"屈伸不得"。

③ 胻：小腿，从膝盖到踝骨的部分。

④ 伛偻（yǔ lǚ）：弯腰曲背。

⑤ 靖：安定，安宁。

⑥ 中年已后：据文义当为"中年以后"。

⑦ 何可久持：如何能够长久维持。

气大虚，邪不易及。陈无择谓风寒暑湿四邪，皆能成病①。则迟数浮濡，犹与证合。痛则日盛而脉乃空虚，邪盛正衰，比之伤寒身凉脉躁，势则相反，而咸非吉兆，总以病脉背驰耳。

▣ 点 评

脚气病因属风寒暑湿，相应的脉象有迟数浮濡。风邪盛则脉浮，寒邪盛则脉紧，湿邪盛则脉缓细而濡，暑热盛则脉洪数，这是脉证相应的表现。若脚气病疼痛加重而脉反空虚，提示邪盛正衰，脉证不符，预后不佳。

五脏为积②，六腑为聚③；实强可生，沉细难愈。

积也，聚也，皆实证也。实脉强盛，邪正相搏，一以征元本之壮实，从腑从阳，故曰可生。其脉沉细者，阴脉也，一以征邪气之深入，故曰难愈。

▣ 点 评

癥瘕积聚是指腹内积块，或胀或痛，积聚以中焦病变为多，癥瘕以下焦病变及妇科疾患为多。癥瘕积聚的发生，多因情志抑郁、饮食内伤等致使肝脾受损，脏腑失调，气机阻滞，瘀血内停，日久渐积而成。癥瘕积聚为实证，脉见实强为顺；若见脉沉细，提示邪气内陷，病情难治。

积是指腹中肿块固定不移，痛有定处的疾病，并且年深日久渐渐成积。明代张景岳说："盖积者，积垒之谓，由渐而成者也。"清代沈金鳌说："盖以积者，停蓄之总名。"

聚是指腹中肿块时有时无，或时大时小，病气聚则有，病气散则无，

---

① 南宋陈无择的《三因极一病证方论·叙脚气论》曰："夫中风寒暑湿与脚气，皆渐、顿、浅、深之不同。中风寒暑湿，得之顿而浅；脚气得之渐而深，以其随脏气虚实寒热发动，故得名。"《三因极一病证方论·脚气脉证》曰："脚气证状固多，但当以脉诊分其阴阳，使无差互。所谓脉浮为风，紧为寒，缓细为湿，洪数为热，见于诸阳病在外，宜发散之愈；沉而弦者亦为风，沉而紧者为寒，沉细为湿，沉数为热，见诸阴病在里，宜温利之愈。"

② 积：即癥，指有形的包块，固定不移，痛有定处，病在脏，属血分。

③ 聚：即瘕，指无形的包块，聚散无常，痛无定处，病在腑，属气分。

聚散无常，部位不定的疾病。《难经·五十五难》云："聚者，阳气也。其始发无根本，上下无所留止，其痛无常处。"

"积聚"作为病名，泛指一切腹中有块的疾病，但积属阴，聚属阳，积属脏，聚属腑，积属血分，聚属气分，积较难治，聚较易治，是知积聚又是同中有异的疾病，在施治时须分辨清楚。

中恶[①]腹胀，紧细乃生；浮大维何[②]，邪气已深。

人之正气，自内达表，自胸腹而达四肢者，其常也。卒中外邪，则正气不能达外，而反退缩于中，则气机敛实[③]，而紧细之脉象见矣，腹安得不胀？药力一助，正气必张[④]，邪气必散[⑤]，紧者仍舒，细者仍充，而本来之面目可还也，故知其生。若脉浮大，则正先散越，散越于外则里更虚，里更虚则邪必深入，而欲为之治，不亦难乎？

点 评

猝然感受外邪，邪气困遏，正气不能达外，退缩于里，气机敛束，故见脉紧细。此时，只需用药物驱散外邪，即可恢复健康。若见脉浮大，提示正气散越，正不敌邪，邪气乘虚深入，病情难治。

鬼祟[⑥]之脉，左右不齐[⑦]；乍[⑧]大乍小，乍数乍迟。

鬼祟犯人，左右二手脉象不一，忽大忽小，忽数忽迟，无一定之形也。

---

① 中恶：又称卒忤，指突然感受外邪。
② 维何：是什么（现象），"维"通"为"。
③ 敛实：收敛、充实。
④ 张：伸展，即解除邪气的困遏。
⑤ 散：驱散。仍：通"乃"
⑥ 鬼祟：鬼邪之物袭人。现指人的一种幻觉、妄念。
⑦ 齐：相同，一样。
⑧ 乍：忽然。

五疸[①]**实热，脉必洪数；过极而亢**[②]**，渴者为恶**[③]**。**

五疸实热，湿与热郁，外不得通，内不得泄，瘖[④]蒸成黄，故曰实热。脉来固应洪数，然洪数太过，则必发渴。黄为表蒸，渴为里热，表里亢热，阴何以堪？况疸为湿郁，而汗溺不通，渴则更加之饮，愈增其病矣。

🔲 点 评

五疸之说，最早见于《金匮要略·黄疸病脉证并治》，仲景将黄疸、谷疸、酒疸、女劳疸、黑疸称为五疸。仲景云："诸病黄家，但利其小便。"疸为湿邪，但泄其湿邪，当以通利小便、宣通气机为治。

临 证 心 得

现代医家将黄疸概括为阳黄和阴黄两类。阳黄由湿热蕴结所致，起病急，病程短，黄色鲜明如橘色，伴见口干发热、小便短赤、大便秘结、舌苔黄腻、脉弦数，多属热证、实证，临床常用茵陈蒿汤治疗，药用茵陈、栀子、大黄、虎杖等。阴黄由寒湿阻滞所致，起病缓，病程长，黄色晦暗如烟熏，伴见脘闷腹胀、畏寒神疲、口淡不渴、舌淡白、苔白腻、脉濡缓或沉迟，多属寒证、虚证，临床常用茵陈术附汤治疗。

患者刘某，男，12岁。因暑天入水捕鱼，上蒸下褥，即感寒热，继而出现身黄、目黄、溲黄。面色黄鲜明如橘色，胸腹热满，按之灼手，心烦，口渴不欲饮食，恶心，脘痞，便秘，舌边尖红，少津，舌苔黄腻，脉沉弦而数。肝功能异常。陈明等辨证为湿热交蒸之阳黄。因大便秘结、小溲黄为热结于里，涉及阳明胃肠之气分，尚未郁结在血分，乃用苦心寒之法，仿《温病条辨》"杏仁石膏汤"加味。处方：茵陈（先煎）30g，杏仁（后

---

① 五疸：黄疸分为黄疸、谷疸、酒疸、女劳疸、黑疸五种，最早见于《金匮要略·黄疸病脉证并治》。《备急千金要方》卷十记载五疸指黄疸、谷疸、酒疸、女劳疸、黄汗五种。《肘后备急方》卷四云："疸病有五种，谓黄疸、谷疸、酒疸、女疸、劳疸也。"《本草纲目》卷三云："黄疸有五，皆属热湿，有瘀热、脾虚、食积、瘀血、阴黄。"

② 亢：亢盛、太过。

③ 恶：坏的现象。

④ 瘖（yǐn）：窨，密闭，封闭。

下)12g，生石膏30g，炒栀子12g，黄柏10g，半夏5g，生姜汁10ml(另兑)，枳实10g，连翘12g，赤小豆15g。服药后，黄疸明显消退，寒热诸症均解。此方加减二十余剂，诸症悉愈。复查肝功能恢复正常。本案黄疸，其色鲜明如橘子色，伴身热、心烦、口渴、尿赤、舌质红、舌苔黄腻、脉弦数，属湿热郁蒸，而热大于湿，治疗当以宣通三焦湿热为法。杏仁石青汤为吴鞠通所创之方，乃杂合茵陈蒿汤、白虎汤、半夏泻心汤加减化裁而成，能宣上焦、宣肺清热；又开中焦和胃降逆；并达于下焦利湿清热。本方用治湿热黄疸而三焦不清者，服之即效。

水病之状[1]，理必兼沉；浮大出厄[2]，虚小可惊[3]。

水病有阴有阳，诸种不一，而沉则在在[4]皆兼，即气水、风水之在表而脉应浮者，亦必有沉沉欲下之势。盖沉下者，水之性也。此则专以状言。如指浮者，则以位言耳。水脉浮大，知水气渐散，灾厄将出之象。若脉虚小，则正衰邪存，诚可惊也。

点 评

张仲景在《金匮要略·水气病脉证并治》中将水气病分为风水、皮水、正水、石水四类。后世医家将其归为阴水与阳水两类。风水、皮水相当于阳水，发病急而病偏于上、偏于表。正水与石水相当于阴水，病程较长而病偏于下。张仲景云："诸有水者，腰以下肿，当利小便；腰以上肿，当发汗乃愈。"

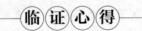

对于水肿病的治疗，张仲景提出发汗、利小便的治法，对指导临床实践有很大的价值。此外还有逐水法，适用于水肿重证，在正气还未大衰，

---

[1] 状：表现，这里指脉象。

[2] 出厄：即厄出，指灾厄、病邪将出。

[3] 惊：惊险，凶险。

[4] 在在：处处，到处，各方面。唐代武元衡的《春斋夜雨忆郭通微》云："桃源在在阻风尘，世事悠悠又遇春。"

用发汗、利小便等法无效时可采用此法。肺主气，为水之上源，在肺气闭阻、肃降失职、影响其他脏器的气化失司的情况下，可出现喘促胸满、小便不利、浮肿等症，治疗应先宣发肺气，肺气得宣，小便得利。朱丹溪创制提壶揭盖法，为"以升为降"之意，指用宣肺或升提的方法通利小便，常用于气虚升降失司、小便不通之证。药用人参、白术补益中气，升麻升提气机；服后再取吐，使气机通畅，小便得下。赵绍琴教授曾用苏叶、杏仁、枇杷叶各10g治疗尿闭多日患者，药后小便即通。清代名医张志聪曾治疗一患水肿而癃闭患者，其他医生大多使用八正散无效，而他以防风、苏叶、杏仁等分为剂，水煎后温服，令患者汗出，小便即通，水肿全消。

外科脉证

痈疽之脉，浮数为阳，迟则属阴，药宜酌量[①]。痈疽未溃，洪大为祥[②]；若其已溃，仍旧则殃[③]。

其脉浮数者，以血泣[④] 而气复从之，邪与正郁，郁则化热，故数也。在表、在阳，故浮也。正为邪搏，则宣畅外卫之力薄，故复恶寒。据脉证似与伤寒表证无异，但伤寒虽有痛，或在头，或在身体，或在骨节，未有痛止于一处者。今痛止一处而脉数，此处必化热为脓，正痈疽所发之处也。即《伤寒论·辨脉法》所谓"诸脉浮数，当发热而洒淅恶寒，若有痛处，饮食如常者，蓄积有脓"是也。如此者，乃为阳毒。若脉不数，身不热，所患之处不疼，是邪客阴分，不能鼓发，多致内陷；然必兼有烦懊呕逆、胸膈不安等证，否则不热不疼，脉又不数，是一不病人也，何得谓之阴疮而反重于阳证耶？方痈疽之未溃也，无论成脓与否，热邪郁蓄，外不疏通，脉之鼓涌洪大，是其宜也。至于已溃，则热泄邪解，而洪大之脉宜

---

① 酌量：酌情加量。

② 祥：吉兆，好现象。

③ 殃：凶兆，坏现象。

④ 血泣：即血受寒则凝结成块。泣通"沍"，闭塞之意。《灵枢·痈疽》曰："寒邪客于经络之中则血泣，血泣则不通。"

衰矣。溃而不衰，一派热邪，正从何复？诚为大可惧者与①。《素问·评热病论》所谓"病温者，汗出辄复热，而脉躁疾，不为汗衰，病名阴阳交"，尽而阳飞越，虽治无益。

点 评

痈疽之病，脉浮数者为阳证，邪正俱盛，易肿、易消、易脓、易溃、易敛；脉迟者为阴证，正气已虚，难肿、难消、难脓、难溃、难敛，病情较重，药量宜增。痈疽未溃，无论脓液成与否，邪正抗争剧烈，脉洪大者预后较好；若已溃破，邪有出路，脉象依然洪大者提示邪气留恋，预后不佳。

肺痈已成②，寸数而实；肺痿之形，数而无力。肺痈色白，脉宜短涩；浮大相逢，气损血失。肠痈实热，滑数可必③；沉细无根，其死可测④。

肺痈而寸口数实，知脓已成矣。肺叶焦痿，火乘金也，是以数而无力。肺痈几作⑤，则肺气虚损，白者西方本色，所谓一脏虚则一脏之本色见也，短涩者，秋金之素体；若逢浮大，是谓火来乘金，克我者为贼邪，血气败坏之证也。肠痈实也，沉细虚也，证实脉虚，死期将至矣。

点 评

此段论述了肺痈、肠痈的脉象特点。以寸口脉数而实判断肺痈是否成脓。对于肠痈，以脉滑数判断是否成脓。根据脉象判断是否成脓，对于外科疾病诊断具有非常实用的价值。

---

① 与：通"欤"，放在句末作语气助词。《助字辨略》曰："与，通欤"。
② 已成：即已成脓，指进入成脓期。
③ 可必：可以预料必然如此。
④ 测：测算，预测。
⑤ 肺痈几作：据文义当为"肺痈既作"，指肺痈已经形成，损伤肺气，见面色白、脉短涩等虚证症状。

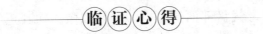

《金匮要略·肺痿肺痈咳嗽上气病脉证并治》中阐述了肺痈发生、发展的病理过程，即分为表证期、酿脓期、溃脓期，分别以宣肺解表、清肺化痰及祛痰排脓法治疗，常用方剂为银翘散、千金苇茎汤、桔梗汤。肠痈临床常用大黄牡丹汤治疗，药选大黄、牡丹皮、桃仁、冬瓜仁、芒硝等。

喉痹之脉，迟数为常；缠喉走马，微伏则难①。

十二经脉与经别多过于此，即不然亦在其前后左右，其脉多数，数则为热故耳。间迟脉者，乃是外邪袭经，经气不利，郁滞于所过之处，故亦为痹。脉来或迟，亦与病合。若肿痛麻痒之缠喉风②，须臾闭绝之走马疳，二者俱火中挟风，凶暴急烈，脉应浮大洪数，而反见微伏，是正衰邪盛，补泻罔从，不亦难乎？

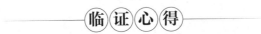

喉痹之病，以温盐水灌漱口内，或软鸡翎蘸盐水拂洗，略拭干，再以烧盐散、内金散、密陀僧散敷之。或用紫金散、秋霜散、二圣散、朱砂膏、牛黄膏、天竺黄散揩拭患处，一日三次。内服芦荟丸、玉露饮，用当归散合三棱散，水姜枣煎服，用芦荟消疳饮加减清热解毒祛腐。脾虚者，兼服人参茯苓粥。并以绿豆煎汤常服。外用药物有绿矾、白矾、胆矾、黄丹、轻粉、铅粉、密陀僧、砒霜、雄黄、龙脑、青黛、蟾酥、乳香、没药、麝香、地龙、龙骨、芦荟、天南星、蛇床子、龙胆草、黄柏等。

① 难：难治。

② 缠喉风：声音不能出，汤水不能入，痰涎壅塞胀闭，势如绳索绞喉，故名缠喉风，若不急治将窒息死亡，治之者必飞骑去救，不可稍缓，故又名走马喉风。走马疳：疳蚀之极也，乃五脏蒸热上攻，牙边肉肿烂，口内气臭，身微有潮热，吃食不得，齿缝出鲜血，常动摇似欲脱，肉烂自漏落。

中毒之候，尺寸数紧；细微必危，旦夕^①将殒。

数紧者，因毒气盘郁而搏击也。一见细微，知其正气已虚，毒邪深入，其能久乎？

金疮出血，脉多虚细，急实大数，垂亡休治。

受创血去已多，脉空自宜沉细，而反见急数，阴欲尽矣，治之何用？

点 评

数则为热，紧则为寒，寒热相搏，郁滞气血，酿生毒邪，故中毒见脉弦紧，为脉证相符；若脉转细微，提示正气已虚，邪气深入，正虚毒入，其病危矣。

金刃所伤导致大出血，脉道空虚，为脉证相符；若脉反急数，为失血亡阴、阴不敛阳、虚阳外越之象，其病危矣。

女科脉证

妇人之脉，以血为本；血旺易胎，气旺难孕。少阴^②动甚，谓之有子；尺脉滑利，妊娠可喜。滑疾不散，胎必三月；但疾不散，五月可别^③。左疾为男，右疾为女；女腹如箕^④，男腹如釜^⑤。

此言女人胎前之脉也。女为阴，阴主血，故女人以血为本，本足而成胎亦易；气旺则血反衰，是为本不足，未有理失常而能孕者也。少阴动甚者，心手少阴之脉动甚也。心主血，动甚则血旺，血旺易胎，故云有子，即《素问·平人气象论》所谓"妇人手少阴脉动甚者，妊子也"。心脏主血，故胎结，而动甚乃往来流利之义，非厥厥如豆之动也。尺脉者，左右肾脉也，肾为天一之水，主子宫以系胞，孕胎之根蒂也，滑利则不枯涩，而且

---

① 旦夕：早晚，比喻在很短的时间内。

② 少阴：神门，手少阴心经的穴位之一。

③ 别：辨别。

④ 箕：簸箕，一种用竹篾或柳条编成的运土器具，下大上小似锥形。

⑤ 釜：表示一种器物，口、底均为圆形，可视为现代所使用锅的前身。

有替替含物之象，故喜其妊娠，即《素问·阴阳别论》所谓"阴搏阳别[①]，谓之有子"。盖寸为阳，尺为阴，言尺阴之脉搏指而动，与寸阳之脉迥然分别也。即此滑利之脉，应指滑而不散，滑为血液疾，而不散乃血液敛结之象，是为有胎三月矣。若但疾而不散，是从虚渐实，从柔渐刚，血液坚凝，转为形体，故不滑耳，此妊娠五月之脉。

其疾左胜于右，是为男孕，以男属阳居左，胎气钟于阳，故左胜。右胜于左，是为女孕，以女属阴居右，胎气钟于阴，故右胜。胜者，甚不甚之谓，非左疾右不疾也。更视其腹如箕者为女胎，如釜者为男胎。盖男女之孕于胞中，女则面母腹，男则面母背，虽各肖父母之形，亦阴阳相抱之理。女面腹则足膝抵腹，下大上小故如箕；男面背则背脊抵腹，其形正圆故如釜。

按：男女之别，叔和《脉经》曰："左疾为男，右疾为女。"又曰："左手沉实为男，右手浮大为女。"又曰："尺脉左偏大为男，右偏大为女。"又曰："得太阴脉为男，得太阳脉为女。太阴脉沉，太阳脉浮[②]。"自后凡言妊脉者，总不出此。及滑伯仁则曰："左手尺脉洪大为男，右手沉实为女[③]。"近代徐东皋则曰："男女之别，须审阴阳。右脉盛，阴状多，俱主弄瓦；左尺盛，阳状多，俱主弄璋[④]。"备察诸义，固已详尽。然多彼此矛盾，难为凭据。若其不易之理，则在阴阳二字。以左右分阴阳，则左为阳，右为阴。以脉体分阴阳，则鼓搏沉实为阳，虚浮沉涩为女[⑤]。诸阳实者为男，诸阴虚者为女，乃为一定之论。更当察孕妇之强弱老少，及平日之偏左偏右，尺寸之素强素弱，斯足以尽其法耳。叔和云："遣妊娠南面行，还复呼之，左回首者是男，右回首者是女。"又云："看上圊[⑥]时，夫从后急呼之，左回首者是男，右回首者是女。"娄全善云：盖男受胎在左，则左

---

① 阴搏阳别：尺脉搏动（增强）与寸脉明显不同。

② 以上所引《脉经》四条均出《脉经·平妊娠分别男女将产诸证第一》。

③ 出自《诊家枢要·妇人脉法》。

④ 徐东皋：即徐春甫（公元 1520—1596 年），明代医学家，甫一作圃，字汝元（或作汝源），号思鹤，又号东皋，祁门（今属安徽人），编著有《古今医统大全》100 卷，《医门捷径》6 卷）。弄瓦：生女孩，瓦，指纺锤，织布工具，代表女孩。弄璋：生男孩，璋，指美玉，代表男孩。

⑤ 女：据上下文义，当为"阴"。

⑥ 圊（qīng）：厕所。

重，故回首时慎护重处而就左也，女胎在右则右重，故回首时慎护重处而就右也，推之于脉，其义亦然。亦犹经云："阴搏阳别，谓之有子。"言受胎处，脐腹之下，则血气护胎而盛于下，故阴之尺脉鼓搏有力，而于阳之寸脉殊别也。丹溪以左大顺男，右大顺女，为医人之左右手，以此诊男女之病，原不诊产妇，须知之。

□ 点 评

辨妊娠脉法，仅在寸口与尺脉中推究，概以滑疾为主。如《脉经》云："妊娠初时，寸微小，呼吸五至。"说明妊娠初期之脉既微小，并有滑疾之象。关于辨脉分男女，左疾为男，右疾为女；女腹如箕，男腹如釜等，有否实用价值，有待临床考证。

欲产之脉，散而离经。新产之脉，小缓为应；实大弦牢，其凶可明[1]。

此言产中之脉也，其脉与十月怀妊平常见者忽异。假如平日之脉原浮，临产则脉忽沉；平日之脉迟，临产则脉忽数；至如大小滑涩，临产皆忽然而异。盖十月胎气安定，一旦欲落，气血动荡，胞胎迸裂，自与经常离异，而脉亦非平昔之状貌矣。及其已产也，气血两虚，其脉宜缓滑。缓则舒徐，不因气夺而急促；滑则流利，不因血去而涩估[2]，均吉兆也。若脉实大弦牢，非产后气血俱虚者所宜，实为邪实，大为邪进，弦为阴敛而宣布不能，牢为坚着而瘀凝不解，是皆相逆之脉。设外有证，又岂能顺乎？

□ 点 评

此段论述了临产脉的特点及新产脉与预后的关系。即将临产，血散而离经，不再养胎，脉象相对平时亦有改变。已产后，气血两虚，脉应小而缓。如见实大弦牢，为相逆之脉也。

---

① 明：知道。

② 估：据壬寅本及文义当为"枯"。

儿科脉证

小儿之脉，全凭虎口；风气命关，三者细剖①。

虎口者，食指内侧连大指作虎口形，故曰虎口。此处肌皮嫩薄，文②色显明。即肺手太阴经脉之尽处，诸脉大位之地也，虽无五部之分，而有三关之别，指初节曰风关，二节曰气关，三节曰命关，男左女右侧看之。文色见风关者轻，再进则上气关为重，再进则直透命关为最重，甚则主死。由风邪而干正气，正气不能胜而迫及于命，渐进渐深之象也。

点 评

望小儿指纹诊法最初是为替代脉诊而产生，将《黄帝内经》中望鱼络诊法与《难经》中寸口脉诊法相结合，选取肺经支脉进行观察，推测脏腑气血盛衰变化。看小儿指纹，亦同脉法，以阴阳为纲。看浮沉以辨表里，淡滞以辨虚实，纹色以辨寒热，三关部位以辨轻重。

临证心得

正常小儿指纹是红黄隐隐，不出风关，不浮不沉，淡而不滞为特征。其内容具体包括为望长短、望颜色、望形态三部分，作为诊断主要指征。该法操作简单，适合于三岁以内小儿，可作为疾病观察指标，判断疾病预后、转归。

其色维何③？色赤为热，在脉则数；色白为寒，在脉则迟；色黄为积④，在脉则缓；色青黑痛，在脉沉弦。

---

① 剖：分析、解析。

② 文：通"纹"，即小儿指纹，或称小儿食指络脉。

③ 维何：为何，是什么（临床意义）。

④ 积：疳积。

三岁以下小儿，纯阳之体，形质小，脉之周行駃[1]而应指疾。故若大法则以七至为平，其太过为数为热，不及为迟为寒，此其大较[2]矣。然而脉至七八，来往速而数息难，恐医者一时不能得病之情状。在五脏之列于面，各有定部，如左腮属肝，右腮属肺，额上属心，鼻属脾，颏属肾是已。诸邪之见于三关，亦各有定色，如上所列。识本知源，错综体认[3]，存乎其人耳。

紫热伤寒，青则惊风，白为疳病，黄乃脾困，黑多赤痢，有紫相兼，口必加渴。虎口纹乱，气不调和，红黄隐隐，乃为常候，无病之色，最为可喜。至夫变态[4]，由乎[5]病甚，因而加变，黄盛作红，红盛作紫，紫盛作青，青盛作黑，黑而不杂，药又何及！

此以色合病也。

点 评

小儿指纹颜色标志疾病的性质及病情的轻重，其望颜色在中医五色主病理论的基础上，再发展加入白色、紫色指纹的临床意义，丰富、精确了诊断内容。并以色辨脏腑寒热虚实，调和红活为顺，深滞不畅为逆。对后世医家指导临床及判断疾病预后具有重要意义。

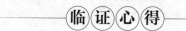

此两段论述了小儿指纹不同颜色的临床意义，后世医家根据五色主病的内容，在此基础上不断完善。具体表现为：白色主疳病，疳即疳积，多由脾胃失调导致形体干瘦、津液干枯的疾病。黄色主脾病、湿困，其一根

---

① 駃（kuài）：通"快"，迅疾。

② 大较：大致，大略。嵇康的《声无哀乐论》云："因事与名，物有其号，哭谓之哀，歌谓之乐，斯其大较也。"

③ 错综体认：体察辨识阴阳变化。错综，交错综合。《易·系辞上》云："参伍以变，错综其数。"孔颖达疏："错谓交错，综谓总聚，交错总聚，其阴阳之数也。"故本篇此处指阴阳变化。体认，体察认识。宋代张载的《张子语录·后录下》云："大抵心与性情，似一而二，似二而一，此处最当体认。"

④ 变态：变化。

⑤ 由乎：由于。

据五行理论黄色归属于脾，所以小儿指纹现黄色主脾病；其二，脾病多导致身目发黄，脾喜燥恶湿，当外感湿邪、困阻中阳使肝胆失于疏泄，胆汁外溢于肌肤，致身体发黄。青色主寒、惊风，小儿感受寒邪，由于寒气凝滞使脉络血行瘀阻，血行不畅气血凝滞就会出现青色。黑色主痛，恶候，根据五色主病理论黑色主寒、主痛，小儿感受寒邪导致脾虚中寒，脾失健运，寒湿滞留肠胃，发为痢疾。

三岁以上，便可凭脉。独以一指，按其三部；六至七至，乃为常则[①]。增则为热，减则为寒。脉来浮数，乳痫风热。虚濡惊风，紧实风痫[②]。弦紧腹痛，弦急气逆。牢实便秘，沉细为冷。乍大乍小，知为祟脉[③]。或沉或滑，皆由宿食。脉乱身热，汗出不食，食已即吐，必为变蒸[④]。浮则为风，伏结物聚，单[⑤]细疳劳。气促脉代，散乱无伦[⑥]，此所最忌，百难必一。

三岁以上，便可切脉断证。但小儿正属纯阳，阳盛必数，故以六七至为常也。小儿三部狭小，故以一指诊之。

点 评

本篇论述给三岁以上小儿切脉的方法及不同脉象的临床意义。首先指出六七至为小儿平脉，进而讨论了乳痫、惊风、风痫等疾病。其中提到的变蒸，历代医家议论不一，《诸病源候论》《备急千金要方》认为其是小儿生理发育的一种生理现象，而张景岳、陈复正等医家则认为是病态。根据临床实践，后世医家多赞同张景岳所言："凡属违和，则不因外感，必以内

---

① 常则：正常规则，正常现象。

② 风痫：病名，即小儿急惊风，多因肝经积热所致，症见颈项强直、目青、面红、抽搐。

③ 祟脉：亦名邪脉、鬼脉，因其病因与"鬼神"有关，带有封建迷信色彩，所以现已极少使用这个脉象名称。其脉象表现为"乍大乍小，或乍短乍长，或乍密乍疏，或乍沉乍浮，或乍有乍无，或错杂不伦，或促散"。《脉经·卷四·平杂病脉第二》曰："脉来乍大乍小、乍长乍短者，为祟。"

④ 变蒸：又名小儿蒸。婴儿在生长过程中，三十二天为变，六十四天为蒸，当此时间，有身热、脉乱、汗出等症，而身无大病。

⑤ 单：薄，弱，此处指脉弱。

⑥ 伦：常理，定数。

伤，初未闻有无因而病者，岂真变蒸之谓耶？"

所有死证，虽治无成；眼上赤脉，下贯瞳神[①]。
赤脉属心，瞳神属肾，乃心火胜肾水，水干则不生木，致肾肝皆绝也。

--- 点 评 ---

眼上赤脉，下贯瞳神，提示心火灼伤肝肾之阴，乃水火困绝之候。

囟门肿起，兼及作坑[②]。
颅囟者，精神之门户，关窍之橐龠，气实则合，气虚则开[③]。诸阳会于首，外生风邪而乘诸阳，所以肿起。风气乘于阳，阳极则散，散则绝，所以陷者死。

--- 点 评 ---

囟门肿而高凸，提示热入心包，热扰心神；囟门凹陷，提示热邪耗伤津液，津涸液脱。热胜则肿，热极则陷，两者皆为热候，乃心绝之候。

鼻干黑燥。
鼻者肺之窍，肺金燥则不能生肾水，故鼻干黑燥则死。

--- 点 评 ---

肺开窍于鼻，鼻干黑燥，提示火邪克金，肺阴亏虚；金水相生，肺金不能生肾水，乃肺绝之候。

肚大青筋。
土被木克，以致脾虚而欲绝，故腹胀现青筋者死。

---

① 眼上赤脉，下贯瞳神：白睛上的红色脉络，自上而下贯穿瞳孔。
② 作坑：谓囟门凹陷如坑。
③ 橐龠（tuó yuè）：古代用于鼓风吹火用的器具。

点 评

临床上鼓胀症见腹壁青筋暴露、腹大如鼓者，多属肝郁血瘀水停，肝气横逆犯脾，以致脾绝气不荣。

目多直视，睛不转睛。

戴眼①者，精不转②而返视，此是太阳已绝。

指甲青黑。

肝之合筋也，其荣爪也。爪甲乃肝之华，肝绝而不能荣，故色黑。

忽作鸦声。

人之言语出于肺，肺属金，扣③之则响。肺金既绝，故欲语而不成声，但如鸦鸟之哑哑而已。

虚舌出口。

舌者，心之苗。心气已绝，故舌纵而不收。

点 评

舌者，心之苗窍，神志不清，舌体松弛，伸出口外，即吐舌，为心绝之候。

啮齿咬人。

齿者，骨之余也。肾藏精而主骨。肾气已绝，齿多咬啮。心为阳，肾为阴，阴阳相离，安得不死。

点 评

齿为骨之余，肾在体合骨，肾虚骨齿失养，咬牙啮齿，为肾绝之候。

---

① 戴眼：目睛上视，不能转动。多因正气耗竭，藏精之气不能上荣于目，太阳经气衰竭所致。多见于小儿急惊风、厥阴风痰闭阻等病证。《素问·三部九候论》云："足太阳气绝者，其足不可屈伸，死必戴眼。"《素问·诊要经终论》云："太阳之脉，其终也戴眼……绝汗乃出，出则死矣。"

② 精不转：据上文"睛不转睛"当为睛不转。

③ 扣：叩。

鱼口气急，啼不作声。

鱼口，张而不合也，是谓脾绝。气急作喘，哭而无声，是谓肺绝。

回 点 评

脾开窍于口，若口张无力，不能及时闭合，状若鱼口，是脾气绝之候。若呼吸急促喘息，言语哭泣声音低微模糊，是肺气绝之候。

蛔虫既出，必是死形。

蛔虫生于胃，藉谷食以养。胃绝而谷食不食，虫乃出也。

按：《素问·通评虚实论》："帝曰：乳子而病热，脉悬小者，何如？岐伯曰："手足温则生，寒则死。"（此统言小儿之内外证也。病热脉悬小者，阳证阴脉，本为大禁。但小而缓者，阳之微也，其愈则易；小而急者，邪之甚也，为可虑耳。脉虽小而手足温者，以四肢为诸阳之本，阳犹在也，故生。若四肢寒冷，则邪胜其正，元阳去矣，故死。）帝曰："乳子中风热，喘鸣肩息者，脉何如？"岐伯曰："喘鸣肩息者，脉实大也。缓则生，急则死。"（此言小儿之外感也。风热中于阳分，为喘鸣肩息者，脉当实大。但大而缓，则胃气存，邪渐退，故生；实而急，则真脏见，病日进，故死。）

经文二节之义，可见古人之诊小儿者，未尝不重在脉，即虽初脱胞胎，亦自有脉可辨。何后世幼科，如《水镜诀》[1]及《全幼心鉴》[2]等书，别有察三关之说。及遍考《内经》并无其名，惟《灵枢·经脉篇》有察手鱼之色者，若乎近之，乃概言诊法，非独为小儿也。然则三关之说，特后世之别名耳。夫三关又为手阳明之浮络，原不足以候脏腑之气；且凡在小儿，无论病与不病，此脉皆紫白而兼乎青红，虽时有浓淡之异，而四色常不相离，何以辨其紫为风、红为寒、青为惊、白为疳，又何以辨其为

---

[1]《水镜诀》：唐代贞观年间医家王超，复州景陵（今湖北天门）人，精于针灸，治病多奇效。著有《仙人冰鉴图诀》一卷，又名《仙人水镜图诀》，简称《水镜诀》，书中提出小儿指纹脉络诊法。原书未见传世，部分内容为后世医书引述。

[2]《全幼心鉴》：共四卷，儿科专著，明代医家寇平撰，刊于1468年，对面部及指纹望诊做了较细致的描述。

雷惊、人惊、水惊、兽惊之的确乎？此说自正。但余见富贵之家，儿女娇弱，一见医者，动辄喊哭，若将握手诊视，势必推阻百端，宛转悲啼①，汗流浃背。父母姑息，惟恐因哭受伤，不觉从旁蹙额。况因近来止看虎口一法，相沿成俗，则病家反以诊脉为迂。总之幼科大者，曰痘、曰痧，杂证曰吐、泻、惊、疳之类，其发也，莫不先有昭然之形证可据，不须布指切脉，而用药未致悬殊，则虎口一说，原可借用，正不以古今为限也。因备录虎口之说，以通诊法旁门云耳。

脉证取舍

脉之指趣，吉凶先定；更有圆机，活泼自审，从证舍脉，从脉舍证；两者尽然，药无不应。

脉之合证，是其常也。又有不当热者，更不可不知，于伤寒尤为吃紧。如脉浮为表，治宜汗之，是其常也，而亦有宜下者焉。仲景云："若脉浮大，心下硬，有热，属脏者，攻之，不令发汗②"是也。脉沉为里，治宜下之，是其常也，而亦有宜汗者焉。"少阴病，始得之，反发热而脉沉者，麻黄附子细辛汤微汗之③"是也。脉促为阳，当用葛根芩连清之矣。若脉促厥冷为虚脱，非灸非温不可，此又非促为阳盛之脉也。脉迟为寒，当用干姜附子温之矣。若阳明脉迟，不恶寒，身体濈濈汗出，则用大承气④。此又非迟为阴寒之脉矣。四者皆从证不从脉也。世有切脉而不问证，其失可胜言哉！表证汗之，此其常也。仲景曰："病发热头痛，脉反沉，身体疼痛，当救其里，用四逆汤⑤。"此从脉之沉也。里证下之，此其常也。

---

① 宛转悲啼：婉转悲啼。宛，当为"婉"。

② 若脉浮大……不令发汗：《伤寒论·平脉法第一》云："寸口脉浮而大，有热，心下反鞕，属脏者攻之，不令发汗，属腑者不令溲数，溲数则大便鞕，汗多则热甚，脉迟者尚未可攻也。"

③ 少阴病……麻黄附子细辛汤微汗之：出自《伤寒论·辨少阴病脉证并治》。

④ 濈濈汗出：汗出连绵不断，为阳明病的标志性症状之一，多因胃肠热盛，邪热蒸迫汗液外泄所致。濈，水外流之意。

⑤ 病发热头痛……用四逆汤：出自《伤寒论·辨太阳病脉证并治中》。

"日晡发热者，属阳明，脉浮虚者，发汗，用桂枝汤[①]。"此从脉之浮也。结胸证具，当以大小陷胸下之矣。"脉浮大者，不可下，下之则死[②]。"是宜从脉而治其表也。身疼痛者，当以桂枝、麻黄解之矣。然"尺中迟者，不可汗，以营血不足故也[③]。"是宜从脉而调其营矣。此皆从脉不从证也。世有问证而忽脉者，得非仲景之罪人乎？

点 评

脉法之要，在于阴阳，在于不拘泥，此即是圆机，所谓活泼泼之心法。《素问·征四失论》中指出："诊病不问其始，忧患饮食之失节，起居之过度，或伤于毒，不先言此，卒持寸口，何病能中？妄言作名，为粗所穷。"所谓"上工欲令其全，非备四诊不可"，不管是从证舍脉，还是从脉舍证，全在四诊合参，拘执一端则谬。

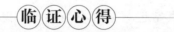

从证舍脉与从脉舍证的取舍，都应建立在四诊合参基础上。明代张景岳云："凡值疑似难明之处，必须用四诊之法，详问其病由，兼辨其声色，但于本末先后中，正名以攀，斯得其真。"他谆谆告诫后学必须详求望、闻、问、切四诊，临床实践中要掌握中医辨证思想，分清形体与局部、病因与症状、标与本、主与次、普遍性与特殊性、本质与现象等关系，从而辨别真象和假象就不困难了。

---

① 日晡发热者……用桂枝汤：《伤寒论·辨阳明病脉证并治》云："病患烦热，汗出则解；又如疟状，日晡所发热者，属阳明也。脉实者，宜下之；脉浮虚者，宜发汗。下之与大承气汤，发汗宜桂枝汤。"

② 脉浮大者，不可下，下之则死：《伤寒论·辨太阳病脉证并治下》云："结胸证，其脉浮大者，不可下，下之则死。"

③ 尺中迟者，不可汗，以营血不足故也：《伤寒论·辨太阳病脉证并治中》云："脉浮紧者，法当身疼痛，宜以汗解之；假令尺中迟者，不可发汗。何以知然？以荣气不足，血少故也。"

卷六 奇经真脏脉

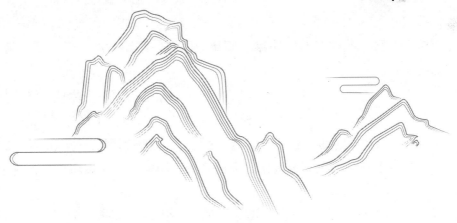

小序

奇经为十二经之总持①。故云："医不知此，罔探病机"，诚重之也，诚难之也。兹编洞若观火，学者能精求之，进乎技矣。倘曰："吾问病而发药，称良工焉，毋暇论脉，又何有于奇经？"则非予所知者。予知有其道而已。

奇经

别有奇经，常脉之外；无与配偶，所当细察。

奇经者，在十二经脉之外，无脏腑与之配偶，故曰奇。夫脏腑之脉，寸关尺有定位，浮中沉有定体，弦钩毛石有定形。此则另为一脉，形状固异，而隧道亦殊，病证不同，而诊治自别。

╔ **点 评** ╗

奇经在十二经脉之外，并无脏腑表里关系，应注意临床辨别。

奇经之数，共得其八。阴维、阳维、阴跷、阳跷、冲、任、督、带，诸脉所决。

时珍云："人身二十七气②，相随上下，如泉之流，不得休息，终而复始，其流溢之气，入于奇经，转相灌溉；而奇经八脉，阴维也，阳维也，阴跷也，阳跷也，冲也，任也，督也，带也，不拘制于十二经。正经之脉隆盛，则溢于奇经，故秦越人比之天雨降下，沟渠溢满，霶霈妄行，流于

---

① 总持：佛教梵语陀罗尼之义译，指佛教中的若干重要法门，总一切法和持一切义，此处借喻奇经八脉的重要性。

② 人身二十七气：出自李时珍的《奇经八脉考》。《灵枢·九针十二原》云："经脉十二，络脉十五，凡二十七气以上下，所出为井，所溜为荥，所注为腧，所行为经，所入为合，二十七气所行，皆在五腧也。"《难经二十七难》云："经有十二，络有十五，凡二十七气，相随上下。"

河泽①。医而知乎八脉，则十二经、十五络之大旨得矣。仙而知乎八脉，则虎龙升降②、玄牝③幽微之窍妙得矣。阴维起于诸阴之交，由内踝而上行于营分；阳维起于诸阳之会，由外踝而上行于卫分，所以为一身之纲维④也。阴跷起于跟中，循内踝上行于身之左右；阳跷起于跟中，循外踝上行于身之左右，所以使机关之跷捷⑤也。冲脉起于会阴，夹脐而行，直冲于上，为诸脉之冲要⑥，故曰十二经脉之海。任脉起于会阴，循腹而行于身之前，为阴脉之承任⑦，故曰阴脉之海。督脉起于会阴，循背而行于身之后，为阳脉之总督。带脉则横围于腰，状如束带，所以总约诸脉。是故阳维主一身之表，阴维主一身之里，以乾坤言也；阳跷主一身左右之阳，阴跷主一身左右之阴，以东西言也；督主身后之阳，任、冲主身前之阴，以南北言也；带脉横束诸脉，以六合⑧言也。"

点　评

　　人体有十二经脉和十五络脉，统称为二十七气。奇经八脉纵横交错，循行于十二经脉与十五脉络之间，当十二经脉和脏腑之气旺盛时，奇经能加以储蓄；当十二经脉生理功能需要时，奇经又能渗灌和供应。阴维脉

---

　　① 出自《难经·二十七难》，其曰："天雨降下，沟渠溢满，当此之时，霶霈妄行，圣人不能复图也。"霶霈（pāng pèi），同滂沛，表示大雨貌。《难经·二十八难》云："比于圣人图设沟渠，沟渠满溢，流于深湖，故圣人不能拘通也。而人脉隆盛，入于八脉，而不环周，故十二经亦不能拘之。"

　　② 虎龙升降：针刺手法名，见《针灸问对》，又称虎龙升腾。虎龙指左右捻转，升降指气行上下，《针灸大成》所载略有不同。

　　③ 玄牝：牝（pìn），雌性的鸟或兽。《说文解字》云："牝，畜母也。"与"牡"相对，泛指阴性事物，借喻生化之本源。《老子·第六章》云："谷神不死，是谓玄牝，玄牝之门，是谓天地根，绵绵若存，用之不勤。"《悟真直指》云："谷神之动静，即玄牝之门也。"

　　④ 纲维：总纲和四维，比喻法度，有纲领、维系、护持之意。出自司马迁的《报任少卿书》，其曰："不以此时引纲维、尽思虑。"

　　⑤ 跷捷：轻健机巧。

　　⑥ 冲要：重要的地理或交通位置。《后汉纪·灵帝纪下》云："今凉州，天下之冲要，国家之蕃卫也。"

　　⑦ 承任：承担、护持。

　　⑧ 六合：天地上下两极，东西南北四方，合称六合，泛指天下或宇宙。李白的《古风》云："秦王扫六合，虎视何雄哉。"

起于小腿内侧，沿腿骨内侧上行，至咽喉与任脉会合，阴维脉主一身之里。阳维脉起于足跗外侧，沿腿膝外侧上行，至颈后与督脉相会，阳维脉主一身之表。阴、阳维脉共同具有维系一身阴经与阳经的作用。阴跷脉起于足跟内侧，随足少阴经上行，至目内眦与阳跷脉会合。阳跷脉起于足跟外侧，伴足太阳经上行，至目内眦与阴跷脉会合。阴阳跷脉主肢体两侧的阴阳，调节下肢运动与寤寐。冲、任、督脉皆起于胞中，同出会阴，称为"一源三歧"。冲脉有"血海"之称，具有涵蓄十二经气血的作用。任脉行于腹胸正中，充养诸阴经，总调全身阴气和精血，为阴脉之海。督脉有总督之意，督脉行于腰背正中，上至头面，督领阳经，统摄全身阳气和真元，为阳脉之海。带脉起于胁下，绕腰间一周，起到约束纵行躯干部的诸条经脉。

尺外斜上，至寸阴维。尺内斜上，至寸阳维。胸胁刺痛，寒热眩仆。

从右手手少阳三焦斜至寸上手厥阴心包络之位，是阴维脉也；从左手足少阴肾经斜至寸上手太阳小肠之位，是阳维脉也。斜上者，不由正位而上，斜向大指，名为尺外，斜向小指，名为尺内。阴维为病，心痛、胸腹刺筑①者，以阴维维络一身之阴，阴主荣、主里，不能维阴，则阴无约束，而荣气②因之不和，故在里则心痛；又荣主血，血合心，故心痛也。其脉气所发，阴维之郄，名曰筑宾（足少阴，内踝上），与足太阴会于腹哀（足太阴，乳下），又与足太阴会于府舍（足太阴，少腹下）、期门③（足厥阴，乳下），与任脉会于天突（任脉，喉下）、廉泉。观此，则知本脉之维于胸腹诸阴，无一不到。其脉不荣，则不能维。在胸胁失所维，则动筑而刺痛矣。阳维络一身之阳，阳主卫、主气、主表，病则不能维阳，是阳无护持，而卫气亦因之不固，故在表则生寒热。其脉气所发，别于金门（在足太阳外踝下），以阳交为郄（足少阳，外踝上），与手足太阳及跷脉会于臑俞（手太阳，肩后），与手足少阳会于阳白（足少阳，眉上），上于本神及临泣（俱在足少阳，眉上），上至正营（足少阳，目窗上）及脑空（足少阳，

---

① 胸腹刺筑：胸腹与筑宾穴刺痛相引。

② 荣气：营气。

③ 又与足太阴会于府舍期门：据《圣济总录·阴维脉》足太阴后当有"厥阴"二字。

枕骨下），下至风池（足少阳，颞颥后），与督脉会于风府（督脉，风后发际①）、哑门（督脉，风府后）。观此，则知本脉之维于头目、手足、颈项、肩背诸阳，无一不到。其脉不荣，则不能维。在头目无维则眩，在颈项肩背无维则僵，在手足无维则仆矣。

⊡ **点 评**

　　本段阐发了阴维、阳维病证的特点。与《濒湖脉学奇经八脉诊法》中"阴维心痛，胸胁刺筑；阳维寒热，目弦僵仆"一致。

　　尺左右弹，阴跷可别，阳缓阴急。寸左右弹，阳跷可决，阴缓阳急。二跷同源，病亦互见。癫痫瘈疭，寒热恍惚。

　　《难经·二十八难》曰："阳跷脉起于跟中，阴跷亦起于跟中，而又同终于目。"《灵枢·脉度》曰："跷脉者，少阴之别，起于然骨之下，上内踝之上，直上循阴股，入阴，上循胸里，入缺盆，上出人迎之前，入頄②，属目内眦，合于太阳、阳跷而上行。气并相还，则为濡目（濡润荣养于目）。"又曰："男子数其阳，女子数其阴。当数者为经，不当数者为络。"观此，则知二跷之脉，虽以男女分阴阳，而实则迭为经络，是一本也，故其为病，亦不似他经逐经分属。本文以癫痫、瘈疭、寒热、恍惚，总系二经之下，以二经均可病此。证虽云四，而病机可分为八，阴阳缓急之义，自是显然。

　　夫人之身，背为阳，腹为阴；开为阳，阖为阴；外为阳，内为阴；热为阳，寒为阴。癫则目闭俯首，阳缓而阴急也；痫则目直僵仆，阴缓而阳急也。筋脉掣向里拘，阳缓而阴急也；筋脉纵从外弛，阴缓而阳急也。寒则气收敛，从里从阴，阳缓而阴急也；热则气散漫，从表从阳，阴缓而阳急也。《灵枢·谬刺论》③曰："邪客于足阳跷之脉，令人目痛，从内眦始。"且合太阳上行而并濡于目，病属目而从外，阳跷之病，阴缓而阳急也。恍者，胸中怔惚，若有所失。《灵枢·脉度》曰："跷脉者，少阴之别，起于

---

　　①　风后发际：当为项后发际。

　　②　頄（qiú）：颧骨。

　　③　《灵枢·谬刺论》：当为《素问·缪刺论》。

然骨之后，循阴股，入阴，上循胸里，入缺盆。"《二十八难》曰："阴跷脉者，亦起于跟中，循内踝上行，至咽喉，交贯冲脉。"病属胸腹而从内，阴跷之病，阳缓而阴急也。二脉一为经，一为络，病在经则经急络缓，病在络则经缓络急。总之皆可言经，皆可言络，但以男女分阴阳之所属，缓急证病邪之所在，则得其义矣。

回 点 评

阳跷脉循足外侧上行，发为病变，内踝以上经脉拘急，外踝以上经脉弛缓。内为阴，外为阳，故曰"阳缓阴急"。阴跷脉循足内侧上行，发为病变，外踝以上经脉拘急，内踝以上经脉弛缓，故曰"阴缓阳急"。

直上直下，尺寸俱牢，中央坚实，冲脉昭昭。胸中有寒，逆气里急，疝气攻心，支满溺失。

冲脉起于胞中，后行于背，前行于腹，上行于头，下行于足，以至溪谷肌肉，无处不到，诚十二经内外上下之要冲也，为经络之海，亦名血海。其浮而外者，亦循腹上行，会于咽喉，别而络唇口，强半与任脉同[1]。《素问·骨空论》曰："冲脉者，起于气冲[2]，并足少阴之经，夹脐上行，至胸中而散。"《难经·二十八难》则曰："起于气冲，并足阳明之经，夹脐上行，至胸中而散。"《痿论》亦曰："冲脉者，经脉之海，主渗灌溪谷，与阳明合于宗筋。"二论所并，虽有少阴、阳明之不同，要知自脐至胸，与阳明则并于前，与少阴则并于后也，故与阳明皆得称五脏六腑之海。脉来直上直下，弦长相似，尺寸俱牢，亦兼弦长。气不顺，血不和，则胸腹之气循经壅逆而里急矣。疝气攻心，正逆急也。支满者，胀也。溺失者，冲脉之邪干肾也。

按：督、任、冲三脉，直行上下，发源最中，故见于脉亦皆直上直下也。直上直下者，即三部俱长透之义。若直上下而浮，则气张扬，阳

---

[1] 强半与任脉同：即前文冲脉、任脉循行路线多半相同。《灵枢·五音五味》云："岐伯曰：冲脉、任脉皆起于胞中，上循背里，为经络之海，其浮而外者，循腹右上行，会于咽喉，别而络唇口。"

[2] 气冲：引文与今本《素问》略有出入。《素问·骨空论》云："冲脉者，起于气街，并少阴之经，夹脐上行，至胸中而散。"

象也，故属督。若直上下而紧，则势敛束，阴象也，故属任。若直上下而牢，则体坚实，有余之象也，故属冲。

🔲 点　评

　　冲脉是五脏六腑十二经脉之海，五脏六腑都禀受其气血的濡养。它和足少阴之络同起于肾下，出于足阳明经的气冲（气街）穴。《素问·骨空论》云："冲脉为病，逆气里急。"《难经·二十九难》云："冲之为病，逆气而里急。"《灵枢·五音五味》云："血气盛而充肤热肉；血独盛则澹渗（《针灸甲乙经》作渗灌）皮肤，生毫毛。今妇人之生，有余于气，不足于血，以其数脱血也。冲任之脉，不荣口唇，故须不生焉。"这说明冲脉与生殖关系密切，此外还主要表现为胸腹气逆而拘急、燥热、痕疝、喘动应手、痿证等。

　　脉为气血之先，脉象为气机升降出入的直接体现。冲脉弦直长透，气血充盈奔涌，有余之象也，故病多气机冲逆，既可逆上，亦可冲下。逆于上者，人所易知，冲于下者，乃冲气去荡，下干于肾，气机开而不合，不只溺失，凡遗、溺、经、带等津精不固之证，若见此脉象，皆可从此辨治，非徒虚一端。

　　寸口丸丸，紧细实长；男疝女瘕，任脉可详。

　　任脉总诸阴之位，其脉起于胞中，循腹里，为经络之海。其浮而外者，循腹里上行于咽喉，别而络唇口。《难经》亦云："起于中极之下，以上毛际，循腹里，上关元，至咽喉。"盖七疝①之发，多起于前阴少腹之间，任脉所经之地，即或属他经，未有不以任脉为原者。瘕乃女子之病，发亦在任脉界分。此云寸口者，统寸关尺三部言也。丸丸，动貌。紧细实长，寒邪盛而实也。男疝女瘕，则苦少腹绕脐下引阴中切痛等证。

――――――

　　① 七疝：七种疝病的合称。《素问·骨空论》云："任脉为病，男子内结七疝，女子带下瘕聚。"具体病名见《诸病源候论》《儒门事亲》《疡医大全》《医宗必读》等，但所载各有不同。另《外台秘要》载七疝丸方。

回 点 评

据《素问·骨空论》记载："任脉者，起于中极之下，以上毛际，循腹里，上关元，至咽喉，上颐，循面，入目。"任脉总任一身之阴经，调节阴经气血，为"阴脉之海"。女子二七而天癸至，任脉通，太冲脉盛，月事以时下，七七任脉虚，太冲脉衰，天癸竭，地道不通，故形坏而无子。因此任脉有调节月经、妊养胎儿的生理作用。任脉为病，男子多内结七疝，女子多带下瘕聚。

直上直下，尺寸俱浮，中央浮起，督脉可求。腰背僵痛，风痫为忧。

洁古云："督者，都也，为阳脉之都纲。其脉起于少腹以下骨中央，女子入系庭孔之端，络阴器，绕篡，绕臀，至少阴。其男子循茎下至篡，与女子等。其少腹直上者，贯脐中央，上贯心，入喉，上颐环唇，上系两目之下中央。其脉之别，名曰长强，夹脊上项，散上头，下当肩脊，抵腰中，入循膂，络肾。自目内眦上额，下循膂，络肾，皆合太阳而并行者也。与太阳、少阴合入股内，贯脊，属肾。与太阳起目内眦，上额交巅上，入络脑，还出别下项，循肩膊内，夹脊①左右，别走太阳，入贯臀。"《二十八难》亦曰："督脉者，起于下极之俞，并于脊里，之上至风府，入属于脑。"由是观之，则督亦与太阳合行者十九，故邪客则脊强，以其贯脊也。督与太阳皆主表，而督为诸阳之总，太阳为诸阳之长，又曰巨阳②。风邪从类伤阳，表必先受，故留则为癫痫疾也。癫痫时发时止，或筋脉牵引，或项背反张，虽云风伤督脉，亦太阳主筋故耳。脉来直上直下则弦长矣。尺寸俱浮，中央亦浮，则六部皆浮，又兼弦长，故其见证皆属风家。大抵冲脉主里，督脉主表也。

回 点 评

督脉督领六阳经，调节全身阳经经气，故称为"阳脉之海"。因督脉起于小腹，行后背正中，上风府，上巅，会手足阳明，入龈交，根据循行路

---

① 夹脊：据张志聪的《素问集注·骨空论》脾当作"髀"。

② 巨阳：《素问·热论》云："巨阳者，诸阳之属也，其连于风府，故为诸阳主气也。"

线，督脉常主治病候有腰背强痛、脊强反折、头痛、癫痫等。根据阳经的特点，督脉又能治疗神志病、热病、背颈病、头部病及相应内脏病证。

带脉周回，关左右弹，带下脐痛，精失不安。

带脉起于季胁，回身如带，在人腰间，故应于关。脏腑十二经络，皆过于此。或湿热下流，或风入胞宫，带脉不任，与邪俱陷，则赤白之证见。《素问·痿论》曰："带脉起于季胁章门，前则当脐上。"故或为脐痛①。《灵枢·经别篇》曰："肾足少阴当十四椎出属带脉②。"盖肾主藏精，带固腰膂，虚则一不能藏，一不能固，而精有自失者矣。

喻嘉言曰："人身有经脉络脉，直行曰经，旁支曰络。络者，兜络之义，即十二经之外城也。经凡十二，手之三阴三阳、足之三阴三阳是也。络乃有十五者，因十二经各有一别络，《难经》以阳跷、阴跷及脾之大络足成之。后世遂为定名，反遗《内经》，'胃之大络，名曰虚里，贯膈络肺'，吃紧一段③。人知之而不敢翻越人之案，遂曰宜增为十六络，是十二经有四大络矣。尝谓《难经》以二跷为络之名原误，当是胃之一大络，脾之一大络，共指奇经八者为一大络，配为十五络，始为确耳。如十二经既各有一络，共十二络矣。此外有胃之一大络，系胃下直贯膈肓，统络诸络脉于上。复有脾之一大络，系脾外横贯胁腹，统络诸络脉于中。复有奇经之一大络，系奇经环贯诸经之络于周身上下。总之，十二络以络其经，三大络以络其络也。何以知阳跷、阴跷之不当言络也？盖尝推奇经之义，督脉督诸阳而行于背，任脉任诸阴而行于前，不相络也。冲脉直冲于胸中，带脉横束于腰际，不相络也。阳维、阴维一起于诸阳之会，一起于诸阴之交，名虽曰维，乃是阳自维其阳，阴自维其阴，非交相维络也。至于阳跷、阴跷同起于足跟，一循外踝，一循内踝，并行而斗其捷，全无相络之意。设阳跷、阴跷可言二络，则阳维、阴维何不可言二络乎？推广之，而督、任、冲、带，何不可言八络乎？况《难经》有云：'奇经之脉，如沟渠满溢，流于深湖，故圣人不能图。'细推其意，乃则以奇经明等之一大络。不然，

---

①　今本《素问·痿论》无该条原文。相关论述见于《难经·二十八难》的"带脉者，起于季胁，回身一周"以及《奇经八脉考》的"带脉者，起于季胁，足厥阴之章门穴"。

②　《灵枢·经别》云："足少阴之正，至腘中，别走太阳而合，上至肾，当十四椎出属带脉。"

③　出自《素问·平人气象论》。

夫岂有大经如江如湖之水，而反拟之沟渠者哉？又云：'人脉隆盛，入于八脉而不环周，故十二经亦不能拘[①]'。此全是经盛入络，而其溢蓄者，止在于络，不能环溉诸经也。合两说而通会其意，奇经乃自共为一大络，更复何疑！若时珍以任、督二络为据者，恐亦未当。"

张紫阳[②]云："冲脉在风府穴下，督脉在脐后，任脉在脐前，带脉在腰，阴跷脉在尾闾前阴囊下，阳跷脉在尾闾后二节，阴维脉在顶前一寸三分，阳维脉在顶后一寸三分。凡人有此八脉，俱属阴神，闭而不开；惟神仙以阳气冲开，故能得道。八脉者，先天大道之根，一气之祖，采之惟在阴跷为先，此脉才动，诸脉皆通。阴跷一脉，散在丹经，其名颇多，曰天根，曰死户，曰复命关，曰生死根，有神主之，名曰桃康[③]，上通泥丸[④]，下彻涌泉。倘能知此，使真气聚散，皆从此关窍，则天门常开，地户永闭，尻脉周流于一身，和气自然上朝，阳长阴消，水中火发，雪里花开，身体轻健，容衰返壮，昏昏嘿嘿，如醉如痴。要知西南之乡[⑤]，在坤地尾闾之前，膀胱之后，小肠之下，灵龟之上，乃天地逐日所生，气根产铅之地也。医家不知有此。"

按：丹书论阳精、河车，皆以任、冲、督脉、命门、三焦为说，未有专指阴跷者，而紫阳《八脉经》所载经脉，稍与医家不同，然内景惟返观者能知[⑥]。或不谬也。

---

① 出自《难经·第二十八难》。

② 张紫阳：原名伯端，字平叔（公元 984—1082 年），北宋道士，天台（今属浙江）人，精三教典籍。著有《悟真篇》，宣扬内丹修炼及道教、禅宗、儒家"三教一理"思想。道教奉其为南宗五祖之首，称紫阳真人。

③ 桃康：道教修真术语，指下元神，出自《黄庭内景经·脾长》，其曰："男女徊九有桃康。"梁丘子注："桃康，下神名，主阴阳之事。"

④ 泥丸：道教修真术语，脑神的别名，道教以人体为小天地，各部分皆赋以神名，出自《黄庭内景经·至道》，其曰"称脑神精根，字泥丸。"梁丘子注："泥丸，脑之象也。"一说为上丹田异名，一说百会为泥丸。

⑤ 西南之乡：张紫阳的《悟真篇》曰："药在西南是本乡。"又曰："西南者坤方，乃阴极阳生之处。"《说卦》云："坤也者，地也，万物皆致养焉。"

⑥ 出自李时珍的《奇经八脉考》，其曰："内景隧道，唯返观者能照察之。"后世形成"内景返观"一词，意思是脏腑内景和经络隧道，只有通过某种修炼的人，才能内视（返观）体察认识到。

点　评

　　带脉起于季胁，经带脉、五枢、维道穴，横斜回行腰腹一周。带脉的主要生理功能是联系和约束纵行躯干的诸条经脉。临床上主要用来治疗腹满、腹腰拘急疼痛等病症。

　　脉有反关，动在臂后，别由列缺，移于外络，兄乘弟位。

　　反关者，非无脉也，谓寸口脉不应指，而反从尺傍过肺之列缺、大肠之阳溪，斜刺出于外络。其三部定位，九候浅深，俱与平常应见于寸口者无异。若兄固有之位，弟窃而乘之。以其不行于关上，故曰反关。在千万中仅见一二人，令人覆手诊之，方可见耳。一说男左女右，得之者贵，试之勿验也。

真脏脉

　　病脉既明，吉凶当别。常脉之外，又有真脉。真象若见，短期可决。

　　已上正文[①]之论脉，首先源派；次及流行；次则左右，男女定位；次则五脏，阴阳合时[②]。寒热则属之迟数，内外则别之浮沉，以至虚实异形，正邪各状，因脉知病，因病识脉。病则该于疮疡女幼，脉则穷于奇经反关，可谓明且详矣。然而诸脉之外，更有所谓真脉者，大关生死，故又审别于卷末焉。夫人禀五行而生，则五行原吾身之固有，外与天地通，内与谷神[③]合，得以默运潜行，而不显然彰露。设五脏之元真败绝，谷神不将[④]，则五行之死形各随脏而见矣。死亡之期，可计日而断。

---

　　① 已上正文：当为"以上正文"。

　　② 阴阳合时：参伍阴阳时令变化。

　　③ 谷神：即养生之神，生化之本源。《老子·第六章》曰："谷神不死，是谓玄牝，玄牝之门，是谓天地根，绵绵若存，用之不勤。"谷，山谷，意谓虚空，指由道质和道性构成的大道，因其状态类似虚无，因称其为谷，唯其虚空，乃蕴自然无尽之妙用，故名谷神，生生不灭，绵绵无绝，是谓谷神不死。

　　④ 谷神不将：生化之源败绝。

🔲 **点 评**

　　《素问·玉机真脏论》中有"真脏脉见，乃予之期日……诸真脏脉见者，皆死不治也"的记载，说明真脏脉是五脏真气败露的脉象。五脏病发展到严重阶段时，由于该脏精气衰竭、胃气将绝而各显现出特别的脉象，但均没有"胃、神、根"的脉气，尤其没有从容和缓之象。患者出现真脏脉常提示病邪深重，元气衰竭，胃气已败，治疗难度较大，死亡率较高。

　　下五条分论五脏真脏脉。《素问·玉机真脏论》曰："五脏者，皆禀气于胃，胃者，五脏之本也，脏气者，不能自至于手太阴，必因于胃气，乃至手太阴也。"故五脏平脉，以胃气为本，脏真之气内藏，因而含蓄内敛，隐藏不露，指下从容和缓。若胃气衰绝，脏真之气败露外泄，是为真脏脉，病趋危笃。《素问·平人气象论》曰："人绝水谷则死，脉无胃气亦死。所谓无胃气者，但得真脏脉，不得胃气也。"

　　心绝之脉，如操带钩，转豆躁疾，一日可忧。

　　《素问·平人气象论》曰："死心脉来，前曲后居①，如操带钩，曰心死。"前曲者，谓轻取则坚强而不柔；谓重取则牢实而不动②。如持革带之钩，全失冲和之气。但钩无胃，故曰心死。转豆者，即《素问·玉机真脏论》所谓"如循薏苡子累累然"，状其短实坚强，真脏脉也。又曰："心绝一日死③。"又曰："壬日笃，癸日死，死于亥子时，水能克火也④。"

---

　　① 前曲后居：参《类经·脉色类》《医宗金鉴》，均认为前曲指轻取坚强而不柔，后居指重取牢实而不动。

　　② 谓重取则牢实而不动：参《类经·脉色类》《医宗金鉴》以及按前句行文体例，"谓"前当有"后居者"三字。

　　③ 《素问·玉机真脏论》无此原文。相关条文见《脉经·诊五脏六腑气绝证候》的"病人心绝，一日死，何以知之？肩息回视，立死"。累累，指事物紧挨着，连续不断。

　　④ 《素问·玉机真脏论》无此原文。相关条文见《难经·第二十四难》的"手少阴气绝，则脉不通；脉不通，则血不流；血不流，则色泽去；故面色黑如黧，此血先死。壬日笃，癸日死"以及《脉经·热病五脏气绝死日证》的"热病，心主气绝，烦满骨痛，嗌肿，不可咽，欲咳不能咳，歌哭而笑，死。神与荣脉俱去，故心先死，壬日笃，癸日死"。

点　评

　　心的真脏脉坚硬而搏手，就像触摸到薏苡仁那样小而圆实，面部常呈黧黑色而没有光泽，毫毛枯焦，病情严重，死亡率较高。

　　十干以应日，一日之统十二时。甲阳乙阴，寅阳卯阴，曰木；丙阳丁阴，午阳巳阴，曰火；戊阳己阴，辰戌阳丑未阴，曰土；庚阳辛阴，申阴酉阴，曰金；壬阳癸阴，子阳亥阴，曰水。五行之中，心属丁火，壬为阳水，水来克火，幸一阳未灭，尚不至死。延至癸日，阴水正旺，阴乘阳亡，故危在壬日，死在癸日。以时辰计，一日之中，亥子水气主时，心火不任克伐，故死。其中死，指病情危重。胃气败绝，真脏脉出，一行之气独见寸口，结合五脏五行干支配属，评估转归预后，得天时之助则生，受天时之伐则笃，但不必拘于既定日数，旨在明乎阴阳消长，五行生克，天人相应之理。以下诸脏以此类推。

　　肝绝之脉，循刀责责，新张弓弦，死在八日。

　　《素问·玉机真脏论》曰："真肝脉至，中外急，如循刀刃。"《素问·平人气象论》"曰："脉来急益劲，如新张弓弦，曰肝死。"又曰："肝绝八日死①。"又曰："庚日笃，辛日死，死于申酉时，金能克木也②。"

点　评

　　肝的真脏脉弦硬劲急，又称偃刀脉，脉体的紧张度很高，切脉像触刀刃般绷紧，又像按在新开的弓弦上一样硬直，患者面部呈青白色而没有光泽，毫毛枯焦，病死率高。

---

　　① 《素问·平人气象论》无此原文。相关条文见《脉经·诊五脏六腑气绝证候》的"病人肝绝，八日死，何以知之？面青，但欲伏眠，目视而不见人，汗出如水不止"。

　　② 《素问·平人气象论》无此原文。相关条文见《难经·第二十四难》的"足厥阴气绝，即筋缩引卵与舌卷。厥阴者，肝脉也。肝者，筋之合也。筋者，聚于阴器而络于舌本，故脉不营，则筋缩急；即引卵与舌；故舌卷卵缩，此筋先死。庚日笃，辛日死"及《脉经·热病五脏气绝死日证》的"热病，肝气绝，僵仆，足不安地，呕血，恐惧，洒淅恶寒，血妄去，遗屎溺，死。魂与筋血俱去，故肝先死，庚日笃，辛日死"。

脾绝雀啄，又同屋漏，一似水流，又同杯覆。

《素问·玉机真脏论》曰："死脾脉来，锐坚如鸟之喙，如屋之漏，如水之流[1]。"谓歇歇而再至，如鸟喙之啄，状其硬也，或良久一至，有如屋漏，状其不能相接。至如水流杯覆，则精气已脱，往而不返，倾而不扶，其可生乎？又曰："脾绝，四日死[2]。"又曰："甲日笃，乙日死，死于寅卯时，木能克土也[3]。"

□ 点 评

脾的真脏脉软弱无力、快慢不匀，又称雀啄脉或屋漏脉，有如雀啄之状，或如屋漏残滴，良久一滴，患者面部常呈现出黄青色而没有光泽，毫毛枯焦，死亡率高。

肺绝维何？如风吹毛，毛羽中肤，三日而号。

《素问·平人气象论》曰："死肺脉来，如风吹毛，曰肺死。"《素问·玉机真脏论》曰："真肺脉至，如以毛羽中人肤。"皆状其散乱无绪，但毛而无胃气也。又曰："肺绝三日死[4]。"又曰："丙日笃，丁日死，死于午未时，火能克金也[5]。"

---

[1] 《素问·玉机真脏论》无此原文。相关条文见《素问·平人气象论》。

[2] 《素问·玉机真脏论》无此原文。相关条文见《脉经·诊五脏六腑气绝证候》的"病人脾绝，十二日死"。

[3] 《素问·玉机真脏论》无此原文。相关条文见《难经·第二十四难》的"足太阴气绝，则脉不营其口唇。口唇者，肌肉之本也。脉不营技则肌肉不滑泽；肌肉不滑泽，则人中满；人中满，则唇反；唇反，则肉先死。甲日笃，乙日死"及《脉经·热病五脏气绝死日证》的"热病，脾气绝，头痛，呕宿汁，不得食，呕逆吐血，水浆不得入，狂言谵语，腹大满，四肢不收，意不乐，死。脉与肉气俱去，故脾先死，甲日笃，乙日死"。

[4] 《素问·玉机真脏论》无此原文。相关条文见《脉经·诊五脏六腑气绝证候》的"病人肺绝，三日死，何以知之？口张，但气出而不还"。

[5] 《素问·玉机真脏论》无此原文。相关条文见《难经·第二十四难》的"手太阴气绝，即皮毛焦。太阴者，肺也，行气温于皮毛者也。气弗营，则皮毛焦；皮毛焦，则津液去；津液去，则皮节伤；皮节伤，则皮枯毛折；毛折者，则毛先死。丙日笃，丁日死"及《脉经·热病五脏气绝死日证》的"魄与皮毛俱去，故肺先死，丙日笃，丁日死"。

点　评

　　肺的真脏脉大而空虚，又称吹毛脉，像用毛羽拂拭人的皮肤一样轻虚，散乱无绪，毫无胃气，面部呈白赤色而没有光泽，毫毛枯焦，死亡率高。

肾绝伊何？发如夺索①，辟辟弹石②，四日而作。

　　《素问·平人气象论》曰："死肾脉来，发如夺索，辟辟如弹石，曰肾死。"索如相夺，其劲必甚；辟辟弹石，其坚必甚。又曰："肾绝四日死③。"又曰："戊日笃，己日死，死于辰戌丑未时，土能克水也④。"

点　评

　　肾的真脏脉搏手有力，又称解索脉或弹石脉，若用暴力牵引绳索则绳索紧张坚硬，或像用手弹击石头般的坚实，面部呈黑黄色而没有光泽，毫毛枯焦，死亡率高。

命脉将绝，鱼翔虾游；至如涌泉，莫可挽留。

　　浮时忽一沉，譬鱼翔之似有似无；沉时忽一浮，譬虾游之静中一跃；状类如泉之涌，浮数于肌肉之上，而乖违其就下之常；神已欲脱，何恃而能生乎⑤？统而论之，使其在心，则前曲后居，柔滑全无，如转豆躁疾。

---

　　① 夺索：用暴力牵引绳索使绳索劲急紧张，指脉劲急紧张。

　　② 辟辟：指脉象促而坚。

　　③ 《素问·平人气象论》无此原文。相关条文见《脉经·诊五脏六腑气绝证候》的"病人肾绝，四日死，何以知之？齿为暴枯，面为正黑，目中黄色，腰中欲折，白汗出如注流水"。

　　④ 《素问·平人气象论》无此原文。相关条文见《难经·第二十四难》的"足少阴气绝，则骨枯。少阴者，冬脉也，伏行而濡于骨髓。故骨髓不濡，即肉不着骨；骨肉不相亲，即肉濡而却；肉濡而却故齿长而枯，发无润泽；无润泽者，骨先死。戊日笃，己日死"及《脉经·热病五脏气绝死日证》的"热病，肾气绝，喘悸，吐逆，踵疽，尻痛，目视不明，骨痛，短气，喘满，汗出如珠，死。精与骨髓俱去，故肾先死，戊日笃，己日死"。

　　⑤ 指脉气虚浮，重按不得，沉取无根。

则所谓累累如连珠，如循琅玕①者无有也。使其在肝，则强劲弦急，按之切手，如循刀责责。则所谓软弱轻虚而滑，端直以长者无有也。使其在脾，则坚锐连属，如雀啄粒；许久一滴，二脉乍数乍疏，如屋之漏；去而不返，如水之流；止而不扬，如杯之覆。所谓和柔相离，如鸡践地者无有也。使其在肺，上则微茫，下则断绝，无根萧索。所谓厌厌聂聂，如落榆荚②者无有也。使其在肾，解散而去，欲藏无入，去如解索，弹搏而来，所藏尽出，来如弹石。则所谓喘喘累累如钩，按之而坚者无有也③。在命门右肾与左肾同，但内涵相火，故其绝也，忽尔静中一跃，如虾之游，如鱼之翔，火欲绝而忽焰之象也。在膀胱泛滥不收，至如涌泉，以其藏津液而为州都之官，故绝形如此。盖脉之和柔得体者，胃气与之俱耳。胃气若少，即已成病；何况于无，则生生之根本先绝，而五脏其能持久哉！再察色证以决之，理当不爽也。见真脏之脉，可决短期者是矣。而《素问·玉机真脏论》曰："急虚身半④卒至，五脏绝闭，脉道不通，气不往来，譬于堕溺，不可为期。其脉绝不来，若人一息五六至，其形肉不脱，真脏虽不见，犹死也。"乃知有急病，不必真脏脉见而望其死者，可拘于时日哉！

按：《难经·十五难》所载平脉、死脉，与本经互有异同。如以厌厌聂聂，如循榆叶为春平；如鸡举足为夏病；蔼蔼⑤如车盖，按之而益大曰秋平；按之萧索⑥，如风吹毛曰秋死；上大下兑⑦，濡滑如雀之啄⑧曰冬平；

---

① 琅玕（láng gān）：圆润如珠的美玉，形容脉象圆润。《书·禹贡》云："厥贡惟球、琳、琅玕。"孔传："琅玕，石而似玉。"孔颖达疏："琅玕，石而似珠者。"

② 厌厌聂聂，脉搏安静轻虚而浮；如落榆荚，像榆荚下落一样的轻浮和缓。《素问·平人气象论》曰："平肺脉来，厌厌聂聂，如落榆荚，曰肺平。"张隐庵集注："厌厌，安静貌。聂聂，轻小也。"《难经·十五难》曰："气来厌厌聂聂，如循榆叶，曰平。"王九思等集注引吕广曰："如春风吹榆叶，濡弱而调，故曰平脉也。"

③ 喘喘累累：脉来滑利连续不断。喘喘，急迫而连续不断，《素问·平人气象论》曰："病心脉来，喘喘连属，其中微曲，曰心病"；累累，指脉搏连续不断，《素问·平人气象论》曰："平心脉来，累累如连珠，如循琅玕，曰心平。"

④ 半：按今本《素问·玉机真脏论》当作"中"。

⑤ 蔼蔼：盛大的样子。

⑥ 萧索：衰败。

⑦ 上大下兑：上大下锐。

⑧ 雀之啄：根据前文"上大下兑，濡滑"的外形特点，当为"雀之喙"。

啄啄连属，其中微曲曰冬病；来如解索，去如弹石，曰冬死；此皆与本经之不同者也。至于如引葛①，如夺索，如鸟之喙，如鸟之距②，软弱招招③如揭长竿末梢，喘喘累累如钓④而坚之类，又皆不载。《难经》之义，原出本论，而异同若此，意者必有误与。

点　评

真脏脉常可分为无胃之脉、无神之脉、无根之脉。无胃脉象以无冲和之意、应指坚搏为特征，临床常提示邪盛正衰，胃气不能相从，心、肝、肾等脏气独现。无神脉象以脉律无序、脉形散乱为特征，主要由脾胃、肾阳气衰败所致，临床常提示神气涣散，生命即将告终。无根脉象以虚大无根或微弱为特征，临床常认为是三阴寒极、亡阳于外、虚阳浮越的征象。凡在疾病中出现真脏脉时，都是病情危重的征兆之一。

医之诊脉，将决死生。展转⑤**思维，务欲其精。穷搜博采，静气凝神。得心应手，泽及后昆**⑥**。勉哉同志，相与有成。熟读深思，如见古人。**

此言医者之得失报应而总结也。夫人命至重，故医者非仁爱不可托也，非聪明不可任也，非淳良不可信也。古之为医，必上通天道，使五运六气变化郁复之理，无一不精；中察人身，使十四经络，内而五脏六腑之渊涵，外而四肢百骸之贯串，无一不彻；下明物理，使昆虫草木之性情气味，无一不畅。及乎诊视之际，涤除嗜欲，虚明活泼，贯微达幽，不失细小，其智能宣畅曲解既如此，其德能仁恕博爱又如彼，而犹不敢以为是，

---

① 引葛：坚搏牵连如牵引葛藤。

② 鸟之距：鸟之爪。

③ 软弱招招：柔软而弦长。王冰注："如竿末梢，言长软也。"张介宾注："招招，犹迢迢也。"

④ 钓：据文义当为"钩"。

⑤ 展转：辗转，反复。

⑥ 后昆：后嗣，子孙。《书·仲虺之诰》云："垂裕后昆。"《隶释·汉绥民校尉熊君碑》云："追羡遗绩，纪述前勋，于是刊碑，以示后绲。"宋代苏轼的《吊徐德占》诗云："死者不可悔，吾将遗后昆。"

谛察深思，务期协中，造次①之际，罔敢或肆②者也。学者肯虚衷求益，则承蜩运斤③，许入岐黄之室，而阴食其报，盖亦不爽，当共勉其志，以克底于大成也。

回 点 评

孙思邈倡导医者要"博极医源，精勤不倦，无欲无求，先发大慈恻隐之心，誓愿普救含灵之苦"。古今欲行医于天下者，先治其身；欲治其身者，先正其心；欲正其心者，先诚其意，精其术。医者不仅要有丰富的医疗知识，更重要的是医风医德。穷搜博采，静气凝神，诊寸口而决死生。

---

① 造次：一指慌忙，仓促。《论语·里仁》云："造次必于是，颠沛必于是。"《后汉书·吴汉传》云："汉为人质厚少文，造次不能以辞自达。"二指粗鲁，轻率，《红楼梦》云："宝玉自知说得造次了，后悔不来。"

② 罔敢或肆：不敢放肆。

③ 承蜩运斤：比喻手法纯熟，技艺高超。承，用长竿取物；蜩（tiáo），蝉。承蜩语出《庄子·达生》的"佝偻承蜩"。运，挥动；斤，斧头。运斤语出《庄子·徐无鬼》的"运斤成风"。

卷七

望、闻、问三诊

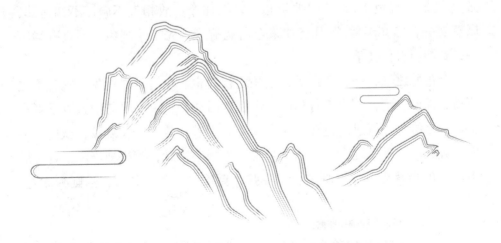

小序

　　望闻问切，古所谓四诊也。知切矣而略于三者，犹欲入户而阖门，其可得哉！扁鹊称圣医，见齐桓而却步，先得于望也。予本于经而条晰之，附以仲景之说，四诊之法始全。学者尤当熟玩而深味焉。

望诊

善诊察色，变化相移；得失在望，断之不疑。

　　《素问·阴阳应象大论》曰："善诊者，察色按脉。"《素问·移精变气论》曰："理色脉而通神明，变化相移，以观其妙。"《素问·玉机真脏论》曰："凡治病察其形气色泽。形气相得，谓之可治；色泽已浮[①]，谓之易已；形气相失，谓之难治；色夭[②]不泽，谓之难已。"大都气盛形盛，气虚形虚，是相得也，故可治。气色明润，血气相营[③]，故易已。若形与气两不相得，色夭枯而不明润，何以图存乎？视色之道，积神属意；往今新故，可以自必。《灵枢·五色》曰："积神于心，以知往今，故相气不微，不知是非，属意勿去，乃知新故。"凡已往来今新病故疾，先本乎视色，不过凝静精一，扁鹊岂有他技乎。

　　合色脉之法，圣神所最重，治病之权舆也。色者目之所见，脉者手之所持，而两合之，下合五行休旺，上副四时往来，要未可与中人以下者道也。合之维何？五脏之色在王时[④]见者，春苍，夏赤，长夏黄，秋白，冬黑。五脏所主外荣之常，白当肺当皮，赤当心当脉，黄当脾当肉，青当肝当筋，黑当肾当骨。五脏之脉，春弦，夏钩，秋毛，冬石，强则为太过，

---

　　① 浮：明亮，形容颜色明润。

　　② 夭：形容面色枯槁没有光泽。多见于久病、津液气血严重耗损的患者。《灵枢·决气》曰："液脱者，骨属屈伸不利，色夭。"

　　③ 营：调和。

　　④ 王时：旺盛的时候。清代尤怡曰："王时，当时至而气王，乃脉乘之而动。"

弱则为不及。四时有胃曰平，胃少曰病，无胃曰死。有胃而反见所胜之脉，甚者今病，微者至其所胜之时[①]而病，此非显明易推者乎？

点 评

察色诊脉是中医学特有的诊法，在临床中占有重要的地位。故而《素问·阴阳应象大论》曰："善诊者，察色按脉。"但其后也有一句"先别阴阳，审清浊而知部分"。色之黄赤为阳，白、青、黑为阴；清、甚、抟、泽为阳，浊、微、散、夭为阴；大、浮、数、滑、动为阳脉，小、沉、迟、涩、弱为阴脉。舌质红、绛，多属阳，色淡或青，多属阴；苔现燥黄多属阳，苔白润滑多属阴。

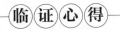

叶天士有一病案：肝风瘈厥，今色萎脉软，气渐馁矣，宜甘缓益之，不必见病治病。与人参、牡蛎、淮小麦、茯神、龙骨、真飞金。

《素问·至真要大论》云："诸风掉眩，皆属于肝。"该病案肝风瘈厥，说明与肝有关。又《素问·脉要精微论》曰："精明五色者，气之华也"，"切脉动静，而视精明，察五色，观五藏有余不足，六腑强弱，形之盛衰"。患者色萎，可见病久，正气受损甚。脉软，参之于色，正气大亏显然；气馁，元气亏耗之谓。此案真可谓叶天士"理色脉而通神明"之典范。

五脏六腑，各有部分，额至阙庭[②]，上属咽喉。阙循鼻端，五脏之应。内眦夹鼻，下至承浆，属于六腑。表里各别。自颧下颊，肩背所主，手之部分。牙车下颐[③]，属股膝胫，部分在足。

《灵枢·五色》曰："自额而下阙庭上，属咽喉之部分也。自阙中循鼻而下鼻端，属五脏之部分也。自内眦夹鼻而下至承浆，属六腑之部分也。

---

① 所胜之时：在五行相克关系中，"我克"者为所胜。所胜之时指四时中所胜的那一季节。

② 阙庭：人体部位名，指"阙"与"庭"两个部位的合称，即眉之间和额部。《灵枢·五色》云："明堂骨高以起，平以直，五脏次于中央，六腑挟其两侧，首面上于阙庭。"

③ 下颐：经外奇穴名，又名唇里穴、髓空。定位在口腔内，下唇黏膜中点，唇外与承浆穴相对处。《圣济总录》云："颐下不可伤，伤即令人舌根不转，宜治耳后宛宛处五分，过之亦伤也。"

自颧而下颊，属肩背手之部分也。自牙车以下颐，属股膝足之部分也。"

脏腑色见，一一可征。庭者首面，阙上咽喉，阙中者肺，下极为心，直下者肝，肝左为胆，肝下属脾，方上者胃，中央大肠，夹大肠者，北方之肾。当肾者脐。面王以上，则为小肠。面王以下，膀胱、子处。

《灵枢·五色》曰："庭者，首面也。阙上者，咽喉也。阙中者，肺也。下极者，心也。直下者，肝也。肝左者，胆也。下者，脾也。方上者，胃也。中央者，大肠也。夹大肠者，肾也。当肾者，脐也。面王以上者，小肠也。面王以下者，膀胱、子处也。"

庭者，颜也，额也，天庭也，位最高危，见于此者，上应首面之疾。阙在眉心，眉心之上，其位亦高，故应咽喉。眉心，中部之最高者，故应肺。下极者，在两目之间，心居肺之下，故下极应心。下极之下为鼻柱，肝在心之下，故直下应肝。胆附于肝之短叶，故肝左应胆，在鼻柱左右。鼻柱之下，即准头也，是为面王，亦曰明堂。准头属土，居面之中央，故以应脾。准头两旁迎香之上，鼻隧是也。脾与胃为表里，脾居中而胃居外，故方上应胃。面肉之中央，迎香之外，颧骨之下，大肠之应也。夹大肠，颊之上也。四脏皆一，惟肾有两；四脏居腹，惟肾附脊。故四脏次于中央，而肾独应于两颊。肾与脐对，故当肾之下应脐而主鼻准也。小肠为腑，应夹两颧。故面王之上，两颧之内，小肠之应也。面王以下者，人中也，是为膀胱、子处之应。

更有肢节，还须详察。颧应乎肩，颧后为臂，臂下者手。目内眦上，属于膺①乳。夹绳而上，为应乎背。循牙车②下，为股之应。中央者膝，膝下为胫。当胫下者，应在于足。巨分者股，巨屈膝膑。

《灵枢·五色》曰："颧者，肩也。颧后者，臂也。臂下者，手也。目内眦上者，膺乳也。夹绳而上者，背也。循牙车以下者，股也。中央者，

---

① 膺：指胸。《医学真传》云："缺盆之下，两乳之上，谓之膺中。"

② 牙车：下颌骨，即下牙床（还有解释认为其指口腔内载牙之骨，分上、下两部分。即今之牙槽骨）。刘熙的《释名》云："辅车，或曰牙车，或曰颊车，或曰𩪄（xiàn）车，凡系于车，皆取在下载上物也。"

膝也。膝以下者，胫①也。当胫以下者，足也。巨分者，股里也②。巨屈③者，膝膑也。此五脏六腑肢节之部也。"

🔲 点　评

秦汉时期的医生尤其重视色脉。《素问·移精变气论》曰："色脉者，上帝之所贵也，先师之所传也。"上古医家僦贷季，可以把色脉与五行、四季、八风、天地万物相合以察疾病的起始转归。为此在《内经》中涉及望色的篇章甚多，其中尤以《灵枢·五色》内容最为详实，该篇将"色位"与五脏、六腑、肢体关节在面部一一对应，使疾病定位比较准确。但因古今汉语言文字意义的变动，有些定位比较模糊，如"挟大肠""颧后者"等，为此后世不少医家对"色位"进行注解说明，如张景岳、李中梓、陈修远、汪宏等医家。目前临床多遵循《中医诊断学》教材的"色位"观点。

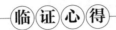

患儿，男，32天。因夜间不眠10天就诊。患儿近10天几乎通宵不眠，须大人抱着满屋游走，到凌晨三四点才睡，乳食均佳，二便亦正常。查患儿面色红润，神清气爽，体温、咽喉、心肺均正常，唯见山根有一长约0.4cm之青紫横纹，扪其腹胀大如鼓，知患儿乳食过度，胃肠积滞，气机阻滞。予消乳丸消食行气，并嘱其应保持三分饥饿，夜间入睡前不宜过饱。次日，患儿肚腹即软，夜卧即安。

该婴儿夜间不眠，而山根有青紫横纹，是乳食伤胃之明证。乳食过度，致使"胃不和，则卧不安"。予消乳丸令郁气散、乳积消、胃得和、寐自安矣。又小儿脏气清灵，患病之后，治之得法，易趋康复，宜中病即止。此方药与病证相符，1剂即效，故不必再剂也。胃脉起于鼻孔两侧，

---

①　胫：小腿，即从膝盖到脚跟的部分。《医学四要》："腓肠前骨也，又云胫骨，为骺（héng），《玉篇》云：腓肠前。"

②　巨分：现称鼻唇沟。指由鼻翼外缘向口角外侧伸延的皮肤皱纹沟。手、足阳明经所过，迎香穴位于鼻唇沟中。股里：股里，经外奇穴名。位于口角外方约0.5寸处，当胃经地仓穴外0.1寸处。

③　巨屈：地仓穴附近，地仓位于口角外侧，正视时，适与瞳孔相直。

上行至鼻根部（山根），故山根为足阳明胃脉之所络；青色属肝，小儿乳食过度，内积于胃，致脾失运化，肝失条达，食积于内，彰显于外，则山根现青纹，是为土壅木郁之征象，故儿科诊法有"食积青脉截山根"之说。

  部分已精，须合色脉。五色外见，为气之华。如帛裹朱，赤色所尚。若使如赭，其凶难治。白如鹅羽，不欲如盐。青如苍璧，蓝色可憎①。罗裹雄黄，中央正色。设如黄土，败绝之应。黑如重漆，所虑地苍。五色吉凶，求之勿失。

  夫气由脏发，色随气华。如青、黄、赤、白、黑者，色也。如帛裹朱，如鹅羽，如苍璧，如罗裹雄黄，如重漆，或有鲜明外露，或有光润内含者，皆气也。气至而色彰，故曰欲，曰生。若赤如赭，白如盐，青如蓝，黄如土，黑如地苍；甚则青如草兹，黄如枳实，黑如炲，赤如衃血，白如枯骨，或晦黯不泽，或悴槁不荣，败色杂呈，气于何有？故曰不欲，且曰死。由此观之，则色与气固不可须臾离也。然而外露者不如内含，内含则气藏，外露则气泄②。亦犹脉之弦钩毛石，欲其微，不欲其甚。故如上文所云，正取五色之微见，方是五脏之外荣。否则过于彰露，与弦钩毛石之独见而无胃气，名曰真脏者，何以异乎！

  白当肺辛，赤当心苦，青当肝酸，黄当脾甘，黑当肾咸。白则当皮，赤则当脉，青则当筋，黄则当肉，黑则当骨。

  此《五脏生成篇》所载，以五色分配五脏及皮、脉、筋、肉、骨也。白则当皮者，以肺色属白，肺主皮毛。余仿此。

  五脏之色，皆须端满；如有别乡，非时之过。

  《灵枢·五色篇》曰："青黑赤黄白，皆端满有别乡。别乡赤者，其色赤大如榆荚，在面王为不日。"此言五色之正端满合时日者，是谓无邪。有别乡者，犹言王色之外，别部又见一色也。如赤见于面王，则非其部，不当见而见，又非其时矣。

---

  ① 憎：厌恶。《说文》曰："憎，恶也。"

  ② 气泄：为病机，指气机失常而表现为外泄脱失的病理状态。

点　评

　　《灵枢·邪气脏腑病形》云："十二经脉，三百六十五络，其血气皆上于面而走空窍。"《四诊抉微》云："夫气由脏发，色随气华。"可见脏腑的虚实、气血的盛衰，皆可通过面部色泽的变化而反映于外。如在妇科中，面色淡白多见于月经过多、产后出血、崩漏、流产；㿠白虚浮多见于妊娠腹胀、经行腹胀、经行泄泻；面色萎黄多见于月经后期、月经量少；面赤多见于月经先期、月经量多、产后发热；面颊有黑斑多见于闭经、不孕、绝经期诸症、崩漏、滑胎。又如在儿科中，面色苍白可见外感初起，惨白可见脱证；新生儿嫩红为常色，面赤为心热，淡红心虚热；面红、耳赤、咽痛多为外感风热；色黄多为脾热，色黄白斑多为虫病，面黄腹大多为疳积；色青多为肝热；无精多为肾虚，人中色黄多为伤食、吐泻，色黑为病重；印堂煤黑多见四肢厥冷、昏不知人；承浆色青为惊，色黄为吐。

临证心得

　　患儿，男，9个月。素易咳逆，近又发热3天，鼻塞流涕，夜间咳甚，喉中痰鸣，甚则咳呕痰涎，两目眵多，易打呃嗳，胃纳尚可，大便干粒，小溲黄赤，脉滑，舌红苔少。面诊左颊红而成片，山根青筋。证属邪热郁闭，痰浊内阻。治拟宣解清热、化痰止咳之剂。

　　左颊红属肝热；山根属脾胃，这里青筋系木旺乘土、脾生痰浊内停，肝旺火性上炎，故患儿肝火易动，痰随火升，痰热壅肺，复受外邪，则见发热、咳嗽、痰鸣。肝气上逆，咳剧而呕，易打呃嗳。目眵泌多，舌红便干，亦为肝失疏泄、邪热内闭之象。故治以宣肺清热、化痰止咳。又按面诊所得加清降肝火、泄热化痰之法，两泄肺、肝之热，其症旋安。

　　其色上锐，首空上向；下锐[①]**下向，左右如法。**
　　《灵枢》论从色观向。凡邪随色见，各有所向，而尖锐之处，即其乘

---

　　① 锐：尖部。最早见于《说文解字》，其曰："锐，芒也。"其本义是芒，后延伸为精锐的军队或士卒。

虚所进之方。故上锐者，以首面正气之空虚，而邪则乘之上向也。下锐亦然。其在左在右，皆同此法。

五脏五色，皆见于面；相应于脉，寸尺是践。

《难经·十三难》曰："色之与脉，当参相应，为之奈何？然，五脏有五色，皆见于面，亦当与寸口尺内相应。"

假令色青，脉当弦急。如色见赤，浮大而散。色黄缓大。色白之征，浮涩而短。其色黑者，沉濡而滑。

《十三难》[1]曰："假令色青，其脉当弦而急。色赤，其脉浮大而散。色黄，其脉中缓而大。色白，其脉浮涩而短。色黑，其脉沉涩而滑。"此言见其色而知其脉也。脏位于内，色见于面，脉见于寸口尺内。夫医者之言诊视也，视者视其色，诊者诊其脉，二者当参相应。

色青浮涩，或大而缓，名为相胜[2]。浮大而散，若小而滑，名为相生[3]。

青者，肝色也。浮涩而短者，肺之脉也。大而缓者，脾之脉也。浮大而散者，心之脉也。小而滑者，肾之脉也。假令肝之色而得肺之脉，脉胜色矣；得脾之脉，色胜脉矣；得心之脉，色生脉矣；得肾之脉，脉生色矣。一脏之色，其相胜相生，有如是夫。余仿此。

沉浊为内，浮泽为外。

内为脏，外为腑，以沉浮别之。然在色上看，非心领不能得[4]。

察其浮沉，以知浅深。察其泽夭，以观成败。察其散抟，以知远近。视色上下，以知病处。

浮则病浅，沉则病深。泽则成全，夭则败亡。散解者新近，抟聚者久远。上则在上，下则在下。皆以色形知病也。

色明不显，沉夭为甚；若无沉夭，其病不甚。

明泽不粗显而但见沉夭，病必甚也。若无沉夭，虽不明泽，病亦不甚。

黄赤为风，青黑为痛，白则为寒，黄则为膏，润则为脓，赤甚为血。

---

① 《十三难》：来源于《难经·十三难》。

② 相胜：相互压服，制约。

③ 相生：相互滋生，促进。

④ 非心领不能得：没有心领神会不能了解。

此以五色合病也。然《灵枢·五色》曰："其色散驹驹^①然未有聚，其病散而气痛，聚未成也。"盖言驹为小马奔逸不定，其色散无定所，气虽聚而痛未成形。故凡诊视者，病之浅深或殊，则色之聚散靡定，万不可轻视妄言也。

点　评

正如前文所言，古代中医非常重视诊法中的色、脉，《素问·五脏生成》云："夫脉之小大，滑涩浮沉，可以指别。五脏之象，可以类推。五脏相音，可以意识。五色微诊，可以目察。能合脉色，可以万全。"这就是中医学以五脏为中心，结合"五行"分成相互关联的五个系统，即心系统（心－小肠－脉－舌－面－汗）、肺系统（肺－大肠－皮－鼻－毛－涕）、脾系统（脾－胃－肉－口－唇－涎）、肝系统（肝－胆－筋－目－爪－泪）、肾系统（肾－膀胱－骨髓－耳及二阴－发－唾）。五脏生理功能系统的脏腑、形体、官窍之间通过经络相互沟通联络，功能上相互配合，病理上相互影响。正所谓心病见赤色、数脉或浮散，肺病见白色、涩脉或浮涩，脾病见黄色、缓脉，肝病见青色、弦脉，肾病见黑色、沉脉或沉濡滑，属色、脉、病符合。但当病情复杂或疑难时就会出现病、色、脉不一致的情况，《中医诊断学》教材中就有关于病、色关系的论述，其实也有色与脉之间的关系，如赤色见浮散为正色正脉，见沉濡滑、浮散为相胜，见缓大、弦急为相生。如此类推，也可有四季、五方与色、脉相配合分析疾病转归，这有待在临床实践中进一步发掘。

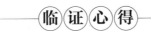

临证心得

患者，女，28岁。高热持续不退3天。症见高热（T 39.8℃），面赤如朱，声低息短，冷汗不止，四肢逆冷，食少，不思饮，二便如常，脉沉细无力，舌青苔滑。察色按脉，综观全局，认为高热、面赤如朱与全身冷汗不止、四肢逆冷相悖，加之不思饮、青舌滑苔、脉沉细无力，可见内寒为本，发热面赤为标，实属阴寒过盛、虚阳上越之戴阳证。急投交通阴

---

① 驹驹：分散貌。

阳、收纳元气之白通汤，另加猪胆汁数滴，童便一小杯从阴引阳。连服两剂，药后热退，冷汗止，面赤减轻，四肢转温，脉转缓和。然毕竟阴寒伤阳，再续温补脾肾、调理气血数剂收功。可见察色按脉先别阴阳，乃辨证之关键，否则不加细究，真假不辨，妄投寒凉，病终难愈。

面部

　　面上白点，腹中虫积。如蟹爪路，一黄一白，食积何疑。两颧时赤，虚火上炎。面无血色，又无寒热，脉见沉弦，将必衄血。病人黄色，时现光泽，为有胃气，自必不死；干黄少润，凶灾立应。赤现两颧，大如拇指，病虽小愈，必将卒死。黑色出庭，拇指相似，不病卒亡。冬月面惨[①]，伤寒已至。紫浊[②]时病。色白而肥，气虚多痰。黑而且瘦，阴虚火旺。

回 点 评

　　面无血色之"血"字用之甚好，《金匮要略》言之"病人面无色"，似有不解。人常色见之于血，泽见之于气。面无色即无血色，色白也，今病人见之无非外感内伤，现无寒热，既无外感，则是内伤，现有脉沉弦，沉主肾、弦主肝，可有肝肾不足，藏泻失当，肝升发过盛，故而血壅发为衄。病患黄色、时现光泽，是有胃气，故为可生，现有无泽，谓之无气，故而凶灾。如冬月寒盛，气血失运，如遇伤寒，则必有面色惨淡。

　　紫浊现行教材未见描述，《时方妙用》云："暗淡者。病从内生。紫浊者。邪自外受。"《重订通俗伤寒论》中有"面色紫浊而指甲亦紫，舌红苔白而糙者"的论述。《望诊遵经》云："热痧夹食也。紫浊者，时疫也。"可见此种面色是因外感疫疠秽浊之邪，导致气机闭塞、血行壅闭，所谓色紫即是热盛血瘀，浊者突感秽浊之邪。

　　另赤现两颧，大如拇指，病虽小愈，必将卒死，属残阳浮越之像，不

---

　　① 面惨：形容面色暗淡无光。《医学集成·卷一·六脉真辨》云："浮紧为伤寒，其证恶寒，无汗面惨，头身痛，腰脊强，通体发热，寒伤太阳经也。"
　　② 紫浊：外感疫疠之邪导致气血运行不畅、面部血脉瘀阻、面色晦暗无泽的状态。

排除是"二尖瓣面容"，此病如治疗不得法，甚为凶险。

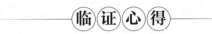

　　患者，女，60岁。因劳动汗后恶风畏冷、咳喘、骨节疼痛。三四天面目浮肿，继之二便不利、全身皆肿。延至二十余天，求医未见明显效果。后饮食皆废、神志不清。现症见面色紫浊、呼吸极微、脉细如丝。既往患者已有二十余年哮喘史，素体虚弱。参阅前医处方，而未见解表之药。患者面色紫浊考虑其虽得病日久，但始于外邪侵袭而未得解表，故虽处昏睡中仍见恶风畏冷之状。表未解者，当先解表。因患者正气已衰，须防虚脱，只可投以解表轻剂并兼顾元气，于上法治疗后好转。

目部

　　目赤色者，其病在心。白病在肺。青病在肝。黄病在脾。黑病在肾。黄而难名，病在胸中。白睛黄淡，脾伤泄痢。黄而且浊，或似烟熏，湿盛黄疸。黄如橘明，则为热多。黄兼青紫，脉来必芤，血瘀胸中。眼黑颊赤，乃系热痰。眼胞上下，有如烟煤，亦为痰病。眼黑步艰，呻吟不已，痰已入骨，遍体酸痛。眼黑面黄，四肢痿痹，聚沫风痰，随在皆有。目黄心烦，脉大病进；目黄心烦，脉和病愈。目睛晕黄，衄则未止。目睛黄者，酒疸已成。黄白及面，眼胞上下，皆觉肿者，指为谷疸，心下必胀。明堂眼下，青色多欲，精神劳伤，不尔未睡。面黄目青，必为伤酒。面无精光，齿黑者危。瘰疬赤脉，贯瞳[①]者凶；一脉一岁，死期已终。目间青脉，胆滞掣痛。瞳子高大，太阳不足。病人面目，俱等无疴。面黄目青，面黄目赤，面黄目白，面黄目黑，此有胃气，理皆不死。面赤目白，面青目黑，面黑目白，面赤目青，此无胃气，皆死何辞。眼下青色，伤寒挟阴。目正圆者，太阳经绝，痉病不治。色青为痛。色黑为劳。色赤为风。色黄溺难。鲜明留饮（鲜明者，俗言水汪汪也。俱指白珠。）。目睛皆钝，

---

　　① 贯瞳：布满眼睛。赤脉贯瞳指眼睛布满血丝。

不能了了，鼻呼不出，吸而不入，气促而冷，则为阴病。目睛了了，呼吸出入，能往能来，息长而热，则为阳病。

点 评

常言肝开窍于目，也有目为心窍之说，但五脏六腑之精气皆上注于目。故望目为望神之重要内容，不仅与筋骨血气连属，也与五脏有密切的关系。《灵枢·论疾诊尺》认为其也与经脉有密切的关系。望目中先望眼神，正如《望诊遵经》中所言"明则神气足，暗则神气亏"。而在目部色诊中有白睛色诊、全目色诊，同时还要结合全身诊法以及四诊合参。

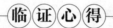

患者，女，25岁。两目红肿疼痛、羞明流泪2日，伴头痛、形寒，舌苔薄、色淡黄，脉浮偏数。诊为急性结膜炎，系暴风客热所致，用柴芍决明饮两剂，痊愈。

目赤肿痛，无论急性或慢性，多与肝热、心火、肺热关系密切。《审视瑶函·目赤》亦指出："赤眼有数种，气毒赤者，热蕴赤者，有时跟赤者，无非血壅肝经所致。盖肝主血，通窍于眼。赤，血病也。"柴芍决明饮取意于《审视瑶函》菊花决明散之意，方中所选药物皆入肝经。全方共奏疏风清热明目之功，故而用之多能效。

鼻部

鼻头微黑，为有水气。色见黄者，胸上有寒。色白亡血。微赤非时，见之者死。

察色精微，莫先于目下之精明[①]，鼻间之明堂。经谓"精明五色者，气之华也"，是五脏之精华，上见为五色，变化于精明之间，某色为善，某色为恶，可先知也。仲景更出精微，尤要在中央鼻准，毋亦以鼻准在天为

---

① 精明：同"睛明"，位于目内眦。

镇星①，在地为中岳，木金水火四脏，气必归并于中土耶！其谓"鼻头色青，腹中苦冷者死"，此一语独创千古。后人每恨《卒病论》亡，莫由仰溯渊源，不知此语正其大者。盖厥阴肝木之青色，夹肾水之寒威，上征于鼻，下征于腹，是为暴病，顷之亡阳而卒死耳。其谓"鼻头色微黑者有水气"，又互上句之意，见黑虽为肾阴之色，微黑且无腹病，但主水气而非暴病也。谓"色黄者，胸上有寒"，寒字《伤寒论》中多指为痰，言胸有积痰也。谓"色白者亡血"，白者肺之色，肺主上焦以行营卫，营不充则鼻色白，故知亡血也。谓"设微赤非时者死"，火之色归于土，何遽主死？然非其时而有其气，则火非生土之火，乃克金之火，又主脏燥而死矣。

鼻头色黄，小便必难。（鼻头黄色，又主胸中有寒，寒则水谷不运，故小便难）。余处无恙，鼻尖青黄，其人必淋。鼻青腹痛，舌冷者死。鼻孔忽仰，可决短期。鼻色枯槁，死亡将及。鼻冷连颐，十无一生。（鼻者属土，而为肺气之所出入。肺胃之神机已绝，故枯槁而冷，顾其能活乎！）

▣ 点 评

鼻头为脾，鼻窍为肺气通行，色青为阴寒凝滞、厥阴肝木之色，腹中痛为下焦气血凝滞。下焦阳气之本，阴寒直中，可见病情较重，再加舌冷为君火不明，君相不明，生死一线。黑色主水，准头微黑，脾阳不足，肾虚水泛。准头肤色，为罗裹雄黄。现黄色为脾脏色显，同时光泽不明，为中阳不足，痰饮内生，脾胃居中，为气机升降枢纽，阳气不达上焦胸中，痰饮上犯心肺，故有胸上有寒之说。鼻头色黄，小便必难。鼻尖青黄，其人必淋。仅此鼻色难以推断可有淋证。

"鼻头色黄，小便必难"先见于《金匮要略》（"色黄者便难"），其并未说明是大便、小便，还是两者皆有？但在明代《仁术便览》《医灯续焰》《明医指掌》《古今医鉴》中所言皆是小便，色黄脾色、湿土之色，湿邪干脾，不能运化水津上布于肺则小便难，肺与大肠相为表里，肺气不宣则大便难，湿流大肠则大便难，湿浊久患，脾胃阴阳皆伤，则二便皆难。鼻尖青黄，肝脾不调，其人多见气淋。鼻尖色白，必有面色淡白，如是亡血，

---

① 镇星：土星的旧称。我国古代认为土星每二十八年运行一周天，好像每年坐镇二十八宿中的一宿，故名。

倒也是正病正色，不在夏月炎暑，非是外感热病现反见色赤，定为阳气浮越，故为凶险。

临证心得

患者，男，46 岁。自诉近来咽喉、胸骨后不适，琐事烦多，急躁易怒，渐觉加重，进食时有不畅，曾在医院行胃镜检查，提示食管炎、慢性浅表性胃炎。患者平素急躁易怒，鼻黄中带青，左侧额角发青，口干口苦，舌尖边发红，胸胁胀满，辨证为肝气犯胃。

黄中泛青，多伴见左侧额角发青，此种患者多见情绪易怒、烦躁易激、胸胁苦满、口干口苦、胸骨后不适、烧心感明显、呃逆泛酸，偶发胸闷心悸等，腹胀、腹痛并见，胀痛较明显，随矢气、呃逆胀满缓解，饮食不佳，饮食过多则心下痞满。病机表现多为肝脾不调、胆胃不和、肝火犯胃等。

血脉

诊血脉者，多赤多热；多青多痛；多黑久痹；赤黑青色，皆见寒热。（血脉即络脉，肌皮嫩薄者，视之可见）。臂多青脉，则曰脱血。（络中血脱，故不红而多青）。

点 评

第一句引自《灵枢·论疾诊尺》，主要涉及诊患者表浅血管。第二句引自《素问·平人气象论》，《素问经注节解》解释最为详实，臂多青脉，曰脱血（按：肝，木也，其色青，主筋而藏血。臂之于身，犹木之枝也。肝血内空，其色外见。青脉，青筋也）。

临证心得

患者，男，62 岁。1980 年 5 月间出现左手五指发凉麻木，有微痛。五指均变为青紫色，经治无效，来院门诊。症见形体消瘦、面色黧黑、表情痛苦、营养欠佳、左手酸痛、夜难入眠、精神疲惫，心悸气短，左挠、尺动脉搏动消失，五指呈青紫色，小指干性坏死约11cm，右手脉微细迟，搏动每分钟60次，舌质淡、苔薄白。该患者肤色青紫，病程尚短，发病急，乃心阳不足，寒湿内侵，瘀阻血脉，发为坏疽，宜温阳通络。经治两月余，逐渐痊愈。

毛发

发枯生穗，血少火盛。毛发堕落，卫疏有风；若还眉堕，风证难愈。头毛上逆，久病必凶（血枯不荣，如枯草不柔顺而劲直，小儿疳病多此，亦主有虫）。

🔲 点　评

发为血之余，禀心阳而长。毛发附着于皮，为肺气所主。血气皆盛则发长柔顺而泽，发枯为精血不足，壮火焚烧故为色黄枯涩。卫表亏虚，外感风邪，皮之不存毛将焉附，故而发落。眉为木气所生，眉毛脱落，因营气热腐，感触毒风，生气不足，多是"麻风"难愈。《望诊遵经》将望发概括为六法：曰逆上、曰冲起、曰直、曰落、曰润泽、曰枯槁。其中逆上者，死证也。冲起者，绝候也。因疳积而发乱者，可疗。

临证心得

患者，女，40岁。3年来反复斑片状脱发，曾在多家医院中西药治疗未效。现右侧头部见一3cm×5cm大小脱发区，面色不华，乏力，头晕，少寐，纳可，月经量少，舌淡苔薄白，脉弱。辨证属中气虚弱、清阳不升之证，治宜补中益气、养血生发。连续治疗3个月后，毛发恢复正常。

该患者为40岁中年女性，反复脱发3年，面黄不华，并伴有乏力、头晕、少寐、月经量少等症状，舌脉合参，辨证为中气不足、清阳不升。气为血之帅，血为气之母，气能生血、行血、摄血。气的充足可以促进血的生成，有利于发的稳固生长；气机的通畅可以促进血液运行，有利于毛发濡养。补血为头发的生成提供了物质基础，补气则为头发的生长提供了动力。故气的盛衰直接影响了毛发的荣枯与固脱。

形体

体为形，形充者气。形胜气者，必主夭者，寿考之征（修长黑色有神）。气实形实，气虚形虚。形盛脉细，气难布息，已濒于危。形瘦脉大，胸中多气，可断其死。肥人中风，形厚气虚，痰壅气塞，火冲暴厥[①]。瘦人阴虚，血液衰少；相火易亢，故多劳嗽。病人形脱，气盛者死。（正虚则形脱，邪实则气盛。）形体充大，皮肤宽缓，定臻[②]耄耋[③]；形体充大，皮肤紧急，当为夭折。形盛气虚，气盛形虚，形涩脉滑，形大脉小，形小脉大，形长脉短，形短脉长，形滑脉涩，肥人脉细，羸人脉躁，俱为凶候。（言反常也。）血实气虚，则体易肥；气实血虚，则体易瘦。肥者能寒，（能读耐。）瘦者能热。美髯及胸，阳明有余；髯少而短，阳明不足。坐垂一脚，因有腰痛。行迟者痹，或表素强，或腰脚痛，或有麻木，渐成风疾。里实护腹，如怀卵物，心痛之证。持脉而欠，知其无病。（经云，阳引而上，阴引而下，则欠。阴阳相引，故云无病，病亦即愈。）息摇肩者，心中坚急。息引胸中，上气者咳。息而张口，必乃短气，肺痿吐沫。掌寒腹寒，掌热阴虚。诊时病人，叉手扪心，闭目不言，心虚怔忡。仓廪不藏，门户不要。水泉不止[④]，膀胱不藏。头倾视深，精神将夺。背曲肩随，府将坏矣。腰难转摇，肾将惫矣。膝为筋府，屈伸不能，行则偻俯，筋将惫矣。骨为髓府，不能久立，行则振掉，骨将惫矣。眼胞十指，肿必久咳。

点 评

"大体为形，形充者气"摘自《灵枢·寿夭刚柔》，因其不完整，故而难以理解。原文是"平人而气胜形者寿；病而形肉脱，气胜形者死，形

---

① 火冲暴厥：火邪上冲导致突然昏厥。

② 臻（zhēn）：到，来到。引申为活到。《说文解字》："臻，至也。"

③ 耄耋（mào dié）：八九十岁。三国曹操《对酒》诗："人老耋，皆得以寿终。"

④ 水泉不止：水泉指小便，水泉不止为遗尿、小便失禁。

胜气者危"。其主要讲气与人体生命活动的关系。气为阳、体为阴，正常人气足、神旺、体健则阴阳协调寿长；而疾病状态下，如大肉已脱，虽元气不衰但依然预后不良，虽形体未衰，但元气亏虚，容易患病。从形体而言，肥人多痰，易发中风之患；而瘦人多火，易患肺痨之属。

形体、精气、脉搏必定要相称，否则易患疾病。形体可见、脉象可查、形脉相应，如肥人脉细、羸人脉躁，为反常，故为凶候。《灵枢·寿夭刚柔》认为，肺主皮毛，皮肤宽缓柔和、富有弹性，为营卫调和、阴阳协调，故可"定臻毫釐"；皮肤紧急，津液亏虚，阳气不足以输布，故易患疾病。

头上曰发、耳前曰鬓，中行督脉，旁太阳、少阳、阳明所主，两颊为髯，属足少阳，唇上为髭，属手阳明，颔下为须，属足少阴、少阳、阳明。此处美髯泛指胡须，故而阳明有余。

观其形体，知其脏器，形体与内脏在生理功能和病理变化上都有着密切的关系。一般内盛则外强，内衰则外弱。外在的皮、肉、脉、筋、骨，在内脏肺、脾、心、肝、肾的支配下能随意运动而且动作协调，体态自然。患者的动静姿态、体位动作与机体的阴阳气血消长和寒热虚实变化关系密切。疾病状态下，动静姿态、体位动作的改变往往是机体病理变化的外在反映，可以归纳为"阳主动，阴主静"。一般而言，阳、热、实证患者，机体功能亢进，多表现为躁动不安；阴、寒、虚证患者，机体功能衰减，多表现为喜静少动。此外，不同的疾病常可使患者产生不同的体位和动态。

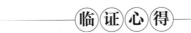

临证心得

患者，女，23岁。停经3个月。形体肥胖痰多，精神疲乏，胸闷不舒，白带多，舌淡苔白腻，脉滑。中医诊断为闭经，证属痰湿阻滞、冲任失调，治宜化痰祛湿、调理冲任。治疗3个月，月经周期恢复正常。嘱其减肥、饮食清淡、多运动。

肥人多痰，形盛气虚，痰湿下注，阻滞冲任，闭塞胞宫，胞脉不通，则经水停闭。肥人痰甚是病之标也，故燥湿化痰，健脾行气。景岳云："五脏之病，虽俱能生痰，然无不由乎脾肾。盖脾主湿，湿动则为痰；肾主水，水泛则亦为痰。故痰之化无不在脾，而痰之本无不在肾。"李梴谓："痰源于肾，动于脾。痰即水也，其本在肾，其标在脾。"盖加补肾之法也。诸法合用，健脾补肾，行气燥湿，活血通经，月经以行。

死证

尸臭舌卷，囊缩肝绝。口闭脾绝。肌肉不滑[1]，唇反胃绝。发直齿枯，遗尿肾绝。毛焦面黑，直视目瞑，阴气已绝。眶陷系倾，汗出如珠，阳气已绝。病后喘泻，脾脉将绝。目若正圆，手撒戴眼[2]，太阳已绝。声如鼾睡，吐沫面赤，面黑唇青，人中肿满，唇反出外，发眉冲起，爪甲肉黑，手掌无纹，脐凸跗肿，面青欲眠，目视不见，汗出如油，肝绝之期，在于八日。眉倾胆死，手足甲青，或渐脱落，呼骂不休，筋绝之期，亦如于肝。肩息直视，心绝立死。发直如麻，不得屈伸，自汗不止，小肠绝也，六日而死。口冷足肿，腹热胪[3]胀，泄利无时，乃为脾绝，五日而死。脊痛身重，不可反覆，乃为胃绝，五日而死。耳干背肿，溺血屎赤，乃为肉绝，九日而死。口张气出，不能复返，乃为肺绝，三日而死。泄利无度，为大肠绝。齿枯面黑，目黄腰折[4]，自汗不休，乃为肾绝，四日而死。齿黄枯落，乃为骨绝。

五脏绝证

五脏已夺，神明不守，故作声嘶。循衣摸床，谵语不休，阳明已绝。

---

① 肌肉不滑：脾在体合肉，指如果脾气将绝，出现肌肉失荣而不滑泽、枯槁的征象。

② 戴眼：指患者眼睛上视，不能转动。《素问·三部九候论》云："足太阳气绝者，其足不可屈伸，死必戴眼。"

③ 胪胀：即腹胀。《广韵·九鱼》云："腹前曰胪。"《素问·六元正纪大论》云："面首四肢（月真）愤，胪胀，疡痱，呕逆。"张景岳注："胪，皮也。一曰腹前为胪。"

④ 腰折：腰：胯上胁下的部分，在身体的中部。折：翻转，倒腾。腰为肾之府，故肾气绝则其府受累，其痛如折。

妄语错乱，不语失音，则为热病，犹或可生。脉浮而洪，身汗如油，喘而不休，乃为肺绝。（汗腻不流，脉洪而喘不休，真气外散。）阳反独留[①]，形如烟熏，直视摇头，乃为心绝。（心为火脏，故阳热独存。烟熏，火极焦灼之象。）唇吻反青，漐漐汗出，乃为肝绝。（唇吻属脾，而青色属木，木乘土，故曰反。）环口黧黑[②]，柔汗发黄，乃为脾绝。（水色凌土，冷汗身黄，脾真散越）。溲便遗失，狂言直视，乃为肾绝。（溲便，二阴肾脏所司。遗失则门户不闭，水精败绝，目背瞳人。）阴气先绝，阳气后竭，临死之时，身面必赤，腋温心热。（阴先脱，阳绝于后，故赤色见。余阳未即尽，故腋温心热。）水浆不下，形体不仁，乍静乍乱，乃为胃绝。（胃纳水谷，合肌肉故。）六腑气绝，足冷脚缩。五脏气绝，便利不禁，手足不仁。

手太阴绝，则皮毛焦。太阴者，肺也，行气温于皮毛者也。故气不荣，则皮毛焦而津液去，津液去则皮节伤，皮节伤则皮枯毛折，毛折者则毛先死，丙日笃，丁日死。

手少阴绝，则脉不通。手少阴，心也。心主脉，故手少阴气绝则脉不通，脉不通则血不流，血不流则色泽去，故面色黑如黧。此血先死，壬日笃，癸日死。

足太阴绝，口唇不荣。口唇者，肌肉之本也。脉不荣，则肌肉不滑泽，肌肉不滑泽则肉满，肉满则唇反，唇反则肉先死，甲日笃，乙日死。

足少阴绝，则骨髓枯。少阴者，冬脉也，伏行而温于骨髓。故骨髓不温，则肉不着骨，骨肉不相亲，则肉濡而却，肉濡而却，故齿长而垢，发无润泽，无润泽者则骨先死，戊日笃，己日死。

足厥阴绝，筋缩引卵，渐及于舌。厥阴者，肝也；肝者，筋之合也；筋者，聚于阴器而络于舌本；故脉不荣则筋缩急，筋缩急则引卵与舌，故舌卷囊缩。此筋先死，庚日笃，辛日死。

三阴俱绝，眩转矇目。矇者为失志，失志则志先死，死则目矇也。

六阳俱绝，阴阳相离；腠理泄绝，汗出如珠；旦占夕死，夕占旦死。

---

① 阳反独留：本句指心为火脏，心阴耗竭，惟阳热独存的状态。

② 黧黑：色黑。张仲景的《金匮要略·痰饮咳嗽病脉证并治》云："膈间支饮，其人喘满，心下痞坚，面色黧黑，其脉沉紧。"

⊡ 点 评

　　死证、绝证的出现代表病情危重难愈或预后较差。古代行医，唯此为大，故有"经谓必死之证，谁敢谓生"之说。历代医家均有论述，在古代中医各家论著中均可见到。因为诊察疾病对于预后的判断至关重要，在《黄帝内经·灵枢经脉》《伤寒论·评脉二》均有详细论述，《丹溪手镜·五脏决死》篇中拓展了大、小肠、筋、骨、肌绝死症状。奇效良方中，就有痨瘵病"夫蒸者，乃附骨热毒之气。皆是死证。"之说。麻科活人全书云：痧疹最忌黑斑死证。其中以《伤寒论》《温病条辨》论述较为详细。伤寒论有太阳误治之死证、阳明耗伤津液之死证、少阴亡阳之死证、厥阴亡阴亡阳之死证。《温病条辨》提到："细按温病死状百端，大纲不越五条：在上焦有二：一曰肺之化源绝者死；二曰心神内闭，内闭外脱者死。在中焦亦有二：一曰阳明太实，土克水者死；二曰脾郁发黄，黄极则诸窍为闭，秽浊塞窍者死。在下焦则无非热邪深入，消铄津液，涸尽而死也。"此类疾病在目前的技术条件下，并非必死之证，经过积极抢救延续生命或有一线生机。

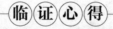

临证心得

　　曾有一患者，年约十三四，其母呼之出外厢诊视，其面色青黄而无和悦之气，目向下视，亦不转瞬，其脉小，身无热，问其疾苦不答。其母代言曰咳嗽十余日矣。处以平常治嗽套方一剂，明日即死。闻之骇然，自咎识浅术疏。后又遇一船家，年约四十，面色虽不青，然神呆目睛不转，脉亦小，病咳嗽气急，问其疾不答，即回却，后两日果死矣。此属肺绝证，经曰："肺绝之脉，如风吹毛，盖言其细也。"前二证神气已离，其死必矣。

　　咳嗽之证，可大可小，故方耕霞在《王旭高医案·咳嗽》中说："咳嗽一证，最为难治。"面色青黄而无和悦之气，青色主肝木，是肺金虚绝、金虚木侮之象。目睛不转、问疾不答是神气已经离绝。二证其脉俱小，王氏认为正如《素问·平人气象论》所说，"死肺脉来，如物之浮，如风吹毛，曰肺死"，故其死必矣。王氏肺绝之脉证，与吴瑭温病五绝证之"肺之化源绝者死"的脉证"汗涌、鼻扇、脉散"有所不同，可作为临床互参。

诊病新久

诊其脉小，色不夺者，乃为新病。其脉不夺，其色夺者，乃为久病。脉色俱夺，乃为久病。俱不夺者，乃为新病。

点　评

《素问·脉要精微论》认为，脉可以反映气血的状态，极其敏锐。其平素极易受饮食、情绪、劳作的影响，所以脉的变化往往为新病，如外感病初期，虽然脏腑功能未变化，但脉搏已有改变为新病。而面色是气血在外的体现，主要反应脏腑功能，色不夺者为新病，其色夺者为久病，故新病或病情较轻者，面色可能改变不大。

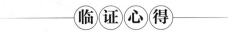

临证心得

患者，女，57岁。暮春感温，形体消瘦，面色黑浊，素质阴亏，津液不足，近感温热之邪，身热不重，微有恶寒，干咳无痰，头部微痛，心烦口干，咽部疼痛，舌干瘦而鲜红，脉来弦细小数。此阴虚感温、津亏液少，当用滋阴清宣方法。药后，寒热已解，仍干咳无痰，再以原方加减又三剂而逐渐痊愈。

本案中患者形体消瘦，面色黑浊，是为素体阴亏"色夺"之象，为久病。而脉来弦细小数，为"脉夺"之征，色脉俱夺，更属于久病。感受温热之邪，而身热微有恶寒，初感温热之邪，出现面色、脉象均不改变或改变轻微者，属于"俱不夺者"，为新病。

诈病

向壁而卧，闻医惊起，而目眄[①]视，三言三止，脉之嚥[②]唾，此为诈病。（若脉和平，当言此病须针灸数处，服吐下药，然后可愈。欲以吓其诈，使彼畏惧，不敢言病耳。）

点 评

诈病是为了达到某种目的，身体健康的人假装患有某种疾病。正如《景岳全书》云："夫病非人之所好，而何以有诈病？盖或以争讼，或以斗殴，或以妻外家相妒，或以名利相关，则人情诈伪出乎其间，使不有以烛之，则未有不为其欺者。其治之之法，亦惟借其欺而反欺之，则真情自露而假病自瘳矣。此亦医家所必不可少者。"正所谓医者要仰观天文、俯察地理、中知人事。

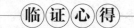

临证心得

患者，男，14 岁，初一学生。患者常于星期一上学时出现发作性剧烈腹痛，在医院做相关检查，未发现明显异常，最终做"剖腹探查术"亦未见异常。术后患者仍常在上学前有发作性腹痛、头痛的主述，并且逐渐出现发作性瘫倒、闭目不语或用拳打头，持续几分钟自行缓解。缓解后自述不能回忆。无外伤及二便失禁现象。一年来因发病频繁而休学在家，在省、市级多家医院就诊，各项相关检查均未见异常，经抗癫痫药、抗焦虑药、抗抑郁药等治疗均无疗效。患者发病以来很少在外发病，多在家中并有家属的情况下发病。平素性格内向、胆小，学习成绩良，无精神病家族史。

诈病是指为逃避外界某种不利于个人的情况，摆脱某种责任或获得某

---

① 眄（xì）：怒视，仇视。《说文解字》云："眄，恨视也。"

② 嚥（yìn）：同咽，吞下。

种个人利益，故意模拟或夸大躯体或精神障碍或伤残的行为。常见于特殊情况下的成人，少年、儿童则很少见。本例患者起初的临床表现符合学校恐惧症的诊断，而后来的临床表现符合诈病的诊断。分析原因：患者在学校恐惧症的发病过程中，达到了逃避上学的目的，并获得了较多的自由。因此在为了逃避上学的同时获得较多的自由而诈病，故在侧面揭露其诈病的行为后即不再发病。但因学校恐惧症未能得到治疗，所以数月后再次上学时复发。提醒临床工作者应重视青少年、儿童的心理疾病。

声诊

肝呼应角，心言应征，脾歌应宫，肺哭应商，肾呻应羽。五脏五声，以合五音。

《素问·阴阳应象大论》曰："视喘息，听音声，而知所苦。"盖病苦于中，声发于外，有不可诬者也。故《难经·六十一难》曰："闻其五音，以别其病。"此之谓也。

大笑不止，乃为心病。喘气太息，乃为肺病。怒而骂詈，乃为肝病。气不足息，乃为脾病。欲言不言语轻多畏，乃为肾病。前轻后重，壮厉有力，乃为外感。倦不欲言，声怯而低，内伤不足。攒眉呻吟，必苦头痛。叫喊呻吟，以手扪心，为中脘痛。呻吟身重，转即作楚，乃为腰痛。呻吟摇头，攒眉扪腮，乃为齿痛。呻吟不起，为腰脚痛。诊时吁气，为属郁结（凡人吁则气郁得以少伸也）。摇头而言，乃为里痛。喉中有声，谓之肺鸣；火来乘金，不得其平。形羸声哑，咽中有疮，肺被火囚（肺主声故耳）。声音暴哑，风痰伏火；曾系喊伤，不可断病。声嘶色败，久病不治。气促喉声，痰火哮喘。中年声浊，痰火之殃。独言独语，言谈无绪，思神他寄，思虑伤神。伤寒坏证，哑为狐惑，上唇有疮，虫食其脏；下唇有疮，虫食其肛。

风滞于气，机关不利。出言謇涩，乃为风病。气短不续，言止复言，乃为夺气。衣被不敛，骂詈亲疏，神明之乱，风狂之类；若在热病，又不必论。欲言复寂，忽又惊呼，病深入骨。

语声寂寂然^①者，不欲语而欲默也。则病本缄默，而何以忽又惊呼，知其专系厥阴所主，何也？静默统属之阴，而厥阴在志为惊，在声为呼，况骨节中属大筋，筋为肝合，非深入骨节之病，不如此也。

声音低渺，听不明彻，必心膈间，有所阻碍。

空能传声，气无阻碍，碍则声出不扬，必其胸中大气不转，出入升降之机艰而且迟，可知病在胸膈间矣。细心静听，其情乃得。

啾^②然细长，头中之病。

啾啾然细而长者，谓其声自下焦阴分而上，缘足太阳主气，与足少阴为表里，所以肾邪不剂颈而还，得从太阳部分达于巅顶。肾之本病为呻吟，肾气从太阳经脉直攻于上，则肾之呻并从太阳变动而啾唧细长，为头中病也。大都湿气混其清阳之气所致耳。仲景只此三段，而上中下三焦受病之处，妙义可彻。盖声者，气之从喉舌而宣于口者也。新病之人声不变，小病之人声不变，惟久病苛病其声乃变。古人闻隔垣之呻吟而知其病，岂无法乎？

回 点 评

闻诊，即通过听声音和嗅气味以了解患者病情的诊察方法。古有"闻而知之谓之圣"之说，闻诊对于病证的判断具有重要的作用。闻诊首先可以判断病因，如患者新感外邪，语声重浊、鼻音很重，多是风寒、湿浊邪气；患儿新患咳嗽、咳声重浊，为风寒，咳声响亮、频急多为风热、风燥。其次，闻诊可以判断病位，《黄帝内经》很早就提出"五脏相音"理论，认为五脏各有正声，以合五音。"吸而微数，其病在中焦，实也，当下之则愈，虚者不治。还可判断病性"好言者热，懒言者寒"，"气粗为实，气微为虚"。最后，闻诊还可以判断病势预后，如发汗多，"若重发汗者，亡其阳，谵语、脉短者死"。由此可见，通过闻诊可以初步判断证的病因、病位、病性、病势等基本内容。

---

① 寂寂然：寂静无声貌。《说文解字》云："寂，无人声也。"
② 啾（jiū）：细声，小声。原指动物细小的叫声。

━━━━ 临证心得 ━━━━

患儿，男，9岁。3个月前因受凉后先出现鼻流清涕、鼻塞，后见咳嗽，咳声浅、有痰声、痰不易咳出，咽不痒略干、略有声音嘶哑，长期咯痰。患儿素体阳盛，上焦湿热，痰热久蕴，感外邪而为病，治宜祛湿化痰清热，方选上焦宣痹汤（《温病条辨》）合温胆汤加减，治疗2周后咳嗽消失。

该患儿咳嗽3个月，咳声较浅，结合舌脉象提示病邪尚停于卫表，未深入脏腑，表明病邪在上焦咽部，故治法宜解表为主。闻诊在临床中往往容易被忽略，但不可轻视。对于咳嗽，首先要辨咳声的轻重，其次要辨咳嗽时有无痰声，再辨其咳声的性质，如顿咳、干咳、闷咳、咳喘、咳声急促频频等。咳嗽的特征多样，其表达的信息十分丰富，因此闻诊在咳嗽的诊治中是十分重要的。

息

桑榆子曰："精化为气，气化而神集焉。故曰，神能御气，则鼻不失息。"谭紫霄曰："神犹母也，气犹子也。以神召气，如以母召子。凡呼吸有声者，风也，非息也。守风则散。虽无声而鼻中涩滞者，喘也，非息也。守喘则结。不声不滞，而往来有迹者，气也，非息也。守气则劳。所谓息者，不出不入之义。绵绵密密，若存若亡，心不着境，无我无人，更有何息可调？至此则神自返，息自定，心息相依，水火相媾，息息归根，金丹之母。"丘长春云："息有一毫之未定，命非己有。"以此言之，息之所关于人大矣哉！故较之于声，尤所当辨也。

气来短促，不足以息，呼吸难应，乃为虚甚。素无寒热，短气难续，知其为实。

无寒热则阴阳和平，而亦短气不能布息，此中焦有碍，或痰火为害。

吸而微数，病在中焦。中实吸不得入，还出复入，故脉来微数，亦系实证，非痰即食，可以攻下。实则可生，虚者不治。实则可下。中虚吸不尽入而微数者，肝肾欲绝，焉能救乎？上焦吸促，下焦吸远，上下暌违，何以施疗？病在上焦，气宜通下；病在下焦，气宜达上。上下交通，病斯愈矣。今上焦者吸促而不能通下，下焦者吸远而不能达上，上下不交通，病岂易治乎！至于呼吸动摇，振振而气不载形者，必死之证矣。

天积气耳，地积形耳，人气以成形耳。惟气以成形，气聚则形存，气散则形亡，气之关于形也，岂不钜^①哉！然而身形之中，有营气，有卫气，有宗气，有脏腑之气，有经络之气，各为区分。其所以统摄营卫脏腑经络，而令充周无间，环流不息，通体皆灵者，全赖胸中大气主持。夫脏腑大经小络，昼夜循环不息，必赖胸中大气斡旋其间。大气一衰，则出入废，升降息，神机化灭，气立孤危矣。若夫息出于鼻，其气布于膻中。膻中宗气主上焦息道，恒与肺胃关通，或清而徐，或短而促，足以占宗气之盛衰。所以《素问·平人气象论》曰："乳之下其动应衣，宗气泄也。"人顾可奔迫无度，令宗气盛喘数急，有余反成不足耶！此指呼出为息之一端也。其谓"起居如故，而息有音，此肺之络脉逆也。不得卧而息有音者，是阳明之逆也。"盖见布息之气，关通肺胃，又指呼出为息之一端也。呼出心肺主之；吸入肾肝主之；呼吸之中，脾胃主之。故惟脾胃所主中焦为呼吸之总持。设气积贲门不散，两阻其出入，则危急存亡非常之候。善养生者，使贲门之气传入幽门，幽门之气传二阴之窍而出，乃不为害。其上焦下焦，各分呼出吸入，未可以息之一字统言其病矣。此义惟仲景知之。谓"息摇肩者，心中坚。息引胸中上气者，咳。息张口短气者，肺痿唾沫。"分其息专主乎呼而不与吸并言，似乎创说。不知仲景以述为作，无不本之《内经》，即前所拟呼出为息，二端不足尽之。盖心火乘肺，呼气奔促，势有必至。呼出为心肺之阳，自不得以肝肾之阴混之耳。息摇肩者，肩随息动，惟火故动也。息引胸中上气咳者，肺金收降之令不行，上逆而咳，惟火故咳也。张口短气、肺痿唾沫，又金受火刑不治之证。均以出气之粗名为息耳。然则曷^②不径以呼名之耶？曰，呼中有吸，吸中有呼，剖而中分，圣神所不出也。但以息之出者主呼之病，而息之入者主吸之病，不待言矣。《素问·通评虚实论》谓："乳子中风热，喘鸣肩息。"以及息有音者不一而足，惟其不与吸并言，而吸之病转易辨识。然尚恐后人未悉，复补

---

① 钜：本义：钢。在此为引申义：指代包罗万象。

② 曷：何，什么。《说文解字》云："曷，何也。"

其义云："吸而微数，其病在中焦实也，当下之即愈，虚者不治。在上焦者其吸促，在下焦者其吸远，此皆难治。呼吸动摇振振者不治。"见吸微且数，吸气之往返于中焦者速，此必实者下之，通其中焦之雍而即愈。若虚则肝肾之本不固，其气轻浮，脱之于阳，不可治矣。前所指贲门幽门不下通，为危急存亡非常之候者，此也。在上焦者其吸促，以心肺之道近，其真阴之虚者，则从阳火而升，不入于下，故吸促。是上焦未尝不可候其吸也。下焦者其吸远，肝肾之道远，其元阳之衰者，则困于阴邪所伏，卒难升上，故吸远。此真阴元阳受病，故皆难治。若呼吸往来振振动摇，则营卫往返之气已索，所存呼吸一线耳，尚可为哉！学者先分息之出入，以求病情。既得其情，合之不爽。若但统论呼吸，其何以分上中下三焦所主乎？意微矣。

🔲 点　评

中国古代哲学认为：世界只有一个本原，而这个本原就是"气"。中医学认为气是人体内活力很强、运动不息的极细微物质，是构成和维持人体生命活动的基本物质。气运行不息，维系人体的生命进程。人生所赖，唯气而已。气聚则生，气散则死。气的运动停息，则意味着生命的终止。按其来源、分布、功能可分为不同层次的气，最高层次为真气，其次是元气、宗气、营气和卫气。最后是脏腑之气，包括经络之气。

疾病状态下呼吸的改变可见多种病证，望闻结合。从吸气可以判断病位（在上、中、下）和吉凶预后。如中焦病证可见"呼吸气促"，这是因为中焦有痰湿阻滞，故吸气不能摄纳入肺，邪气阻滞，脉来微数（吸气短促略快），舍脉从症，可用承气类攻下治之。上焦吸促，下焦吸远，气之根在肾，藏于肺，现病在"上焦"、出现呼吸短促，说明肺气亏虚不能主气，吸入之气，不能下达于肾，其气只在肺上往返，而见呼吸表浅，为肺气将绝故难治，如病在下焦，出现吸气深长而困难，加之脉象细微，则为肾气大虚，欲吸入外界之气而自救，但因元气耗竭，外援难救，故而难治。

临证心得

患者，男，45岁。咳嗽咳痰10年，加重3天。刻下症见咳嗽、咳痰、痰色黄，胸闷、气短、时有喘促，舌体胖大齿痕，舌苔黄腻。既往有慢性阻塞性肺疾病病史。属肺胀痰热郁肺证，治疗予清热化痰、降气平喘之法。

慢性阻塞性肺疾病的病机复杂，辨证是关键，国医大师卢芳首先提出听诊辨虚实，听诊时患者有干啰音为实喘，无干啰音为虚喘。"本虚标实、虚实夹杂"是该病的基本病机。卢老临床中抓住痰、热、瘀、壅、虚这5个关键环节仔细进行辨证治疗。根据"感邪时偏于标实，平时偏于本虚"的不同，有侧重的选用扶正与祛邪的治则。对于实喘型慢性阻塞性肺疾病，临床确立宣降肺气、化痰平喘的治疗原则，并自拟止喘汤重用炙麻黄治疗此病，疾病恢复期酌加补气纳肾药，防止复发。

问诊

入国问俗，何况治病？本末之因，了然胸臆；然后投剂，百无一失。

医，仁术也。仁人笃于情，则视人犹己，问其所苦，自无不到之处。《灵枢·师传篇》曰："入国问俗，入家问讳，上堂问礼，临病人问所便。"使其受病本末，胸中洞然，而后或攻或补，何愁不中乎！

点 评

问诊为临证之首务也，故孙思邈说："未诊先问，最为有准。"因为患者的主观症状以及疾病的发生、发展、转归，既往的检查、诊断、治疗只有通过询问才能获得，在医患沟通中具有重要的地位。尤其针对一些因情志而导致的疾病，在问诊的同时予以开导，使其心情舒畅，对于疾病的治疗、预后都具有重要的作用。

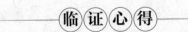

一位20岁左右的女性由其母陪着来诊。先问了一句"闺女出嫁了吗？"虽然像和患者聊天一样，但其实这句话很重要，如果答案是没出嫁，则一般多是月经病，没出嫁的女孩极少有带下病，更不会有胎产病。接下来在切脉后又问："闺女的月经不正常吧？"月经先期、后期、先后不定期，痛经，闭经等都属于月经不正常，之后的不需要问她就会说出来。如果出嫁了，一般会问是否怀孕或是否不孕，这是因为儿媳经停，老人盼早日抱孙，多陪媳妇来就诊，希望早得喜讯，一般的老人眼中会有期盼的神情，所以会问："月经有段时间没来吧？"当然大多情况能说中，接下来患者就会主动说出种种早孕的反应。若是不孕，患者多面有忧愁，也是能看出来的。因此，问诊的技巧很重要，就是要在无形中让患者说出问题所在。

人品起居

凡诊病者，先问何人，或男或女。男女有阴阳之殊，脉色有逆顺之别，故必辨男女而察其所合也。

或老或幼。年长则求之于腑，年少则求之于经，年壮则求之于脏。

或为仆妾。在人下者，动静不能自由。

寡妇师尼。遭逢不偶，情多郁滞。

形之肥瘦。肥人多湿，瘦人多火之类，此宜在望条。然富贵之家，多处重帏，故须详问。若不以衣帛覆手，则医者见其手，亦可得其形之大略矣。

次问得病，起于何日。病之新者可攻，病之久者可补。

饮食胃气。肝病好酸，心病好苦，脾病好甘，肺病好辛，肾病好咸。内热好冷，内寒好温。安谷则昌，绝谷则亡。

梦寐有无。阴盛则梦大水恐惧，阳盛则梦大火燔灼，阴阳俱盛则梦相杀毁伤。上盛则梦飞，下盛则梦堕。甚饱则梦予，甚饥则梦取。肝气盛则梦怒，肺气盛则梦哭。短虫多则梦聚众，长虫多则梦自击毁伤。

点　评

这部分内容属于病历中的一般情况，主要包括患者的姓名、性别、年龄、婚否、民族、职业、籍贯、工作单位、现住址、联系方式等。

中医学关于问诊的内容非常丰富，如《素问·疏五过论》云："凡欲诊病者，必问饮食居处。"《素问·征四失论》云："诊病不问其始，忧患饮食之失节，起居之过度，或伤于毒，不先言此，卒持寸口，何病能中。"其后诸多医家也在诊病中秉持此法，《史记·扁鹊太仓公列传》中的医案记载都涉及姓名、职业、住址，如诏问故太仓长臣意："方伎所长，及所能治病者？有其书无有？皆安受学？受学几何岁？尝有所验，何县里人也？何病？医药已，其病之状皆何如？具悉而对。"臣意对曰……"其后愈发系统化，明代名医张介宾将问诊内容归纳为10个方面（《景岳全书》），即"一问寒热、二问汗、三问头身、四问便、五问饮食、六问胸、七问耳、八问渴、九问脉色、十问气味"，得到广泛认同，与现行教材的"问现在症"大部分一致，为临床普遍采用。

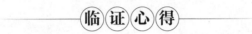

临证心得

患者，男，22岁。体检时发现餐后血糖 11.3mmol/L。患者平素饮食不节，喜食高热量快餐及可乐等饮品，缺乏运动。刻下症见形体肥胖，多食易饥、嗜冷饮，大便质黏腻，小溲色黄、偶有泡沫，体力尚可，颈部酸痛1年余，舌质略红，苔黄厚，脉滑有力。糖化血红蛋白 7.4%。有家族遗传糖尿病史。辨证属胃强脾弱型消渴，予清热化痰、益气泻浊药10剂。

该患者肥胖日久渐致消渴，二者之间肥胖为因，消渴为果。饮食不节、劳逸失宜，致使胃强脾弱，湿浊中生，脂不化气，而生肥胖；湿浊日久，生痰化热伤津，终成消渴。正如《素问·奇病论》云："肥者令人内热，甘者令人中满……其气上溢，转为消渴。"现代医学研究表明，肥胖人群中痰湿体质发生率为73.3%，而糖尿病发生在肥胖人群中的比例居高不下。

嗜欲苦乐

问其嗜欲，以知其病。物性不齐，各有嗜欲。声色臭味，各有相宜。好食某味，病在某脏。当分顺逆，以辨吉凶。

清阳化气出乎天，故天以五气食人者，臊气入肝，焦气入心，香气入脾，腥气入肺，腐气入肾也。浊阴成味出乎地，故地以五味食人者，酸先入肝，苦先入心，甘先入脾，辛先入肺，咸先入肾也。凡脏虚必求助于味，如肝虚者欲食酸是也。此谓之顺应者易治。若心病而受咸，肺病而欲苦，脾弱而喜酸，肝病而好辣，肾病而嗜甘，此谓之逆候；病轻必危，重者必死。

点 评

五味理论作为中药基本理论的重要组成部分，一直有效地指导着临床治疗。五味，指酸、苦、甘、辛、咸。五味与五脏，各有一定的亲和性。用药物之偏性以平脏腑阴阳气血之偏盛偏衰，如治肝病之药以醋制，治肾病之药以盐炒等，以及酸以敛肝、咸以坚肾、辛以润肺、甘以缓脾、苦以生心，目前仍普遍指导着临床治疗。《素问·至真要大论》云："久而增气，物化之常也，气增而久，夭之由也。"如长期服某味药物，对不足的脏器产生"增气"，如果过度的话，可能导致过犹不及的不良反应。《灵枢·五味》云："肝病禁辛，心病禁咸，脾病禁酸，肾病禁甘，肺病禁苦。"《素问·五脏生成》云："多食咸，则脉凝泣而变色；多食苦，则皮槁而毛拔；多食辛，则筋急而爪枯；多食酸，则肉胝皱而唇揭；多食甘，则骨痛而发落。"五味偏嗜，脏气偏盛，易导致"伤己所胜"和"侮所不胜"的病机变化。

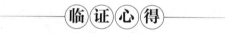

临证心得

患者，女，62岁。反复干咳半年余，多方医治无效来诊，无其他不适，脉浮而软。既往用药多为辛散。病机属肺气不收。治宜酸收肺气之法，2剂后咳嗽即消失，随访半月亦无再发。

咳嗽以辛味药物治之，风寒束表者，固宜辛散外邪，但此患者病程长，非外感所比，乃肺气不收所致，前医多以辛散之药，为药所误，致肺气耗伤，肺气不能收敛，故咳嗽迁延不愈。《素问·脏气法时论》云："肺欲收，急食酸以收之，以酸补之，以辛泻之。"《嵩崖尊生》云："肺喜清敛，以酸收之，以酸补之。"不但久嗽可用，外感咳嗽或无明显外感的情况也可应用。

心喜热者，知其为寒；心喜冷者，知其为热。好静恶动，知其为虚；烦躁不宁，知其为实。伤食恶食，伤风恶风，伤寒恶寒。

此显然可证者，尤须详问。惟烦躁不宁者亦有属虚，然必脉来无神，再以他证参之。

或常纵酒。纵酒者不惟内有湿热，而且防其乘醉入房。或久斋素。清虚[①]固保寿之道，然亦有太枯槁而致病者。或斋素而偏嗜一物，如面筋、熟栗之类，最为难化，故须详察。

始终境遇，须辨三常。《素问·疏五过论》曰："诊有三常。"谓常贵贱、常贫富、常苦乐也。封君败伤，及欲侯王。封君败伤者，追悔已往。及欲侯王者，妄想将来。皆致病之因也。常贵后贱，虽不中邪，病从内生，名曰脱营。常贵后贱者，其心屈辱，神气不伸，虽不中邪，而病生于内。营者，阴气也。营行脉中，心之所主。心志不舒，则血无以生，脉日以竭，故为脱营。常富后贫，名曰失精；五气流连，病有所并。常富后贫者，忧煎日切，奉养日廉，故其五脏之精，日加消败，是谓失精。精失则气衰，气衰则不运，故为留聚而病有所并矣。常富大伤，斩筋绝脉；身体复行，令泽不息。

大伤，谓甚劳甚苦也。故其筋如斩，脉如绝，以耗伤之故也。虽身体犹能复旧而行，然令泽不息矣。泽，精液也。息，生长也。故伤败结，留薄归阳，脓积寒炅。故，旧也。言旧之所伤，有所败结，血气留薄不散，则郁而成熟，归于阳分，故脓血蓄积，令人寒热交作也。

暴乐暴苦，始乐后苦，皆伤精气。精气竭绝，形亦寻败。乐则喜，喜则气缓。苦则悲，悲则气消。故苦乐失常，皆失精气，甚至竭绝而形体毁阻矣。暴怒伤阴，暴喜伤阳。怒伤肝，肝藏血，故伤阴。喜伤心，心藏神，故伤阳。

厥气上行，满脉去形。厥气，逆气也。凡喜怒过度而伤其精气者，皆能令人气厥逆而上行。气逆于脉故满脉，精脱于中故去形。形乐志苦，病生于脉，治以灸刺。形乐者身无劳，志苦者心多虑。心主脉，深思过虑，则脉病矣。脉病者当治结络，故当随其宜而灸刺之。形乐志乐，病生于肉，治以针石。形乐者逸，志乐者闲。饱食终日，无所运动，多伤于脾。脾主肌肉，故病生焉。肉病者或为卫气留，或为脓血聚，故当用针石取

---

① 清虚：清洁虚空。宋代罗大经的《鹤林玉露》卷十一云："若疏食菜羹，则肠胃清虚，无滓无秽，是可以养神也。"

之。形苦志乐，病生于筋，治以熨引。形苦者身多劳，志乐者心无虑。劳则伤筋，故病生于筋。熨以药熨，引谓导引。形苦志苦，病生咽嗌，调以甘药。形苦志苦，必多忧思。忧则伤肺，思则伤脾。脾肺气伤，则虚而不行，气必滞矣。脾肺之脉上循咽嗌，故病生焉。如人之悲忧过度，则喉咙咽哽，食饮难进；思虑过度，则上焦否隔，咽中核塞；即其征也。

《灵枢·邪气脏腑病形》有"调以甘药"。《终始》曰："将以甘药，不可饮以至剂。"若《素问·血气形志》则曰"治之以甘药"者，误也。形数惊恐，经络不通，病生不仁，按摩醪药。形体劳苦，数受惊恐，则亦不乐，其经络不通，而不仁之病生，如韦痹重不知寒热痛痒也。当治以按摩，及饮之酒药，使血气宣畅。

起居何似？起居，凡一切房室之燥湿，坐卧之动静，所包者广。如肺病好曲，脾病好歌，肾病好吟，肝病好叫，心病好妄言之类，当一一审之。

曾问损伤。或饮食不当，或劳欲不时，或为庸医攻补失宜。便利何如？热则小便黄赤，大便硬塞；寒则小便澄白，下利清谷之类。曾服何药？如服寒不验，服热不灵，察证与脉，思当变计。有无胀闷？胸腹胀闷，或气，或血，或食，或寒，或虚，皆当以脉合之。性情常变，一一详明。病者大都喜怒改常。

▣ 点 评

阴阳应象大论曰：善诊者，察色按脉，先别阴阳。审清浊而知部分，视喘息、听声音而知所苦，观权衡规矩而知病所主。运用六淫七情、气血津液、阴阳上下、脏腑经络、表里寒热虚实等病因、病位、病性进行辨证。

这部分属于个人生活史，包括生活经历、饮食起居、精神情志及婚育状况等。饮食偏嗜可导致疾病的发生。如嗜食油腻甜食，多病痰湿；偏食辛辣烧烤，易患热证；多食生冷饮品，可致脏腑寒证；饮酒过度，一则易患痰湿或湿热，二则易患胃病、肝病、心病，三则整日昏昏沉沉，久则事事无成，徒增烦恼。

心理因素在发病中具有至关重要的作用，因神在形中，主宰形体，持久的或者剧烈的心理变化都有可能引起疾病，如所愿不遂，个人欲望和现实之间出现差距，思虑忧恼过度，郁而成损。正如《素问·痿论》云："肺者，脏之长也，为心之盖也，有所失亡，所求不得，则发肺鸣，鸣则肺热叶焦。"因为对什么事情都不满意，所追求的目的无法达到，而使气机郁滞，郁而化火，灼烧肺津，导致营气不足。也有一些突发事件的刺激，使人体产生应激反应，《素问·疏五过论》云："离绝菀结，忧恐喜怒，五脏空虚，血气离守，工不能知，何术之语。"正如《类经》所言，离者失其亲爱、绝者断其所怀、菀谓思虑抑郁、结谓深情难解，这些大悲之事都可以使五脏气机不畅，从而发病。

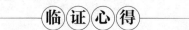

临证心得

不寐医案：一督家妇人，伤思虑过甚，二年不寐，无药可疗，其夫求戴人治之，戴人曰："两手脉俱缓，此脾受之也，脾主思故也，乃与其夫，以怒而激之。多取其财，饮酒数日，不处一法而去，其人大怒汗出，是夜困眠，如此者，八九日不寝，自是而食进，脉得其平。"张氏曾治疗由惊所致病证：卫德新之妻，旅中宿于楼上，夜值盗劫人烧舍，惊坠床下，自后每闻有响，则惊倒不知人。家人辈蹑足而行，莫敢冒触有声，岁余不痊。诸医作心病治之，人参，珍珠，及定志丸皆无效。戴人见而断之曰："惊者为阳，从外入也，恐者为阴，从内出。惊者为自不知故也，恐者自知也。"乃命二侍女执其两手，按高椅上，而前置几，戴人曰："娘子当视此。"一木猛击之，其妇大惊。戴人曰："我以木击几，何以惊乎？"伺少定又击之，惊也缓。又斯须，连击三五次，又以杖击门，又暗遣人击背后之窗，其妇徐徐惊定而笑曰："是何治法？"戴人曰：《内经》云'惊者平之'，平者常也，平常具之必无惊，是夜使人击其门窗，自达夕曙一二日，虽闻雷亦不惊。"

病证

问病不答，必系耳聋。即当询之，是素聋否？不则病久，或经汗下，过伤元气。问而懒答，唯点头者，是中气虚。昏愦不知，问是暴厥，抑是久病。妇女僵厥[①]，多是中气，须问怒否。妇人凡病，当问月水，或前或后。师尼寡妇，气血凝滞，两尺多滑，不可言胎，室女亦同。心腹胀痛，须问旧新。产后须问，坐草难易，恶露多少，饮食迟早，生子存亡，饮食失节。若问病处，按之而痛止者为虚。按之而痛甚者为实。痛而不易，知为死血。痛无定者，知其为气。凡问百病，昼则增剧，夜则安静，气病血否；夜则增剧，昼则安静，血病气否。昼热夜静，阳气独旺，入于阳分[②]；昼静夜热，阳气下陷，入于阴中。昼夜俱热，重阳无阴，亟泻其阳，而补其阴；昼夜俱寒，重阴无阳，亟泻其阴，而补其阳。四肢作痛，天阴转甚，必问以前，患徽疮[③]否？

回 点 评

　　该书重在脉诊分析以驳高阳生《脉诀》之误。其余望、闻、问均有论述，但内容不多，此处病证寥寥数语，泛泛而谈矣，临床实践中则脉症结合，分析病症，遣方用药。

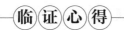

　　患者，男，3岁。发热、咽喉痛3天。体温39℃，2天未解大便，轻咳，查咽壁轻度充血，右扁桃体Ⅰ度肿大，苔淡黄腻，舌红。双手脉寸、关、尺三部均浮滑，浮中位小弦，细查有微紧之感，脉数而不促。属风、寒、热三邪合至，肺胃气机失降。予疏风清热、内化湿滞药3剂，患儿1剂热退便解，3剂痊愈。儿科素有哑科之称，因一些重要的主观感受，难以准确的表达，故有医者提出"脉诊优先、四诊合参"的诊法思路，如该案双手脉寸、关、尺俱浮，为病邪在表不在里；脉在浮中位有小弦微紧之感，是脉气收束，脉道紧缩之故；脉数而不促，是脉气迅速尚有序之象。综合脉象要素，分析脉气脉质，可知其病位在表，脉数有热，脉弦紧为寒

---

　　① 僵厥：猝然昏倒，肢体转动不利的病症。《医宗金鉴》云："如顶骨塌陷，惊动脑髓，七窍出血，身挺僵厥，昏闷全无知觉者，不治。"

　　② 入于阳分：指阳气自旺于阳分。《增补万病回春·发热》云："夜则静，昼则发热者，此热在气分也。"

　　③ 徽疮：即梅毒，又称霉疮、杨梅疮、广疮、时疮、棉花疮，见《疮疡经验全书》卷六。

凝气滞。故知其外感风寒热，其脉滑，其苔黄腻，知其胃中湿滞。

附：辨舌

张三锡曰："《金镜录》载三十六舌，辨伤寒之深浅吉凶，可称详备。然细讨究，不过阴阳、表里、寒热、虚实而已。"陶节庵曰："伤寒邪在表，则舌无胎。热邪在表，则胎渐生，自白而黄，黄而黑，甚则黑裂矣。黑胎多凶。若根黑或中黑或尖黑，或属里热，全黑则热极而难治。常见白胎燥渴，虚而微热，或不得汗，或胃中少有饮而不行，宜温解。"

白滑胎①虚寒冒寒，阳气不振，宜温。白胎起芒刺 津液不足，胃中有物，宜运动。黄胎，微热，热渐入里，或燥渴之象，宜清解。灰色胎，胃中有物，中气虚热，渴而不能消饮者，宜温解。黑色胎，热入里实燥厚者，宜下。滑润者，水困火，宜温。虽黑而润，所谓水极似火也，不燥为异。

凡伤寒辨舌者，以舌属心而主火，寒为水也。水寒凌火，外感夹内伤，宿食重而结于心下者，五六日舌渐黄，或中干而边润，名中焙舌。此则里热尚浅。若全干，无论黄黑，皆属里证，分轻重下之。若曾经下或屡下不减，乃宿滞结于中宫也。询其脉之虚实，及中气何如。实者润而下之。虚人神气不足，当生津固中气，有用生脉散对解毒汤而愈者，有用附子理中汤冷服而愈者。一则阴极似阳，一则阳极似阴，不可不辨。

白胎属寒，外证烦躁，欲坐卧于泥水中，乃阴寒逼其无根失守之火而然。脉大不鼓，当从阴证治。若不大躁，呕吐者，从食阴治之。产后辨舌者，以心主血也。经云："少阴气绝，则血不行。"故舌紫黑者，为血先死。凡见黑舌，要问曾食酸甜咸物否？能染成黑色。凡视舌色，虽有成见，亦必细审兼证，及脉之虚实。不尔，恐有毫厘千里之谬。

点 评

舌诊是中医学独具特色的诊法之一，在临床中具有重要意义，在《黄

---

① 胎：同"苔"，即舌苔。

帝内经》《伤寒杂病论》中就有关于舌诊原理以及常见病证的舌象特征描述。但把舌诊作为一个独立的研究专题，并由此而确立中医舌诊学，是由元代杜清碧所著的《敖氏伤寒金镜录》提出的。此书在中医舌诊研究角度而言具有里程碑的意义。其中涉及的黄苔、黑苔、红舌等热证类舌象，可以说继承与发展仲景学说，也秉承和兴盛河间"火热立论"学说，对于丰富和扩大其后温病学的诊疗手段具有重要价值，虽兴于元，但临床广泛应用在于明清时期。

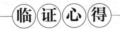

临证心得

患者，女，43岁。患者胃中嘈杂1周，于当地医院行胃镜诊为"慢性胃炎"。就诊时仅觉胃中嘈杂感，无胃脘痛，亦无反酸、恶心等症，纳呆，二便调，眠安，舌暗红，苔少，脉缓。属阴虚型嘈杂。予以养阴润燥之法，经治半个月而愈。

本案证候表现比较特殊，症状、脉象仅可定位，难以判断寒热、虚实。而对于病性的判断，仅有舌暗红、苔少这一表现形式。可见舌象的变化能较客观准确地反映病情，可作为诊断疾病、了解病情的发展变化和辨证的重要依据。

卷八 运气

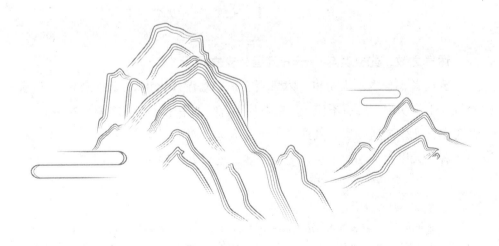

小序

运气之说微矣，得其指归①者，不数见焉。是编撮其大纲，为初学人阶梯云耳。第曰某年为某政②，执某药以治之，是守株而待兔也。呜呼！麒麟凤凰不常有，世治则见；日月薄蚀有常度，德盛则免。通于其说者，可以论运气矣。

🔲 点 评

作者认为，运气的学习有一定难度，导致其传承也面临困难，因此编撰此运气篇纲要以为后学者学习的阶梯。同时，运气的学习和运用如果不领悟其内核要义，一味生搬硬套，无异于守株待兔。学者应当首先确立"天人相应"的整体观念，从自然规律的角度认识人体，充分考虑天时、气候、环境等因素对人体的影响，这才是学习运气需要秉持的基本思想和方法。

干支

运气之教，先立其年。干分五运，支立司天③。

五运者，金木水火土也。六气者，风寒暑湿燥火也。南北二政④，运有不同。上下阴阳，脉有不应⑤。先立其年者，如甲子、乙丑之类，左右应见，乃可以言死生之逆顺也。其法合十干为五运，对十二支为六气。六气者，有主有客。天以六气动而不息，上应乎客；地以五行静而守位，下应乎主。经

---

① 指归：主旨，意向。

② 某年为某政：指根据当年运气情况推导出南北政，以此确定对应的治疗药物。

③ 干分五运，支立司天：以年干支中的天干确定五运的岁运，地支确定六气中的司天之气。

④ 南北二政：甲己为南政之年，乙庚、丙辛、丁壬、戊癸为北政之年。

⑤ 脉有不应：指南北政脉法。《素问·至真要大论》云："北政之岁，三阴在下，则寸不应；三阴在上，则尺不应。南政之岁，三阴在天，则寸不应；三阴在泉，则尺不应。"

曰："先立其年，以明其气。"是知司天在泉^①，上见下临，为之始也。

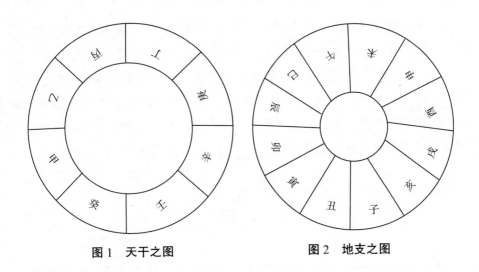

图 1 天干之图　　　　　　图 2 地支之图

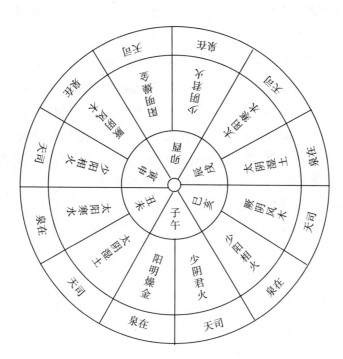

图 3 司天在泉图

---

① 司天在泉：司天，指司天之气，为六气的三之气；在泉，指在泉之气，为六气的终之气。

回 点 评

　　天干和地支是五运六气推演的工具。五运六气，主要由"五运"和"六气"两部分组成。十天干配以五运，称为"十干统运"，十二地支配以六气，称为"地支纪气"。根据每年的干支纪年情况，可以推测各年的气候变化规律，掌握流行病和多发病的发病趋势等，因而研究五运六气离不开天干地支。正如明代汪机所云："运气者，以十干合，而为木火土金水之五运；以十二支对，而为风寒暑湿燥火之六气。"（《运气易览·序》）

五运

土运甲己，金运乙庚，水运丙辛，木运丁壬，火运戊癸，土君余臣。

　　太古占天之始，察五气，纪五天，而所以立五运也。谓望气之时，见黅①天之土气，经于心、尾、角、轸四宿之上，下临甲己之方，此甲己之所以合为土运也。素天之金气，经于亢、氐、昴、毕四宿之上，下临乙庚之方，此乙庚之所以合为金运也。见玄天之水气，经于张、翼、娄、胃四宿之上，下临丙辛之方，此丙辛之所以合为水运也。见丹天之火气，经于牛、女、壁、奎四宿之上，下临戊癸之方，此戊癸之所以合为火运也。惟土运为南政，盖土位居中，面南行令故也。金木水火四运，皆以臣事之，北面受令，故为北政。土之与金木水火，犹之有君臣之分耳。

　　风寒暑湿燥火者，天之阴阳，三阴三阳上奉之。木火土金水者，地之阴阳，生长化收藏下应之。戊己，土也。然化气必以五，故甲己化土而居其首。土生金，故乙庚次之。金生水，故丙辛次之。水生木，故丁壬次之。木生火，故戊癸次之。此化气之序也。

　　《素问·天元纪大论》曰："甲己之岁，土运统之。乙庚之岁，金运统之。丙辛之岁，水运统之。丁壬之岁，木运统之。戊癸之岁，火运统之。"《素问·五运行大论》义亦同。

―――――――――――――――

　　① 黅（jīn）：黄色。

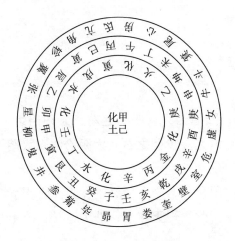

图4　天之五运化图

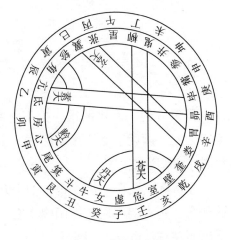

图5　五天五运图

五天歌

木苍危室柳鬼宿，火丹牛女壁奎边。
土黅心尾轸角度，金素亢氐昴毕前。
水玄张翼娄胃是，下为运气上经天。

点　评

　　此为《黄帝内经》提出的"五气经天化五运"之说，出自《素问·五运行大论》，阐释了天干化五运的由来。五运六气是以观象制历为基础，在古代农牧社会，"仰以观于天文，俯以察于地理，是故知幽明之故"（《周易·系辞传》），观象制历之法用于指导农业生产，使得农作收成有所保证。至春秋战国时期，对日月、五星等的研究已相当深入，"二十八宿""十二次"等体系趋于成熟和完善，为五运六气的产生和成熟奠定了基础。此外，中国古代自然灾害频发，常导致瘟疫流行，它们的发生多与天文气象、气候环境等因素密切相关。对这些现象的认识和规律的总结，也是五运六气的气候病因学说形成的重要基础。

六气

司天分例，六化图推。少阳之右，阳明治之。阳明之右，太阳治之。太阳之右，厥阴治之。厥阴之右，少阴治之。少阴之右，太阴治之。太阴之右，少阳治之。

此言客气阴阳之次序也。如上乃少阳司天，则下乃厥阴在泉。自南面而观之，则太阴在左，而阳明在右。余仿此。司天在泉，迭为迁转，故上下异而左右殊也。

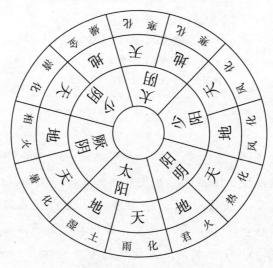

图6　天地六气之图

《素问·天元纪大论》曰："夫五运阴阳者，天地之道也。"又曰："在天为气，在地成形，形气相感，而化生万物矣。"又曰："神在天为风，在地为木。在天为热，在地为火。在天为湿，在地为土。在天为燥，在地为金。在天为寒，在地为水。"夫六气之合于三阴三阳者，分而言之，则天地之化，有气有形；合而言之，则阴阳之理，标由乎本。（所谓标本者，六气为本，三阴三阳为标。有本标中气图解。）如主气之交司于四时者，春属木为风化，夏初君火为热化，盛夏相火为暑化，长夏属土为湿化，秋属金为燥化，冬属水为寒化，此六化之常，不失其常，即所谓当其位则正也。如客气之有盛衰逆顺者，则司天主上，在泉主下，左右四间，各相专主，不时相加，以为交合。此六化之变，变有不测，即所谓非其位则邪也。故正则为德化政令，邪则为灾变眚①伤，大者之至徐而常，少者之至暴而亡。而凡为淫胜邪胜、相胜相复等变，亦何莫非天地六化之气所致欤！

子午之上，少阴君火。丑未之上，太阴湿土。寅申之上，少阳相火。卯酉之上，阳明燥金。辰戌之上，太阳寒水。巳亥之上，厥阴风木。

如子与午对，俱为君火；丑与未对，俱为湿土；寅与申对，俱为相火；卯与酉对，俱为燥金；辰与戌对，俱为寒水；巳与亥对，俱为风木是也。运则五年一周，气则六期环会②。

六气分上下左右而行天令，十二支分节令时日而司地化。然以六气而加于十二支，则有正化对化之不同。如厥阴之所以司于巳亥者，以厥阴属木，木生于亥，故正化于亥，对化于巳也。少阴所以司于子午者，以阴为君火③，当正南离位，故正化于午，对化于子也。太阴所以司于丑未者④，以太阴属土居中，王⑤于西南，故正化于未⑥，对化于丑也。少阳所以司于寅申者，以少阳属相火，位卑于君火，生于寅，故正化于寅，对化于申也。阳明所以司于卯酉者，以阳明属金，酉为西方金位，故正化于酉，对化于卯也。太阳所以司于辰戌者，太阳为水，辰戌属土，然水行土中，而戌居西北，为水渐王乡，是以洪范⑦五行以戌属水，故正化于戌，对化于辰也。一曰正司化令之实，对司化令之虚，一曰正化从本生数，对化从标成数，皆以言阴阳之衰盛，合于十二辰以为动静消息者也。此说详具《玄珠》⑧，今录之以备参考。

---

① 眚（shěng）：过错，灾难，疾苦。

② 运则五年一周，气则六期环会：五运之岁运按土、金、水、木、火的顺序变化，五年为一个周期，而六气之客按厥阴、少阴、太阴、少阳、阳明、太阳的顺序变化，六年为一个周期，如环无端，周而复始。

③ 阴为君火：据文义及上下文句式，前应补"以少"二字。

④ 所以司于丑未者：据文义及上下文句式，前应补"太阴"二字。

⑤ 王：通"旺"。

⑥ 未化于未：据文义及上下文句式，当为"故正化于未"。

⑦ 洪范：《尚书》篇名。旧传为箕子向周武王陈述的"天地之大法"。今人认为系春秋战国后期或两汉儒者所作。

⑧ 玄珠：指唐代王冰的《素问六气玄珠密语》。

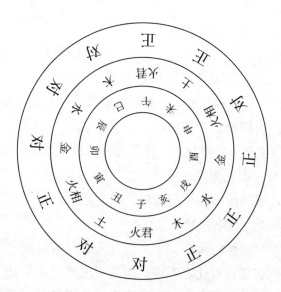

注：少阴正化午，对化子。太阴正化未，对化丑。少阳正化寅，对化申。阳明正化酉，对化卯。太阳正化戌，对化辰。厥阴正化亥，对化巳。

图7　六气正化对化之图

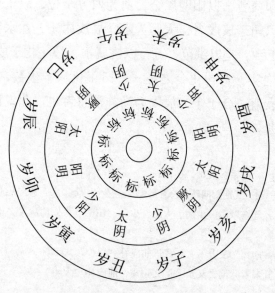

注：《素问·天元纪大论》云："子午之岁，上见少阴。丑未之岁，上见太阴。寅申之岁，上见少阳。卯酉之岁，上见阳明。辰戌之岁，上见太阳。巳亥之岁，上见厥阴。少阴所谓标也，厥阴所谓终也。"标者，犹所谓上首也。

图8　标气图

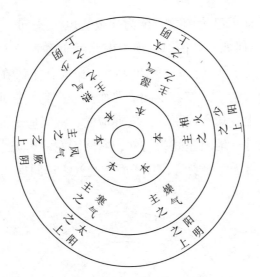

注:《素问·天元正纪大论》曰:"厥阴之上,风气主之。少阴之上,热气主之。太阴之上,湿气主之。少阳之上,相火主之。阳明之上,燥气主之。太阳之上,寒气主之。所谓本也。是谓六元。"①

图9 本气图

🔲 点 评

　　三阴三阳六气与十二支的化合关系是如何确立的,《黄帝内经》未给出解释。王冰在《素问六气玄珠密语》中提出了正化、对化之说,即"正化者,即天令正化其令,正无邪化,天气实故也。对化者,即对位冲化也。对化即天令虚,易其正数,乃从成也"。所谓正化,是指生六气本气的一方,其气化特征与本位一致;所谓对化,则是指其对面受作用或相互影响的一方,气化特征有异于本位,但恰与其对面"冲位"一致。换言之,"本位"是正化,与"本位"相对的"冲位"就是对化。这种六气正化对化之说为王冰所首倡,为后世刘温舒、李梴、张景岳等医家所从。

　　南北二政,其面不同。司天在泉,移位相从。甲己之岁,是为南政。三阴司天,则寸不应。三阴在泉,则尺不应。乙庚丙辛,丁壬戊癸,斯八岁者,皆曰北政。三阴司天,则尺不应。三阴在泉,则寸不应。

---

　　① 语出《素问·大元纪大论》,无《素问·天元正纪大论》一篇。

南北政者，即甲已为南政，余为北政是也。《素问·至真要大论》曰："阴之所在，寸口何如？岐伯曰：视岁南北可知之矣。"谓南政之年，南面行令，其气在南，所以南为上而北为下，司天在上，在泉在下，人气应之，故寸为上而尺为下，左右俱同。北面受令，其气在北，所以北为上而南为下，在泉应上，司天应下，人气亦应之，故尺应上而寸应下，司天应两尺，在泉应两寸。地之左间为右寸，右间为左寸。天之左间为左尺，右间为右尺。正与男子面南受气，女子面北受气之理同也。

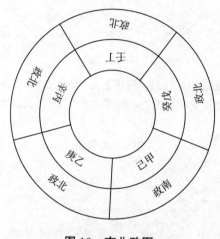

图 10　南北政图

⊟ **点　评**

南北政是运气学说的基本理论之一，后世医家对此认识和理解不一。归纳起来，主要有以下三种观点：一是以王冰、刘温舒、张景岳为代表的土运南政说。其根据《伤寒铃法》中"甲己之年面向南，乙庚戊年正北方，丙辛壬癸同归北"的论述，认为甲己土岁是南政，其余八年皆是北政。因五行重土，以土居中央，掌控四方，故认为南政为面南而立的君王之位，应为土运，这是"五运以土为尊"思想的反映。二是以张志聪为代表的戊癸火运为南政之说。他根据《素问·阴阳离合论》中所论述的"少阴之上，名曰太阳"，与后天八卦相联系，认为少阴位居坎水，太阳位居离火，南政之岁随三阳而在离火，故戊癸火运为南政，其余为北政。三是以陆儋辰为代表的黄道划分说。其在《运气辨·辨南北政》中提出"位视黄躔"，认为南为黄道南纬，包含亥、子、丑、寅、卯、辰六支，其余六支为北政。陆儋辰的认识摆脱了地之五方的束缚，将目光投向天文，其观点被现代运气大家任应秋所推崇。任老认为十二支为天体的十二宫，所谓"移光定位"，即由日光移易而定南北位次，日光在亥、子、丑、寅、卯、辰六宫为南政，在巳午未申酉戌则为北政。本书作者仍承传统的土运南政之说来认识南北政问题。

南政之岁，厥阴司天，则右不应；太阴司天，则左不应。

脉有不应者，谓阴之所在，脉乃沉细，不应本脉也。天地之间，五行金木水火土而已。经所谓二火者，君相二火也。君火以名^①，相火以位。君火不用事，相火代君行令者也。故南政厥阴司天，则君火在右，故右寸不应；太阴司天，则君火在左，故左寸不应。

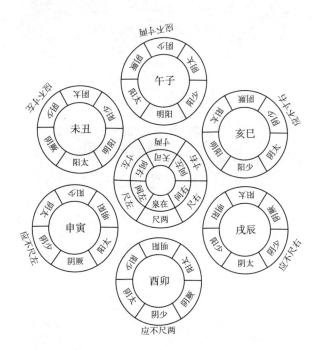

注：甲己年为南政。

图 11　南政年脉不应图

---

① 君火以名：《素问·天元纪大论》作"君火以明"。

北政之岁，厥阴在泉，则右不应；太阴在泉，则左不应。

厥阴在泉，则君火在右，故右寸不应；太阴在泉，则君火在左，故左尺不应。

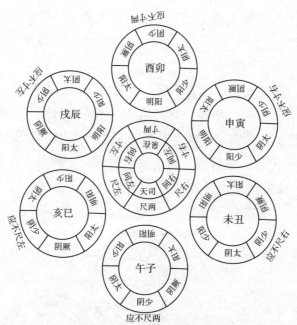

注：乙、丁、辛、癸、丙、戊、庚、壬年为北政。

图12　北政年脉不应图

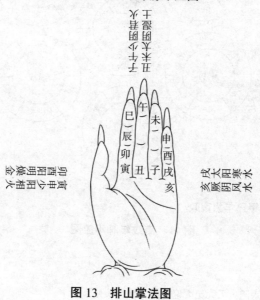

图13　排山掌法图

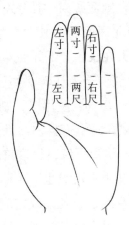

注：其法以南政子年起中指端，北政子年起中指根，俱逆行轮之。凡年辰所值之处，即其不应之位。如南政子起中指端，即两寸不应。丑年左寸，寅年左尺，右数到底，皆南政不应之位。北政子年起中指根，如前右数到底，皆北政不应之位。

图 14　南北政指掌图

司天为上，其位在南，则面必北；其分左右，左西右东。

司天在上，故位南面北而命其左右之见。左，西也。右，东也。

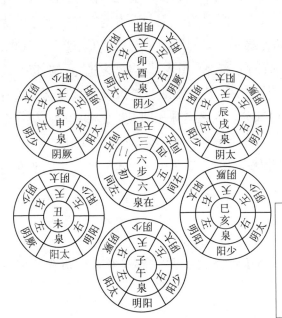

> **司天歌**
>
> 子午少阴为君火，丑未太阴临湿土。
> 寅申少阳相火王，卯酉阳明燥金所。
> 辰戌太阳寒水边，巳亥厥阴风木主。
> 初气起地之左间，司天在泉对面数。

图 15　司天在泉左右间气图

在泉为下，其位在北，则面必南；其分左右，左东右西。

下者即言在泉，故位北面南而命其左右之见，是为在泉之左右间也。左，东也。右，西也。司天在泉，上下异而左右殊也。

按：右二节，阴阳六气，迭为迁转。如巳亥年厥阴司天，明年子午，则左间少阴来司天矣。又如初气厥阴用事，则二气少阴来相待矣。六气循环无已，此所以上下左右阴阳逆顺有异，而见气候之变迁也。

不应之位，皆少阴也。诸部不应，反诊较之。

脉来不应者，沉细而几于不可见也。不应之脉，皆在两寸两尺，一为手少阴心经，一为足少阴肾经也。凡南政之应在寸者，则北政应在尺；北政之应在寸者，则南政应在尺。反其诊者，谓南北相反而诊之，则或尺或寸之不应者，皆可见矣。或为覆病者之手而诊之则脉见，未尽其解也。值此不应之脉，乃岁运合宜，命曰天和之脉，不必求治。若误治之，反伐天和矣。

阴之所在，其脉不应。诸家之注按，谓六气以少阴为君，君象无为，故少阴所至，其脉不应。此说殊谬。夫少阴既为六气之一，又安有不主气乎？盖因《素问·至真要大论》言少阴不司气化，殊不知所言不司气化者，言君火不主五运之化，非言六气也。如子午之岁，上见少阴，则六气分主天地，各有所司，何谓不立岁气乎？且君为大主，岂寄空名于上者乎？夫三阴三阳者，天地之气也。如《素问·太阴阳明论》曰："阳者，天气也，主外；阴者，地气也，主内。故阳道实，阴道虚。"自然之道也。第以日月证之，则日为阳，其气常盈。月为阴，其光常缺，是以潮汐之盛衰，随月消长①，此阴道当然之义，为可知矣。人之经脉，即天地之潮汐也。故三阳所在者，脉无不应，气之盈也。三阴所在，脉有不应者，以阳气有不及，气之虚也。而三阴之中，又惟独居乎中②，又阴中之阴也。所以少阴所在为不应，盖亦应天地之虚耳。

点　评

关于南北政脉应不应问题，《黄帝内经》原文古奥难明，历代医家多

---

① 随日消长：据文义，当为"随月消长"。
② 又惟独居乎中：据文义，当为"又惟少阴独居乎中"。

从脉位、脉形等进行阐释。关于"反其诊而见",亦说法不一,有的认为是"覆其手诊之",有的认为当在反政中求之。本书作者秉承其叔父李中梓之说。李中梓在《诊家正眼·政运有不应之脉》中解释为不应者为沉细之脉,甚至极沉极细,几于不可见,须覆病人手,方能诊之,称之为"天和之脉",不必求治。现多主张姑存经义,以待后学参悟。

南政

少阴司天,甲子、甲午二年,两寸脉不应。

少阴在泉,已卯、已酉二年,两寸脉不应[①]。

太阴司天,已丑、己未二年,左寸脉不应。

太阴在泉,甲辰、甲戌二年,左尺脉不应。

厥阴司天,已巳、已亥二年,右寸脉不应。

厥阴在泉,甲寅、甲申二年,右尺脉不应。

北政

太阴司天,(乙丁、辛癸)丑未八年,左尺脉不应。

太阴在泉,(丙戊、庚壬)辰戌八年,左寸脉不应。

厥阴司天,(乙丁、辛癸)巳亥八年,右尺脉不应。

厥阴在泉,(丙戊、庚壬)寅申八年,右寸脉不应。

少阴司天,(丙戊、庚壬)子午八年,两尺脉不应。

少阴在泉,(乙丁、辛癸)卯酉八年,两寸脉不应。

《灵枢·禁服》曰:"寸口主中,人迎主外,两者相应,俱往俱来,若引绳大小齐等,春夏人迎微大,秋冬寸口微大,如是者名曰平人"。夫曰微大,则脉之和可知矣。《素问·至真要大论》曰:"帝曰:阴之所在,寸口何如?"夫使阴脉来现,沉而不应,则与大小齐等之义拂矣。五运以甲已土运为尊,六气以少阴君火为尊。凡脉之司天在泉不应者,皆以少阴而论之。故北政之岁,人气面北,而寸北尺南,地左间之气在右寸,右间之气在左寸;天左间之气在右尺,右间之气在左尺。故乙卯、乙酉、丁卯、丁酉、辛卯、辛酉、癸卯、癸酉乃少阴在泉也,则两寸之脉俱不应。而北政少阴在泉,亦两寸不应者,乃从君不从臣也。故不以尺为主,而以寸为

---

① 两寸:据《素问·至真要大论》当作"两尺"。

主耳。《运气全书》所谓依南政而诊尺寸者是也。北政之岁，丙寅、丙申、戊寅、戊申、庚寅、庚申、壬寅、壬申乃厥阴在泉，其左间则少阴，右间则太阳也，宜右寸之脉不应。北政厥阴在泉，亦右寸之脉不应者，亦从君而不从臣也。故不以尺为主，而以寸为主耳。北政之岁，丙辰、丙戌、戊辰、戊戌、庚辰、庚戌、壬辰、壬戌太阴在泉，其左间则少阳，右间则少阴也，宜左寸之脉不应。南政太阴司天，则左寸不应，北政太阴在泉，而亦左寸不应者，从君而不从臣也。若使北政三阴司天而不在泉，则其不应者，不在寸而在尺矣。故曰："北政之岁，三阴在下，则寸不应；若三阴在上，则尺不应者此也"。南政之岁，如甲子、甲午乃少阴司天，则两寸之脉俱不应，如前所云者是也。南政之岁，如己巳、己亥乃厥阴司天，其左间则少阴，右间则太阳，宜右寸之脉不应，如前所云者是也。南政之岁，如己丑、己未乃太阴司天，其左间则少阳，右间则少阴，宜左寸之脉不应，如前所云者是也。若使南政三阴在泉而不司天，则其不应者不在寸而在尺矣。故曰："南政之岁，三阴在天，则寸不应；若三阴在泉，则尺不应者此也。"所谓诸不应者，即南北二政而相反以诊之，则南政主在寸者，北政主在尺；而南政主在尺者，北政主在寸，则其脉自明矣。

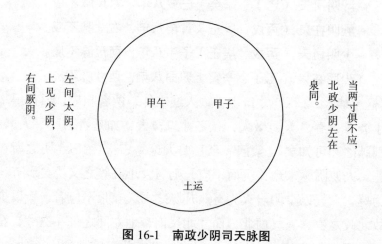

图16-1　南政少阴司天脉图

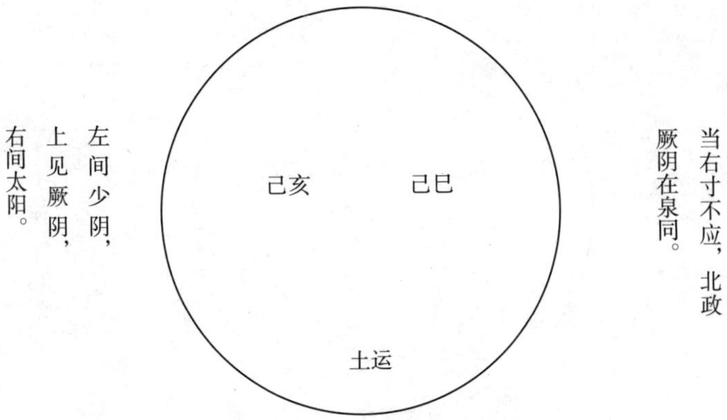

图 16-2 南政厥阴司天脉图

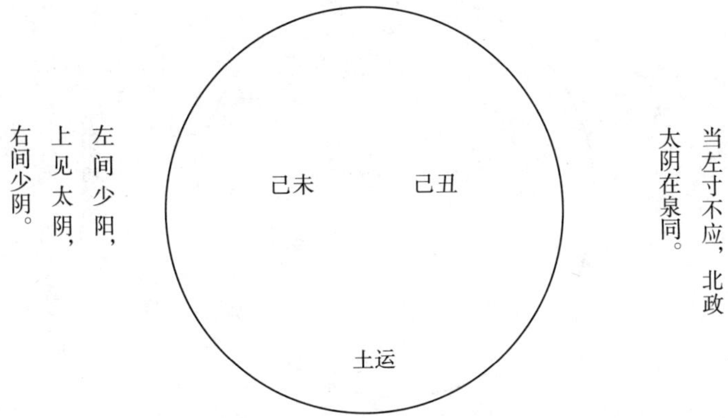

（图中文字）
己亥　己巳
土运

左间少阴，上见厥阴，右间太阳。

当右寸不应，北政厥阴在泉同。

图 17-1 南政太阴司天脉图

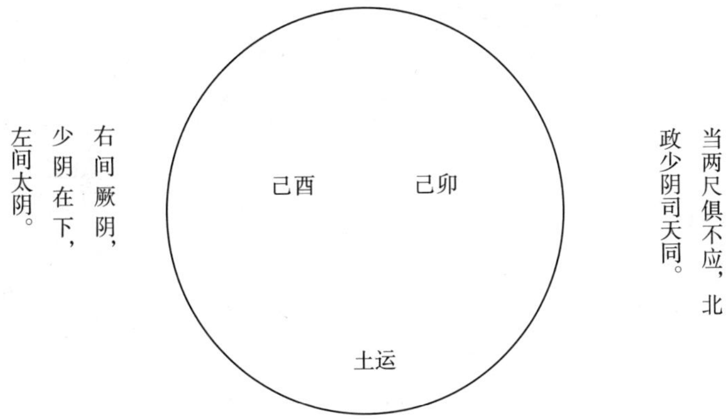

（图中文字）
己未　己丑
土运

左间少阳，上见太阴，右间少阴。

当左寸不应，北政太阴在泉同。

图 17-2 南政少阴在泉脉图

（图中文字）
己酉　己卯
土运

右间厥阴，少阴在下，左间太阴。

当两尺俱不应，北政少阴司天同。

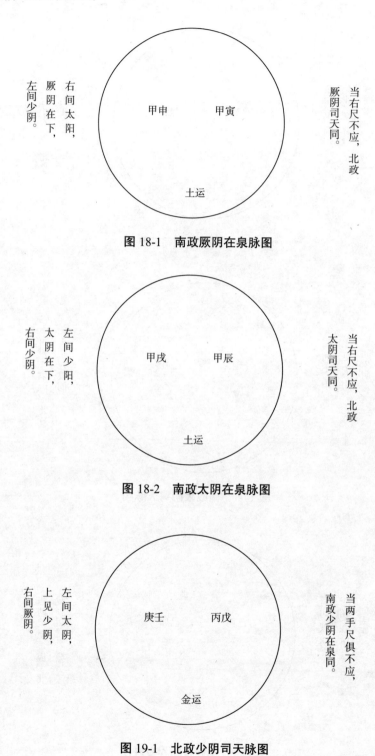

图 18-1　南政厥阴在泉脉图

右间太阳，
厥阴在下，
左间少阴。

当右尺不应，北政
厥阴司天同。

图 18-2　南政太阴在泉脉图

左间少阳，
太阴在下，
右间少阴。

当右尺不应，北政
太阴司天同。

图 19-1　北政少阴司天脉图

左间太阴，
上见少阴，
右间厥阴。

当两手尺俱不应，
南政少阴在泉同。

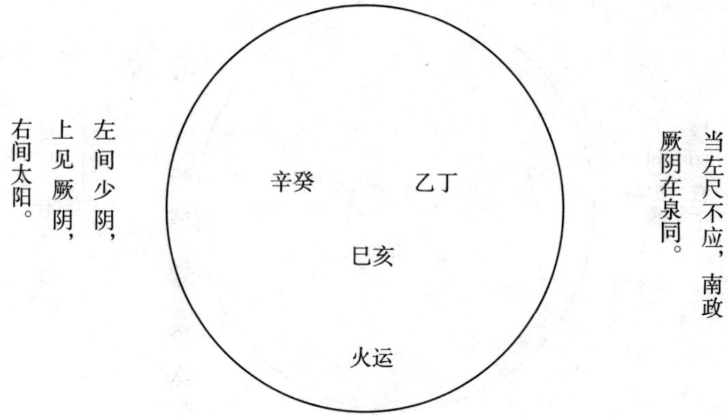

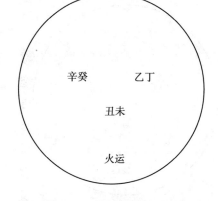

厥阴在泉同。
当左尺不应，南政

左间少阴，
上见厥阴，
右间太阳。

辛癸　　乙丁

巳亥

火运

图 19-2　北政厥阴司天脉图

太阴在泉同。
当右尺不应，南政

左间少阳，
太阴在下，
右间少阴。

辛癸　　乙丁

丑未

火运

图 20-1　北政太阴司天脉图

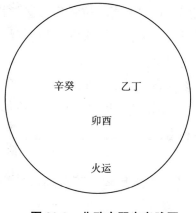

政少阴司天同。
当两寸俱不应，南

右间厥阴，
少阴在下，
左间太阴。

辛癸　　乙丁

卯酉

火运

图 20-2　北政少阴在泉脉图

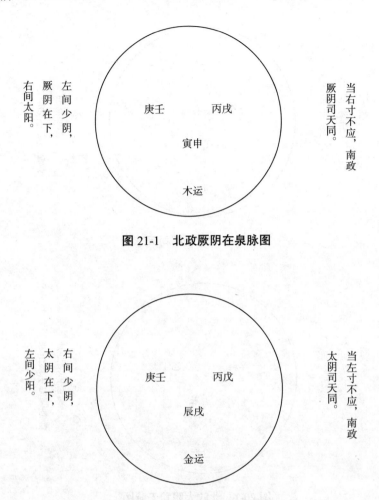

图 21-1　北政厥阴在泉脉图

图 21-2　北政太阴在泉脉图

《素问·五运行大论》曰："不当其位者病，迭移其位者病止。"南政少阴司天在泉，北政少阴司天在泉，曰"失守其位者危。"论南北二政内行运法甲已为南政，余四运为北政。南政司天在泉，皆行土运。其余北政，皆以在泉行运。如北政巳亥厥阴司天，则行在泉少阳火运。又如寅申少阳司天，则行在泉厥阴北运[①]。余仿此。惟有北政，辰戌年太阳司天，当行在泉土运，缘北政以臣不敢行君之令，故行金运，是土之子，以足木火金水之四运焉。

尺寸反死，阴阳交危。谓之反者，不应而应，应而不应，尺寸反也。

---

① 北运：据文义当作"木运"。

谓之交者，隅^①位相交，阴当在左，交之于右；阳当在右，交之左也。

如尺当不应而反浮大，寸当浮大而反沉细；寸当不应而反浮大，尺当浮大而反沉细，是谓尺寸反。《素问·五运行大论》曰："尺寸反者死。"如右当不应而反浮大，左当浮大而反沉细；左当不应而反浮大，右当浮大而反沉细。经曰："左右交者死。"如其年少阴在左，当左脉不应，而反见于右；阳脉本在右，而反互移于左；是少阴所易之位，非少阳则太阳脉也。故曰："阴阳交，交者死。"惟辰戌丑未寅申巳亥八年有之。如其年少阴在尺，当尺不应，而反见于寸；阳本在寸，而反移于尺。故曰："尺寸反，反者死。"惟子午卯酉年有之。然必也尺寸俱反，阴阳俱交，始为危殆。若但本位当应而不应者，乃阴气之不应也，止疾而已，不在阴阳交、尺寸反之例，不可胶柱鼓瑟也。

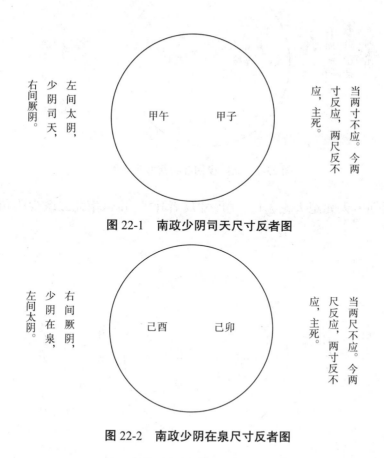

图 22-1　南政少阴司天尺寸反者图

图 22-2　南政少阴在泉尺寸反者图

---

① 隅（yú）：角落，靠边的地方。

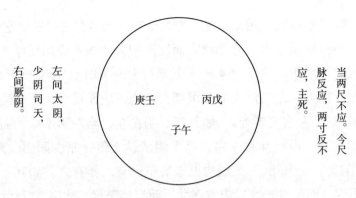

当两尺不应。今尺
脉反应，两寸反不
应，主死。

左间太阴，
少阴司天，
右间厥阴。

庚壬　　丙戌

子午

图 23-1　北政少阴司天尺寸反者图

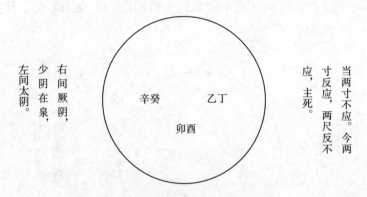

当两寸不应。今两
寸反应，两尺反不
应，主死。

右间厥阴，
少阴在泉，
左间太阴。

辛癸　　乙丁

卯酉

图 23-2　北政少阴在泉尺寸反者图

《素问·天元纪大论》曰："尺寸反者死。"止以南北二政少阴司天在泉论。

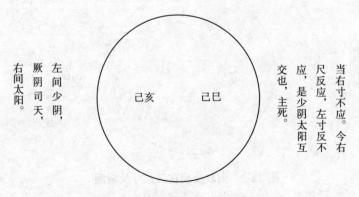

当右寸不应。今右
尺反应，左寸反不
应，是少阴太阳互
交也，主死。

左间少阴，
厥阴司天，
右间太阳。

己亥　　己巳

图 24-1　南政厥阴司天阴阳交者图

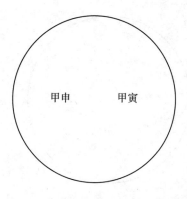

左间太阳，
厥阴在泉，
右间少阴。

甲申 甲寅

当左尺不应。今右
尺不应，左尺反
应，是少阴太阳互
交也，主死。

图 24-2 南政厥阴在泉阴阳交者图

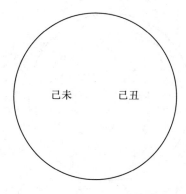

左间少阳，
太阴司天，
右间少阴。

己未 己丑

当左寸不应。今右
寸反不应，左寸反
应，是少阳少阴互
交也，主死。

图 25-1 南政太阴司天阴阳交者图

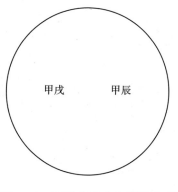

右间少阴，
太阴在泉，
左间少阳。

甲戌 甲辰

当右尺不应。今右
尺反应，左尺反不
应，是少阳少阴互
交也，主死。

图 25-2 南政太阴在泉阴阳交者图

当左尺不应。今左尺反应，右尺反应，是少阴太阳互交也，主死。

左间少阴，厥阴司天，右间太阳。

辛癸　　　乙丁

巳亥

图 26-1　北政厥阴司天阴阳交者图

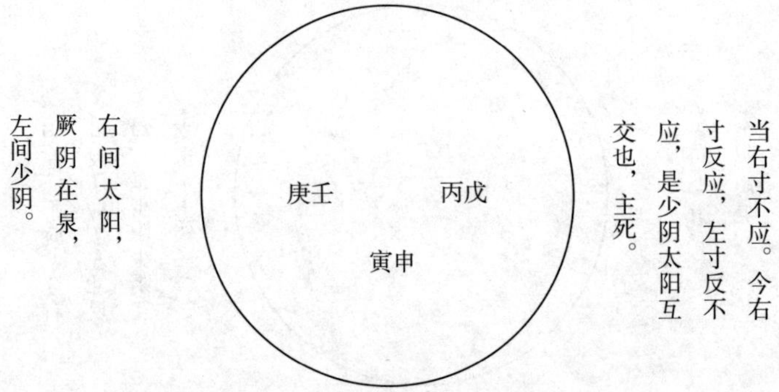

当右寸不应。今右寸反应，左寸反应，是少阴太阳互交也，主死。

右间太阳，厥阴在泉，左间少阴。

庚壬　　　丙戊

寅申

图 26-2　北政厥阴在泉阴阳交者图

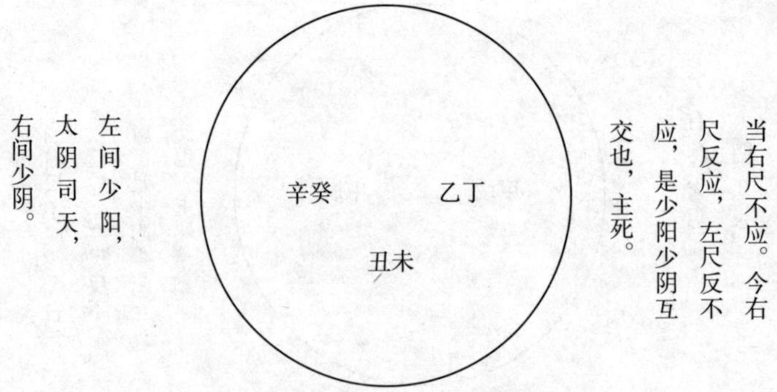

当右尺不应。今右尺反应，左尺反应，是少阳少阴互交也，主死。

左间少阳，太阴司天，右间少阴。

辛癸　　　乙丁

丑未

图 27-1　北政太阴司天阴阳交者图

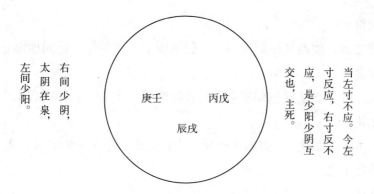

图 27-2 北政太阴在泉阴阳交者图

《素问·五运行大论》曰："阴阳交者死。"除少阴司天在泉，止以厥阴、太阴司天在泉论。详按后世诸图，悉宗仲景，然多不合经旨，未知果出仲景否也。若他书有图无说，其义益晦，余一以经旨为主而补之。

运气相合

太过有余之岁

土运甲岁，水运丙岁，火运戊岁，金运庚岁，木运壬岁。

不及不足之纪

水运辛岁，火运癸岁，土运己岁，金运乙岁，木运丁岁。

天符说

天符者，假如丙戌岁，丙辛水运，岁之本位辰戌，太阳寒水司天，司天是水，又合水运，故曰天符[①]。

岁会说

岁会[②]者，谓运与岁相会。假如甲己化土运，而遇辰戌丑未岁是也。余仿此推之。

---

① 天符：又称天符年，该年之岁运与司天之气的五行属性相同。六十年中，有十二年为天符年。

② 岁会：又称岁会年，该年之岁运的五行属性与该年年支的五行方位属性相同。在六十年中，有八年为岁会年。

同天符

太过之运，加地气曰同天符[①]。假如庚子、庚午年，运同地燥金[②]。

同岁会

不及之运，加地气曰同岁会[③]。假如辛丑、辛未年，运同寒水[④]。

顺化诀

天气生运曰顺化[⑤]。假如甲子年，甲已化土，子午少阴君火，火下生土运。余仿此推之。

天刑诀

天气克运曰天刑[⑥]。假如庚子年，乙庚化金，子午少阴君火，火下克金运。余仿此推之。

小逆诀

运生天气曰小逆。假如壬子、壬午年，丁壬化木，子午少阴君火，木上生下火。余仿此推之。

不和诀

运克天气曰不和。假如丙子、丙午，丙丁[⑦]俱是三江水，子午君火，水上克下火。余仿此推之。

太乙天符

天符岁会相合曰太乙天符[⑧]。戊午、乙酉、己未、己丑，六十年有此四年太乙天符。

---

① 同天符：又称同天符年，指阳干之年，岁运的五行属性与客气的在泉之气的五行属性相同。在六十年中，有六年为同天符年。

② 地燥金：据文义当为"阳明燥金"。

③ 同岁会：又称同岁会年，指阴干之年，岁运的五行属性与客气的在泉之气的五行属性相同。在六十年中，有六年为同岁会年。

④ 寒水：据文义当作"太阳寒水"。

⑤ 顺化：岁运太过之年，气生运为顺化。

⑥ 天刑：岁运不及之年，气克运为天刑。

⑦ 丙丁：据文义当作"丙辛"。

⑧ 太乙天符：又称太一天符，指既是天符年又是岁会年的年份。在六十年中，有四年为太乙天符年。

支德符

运与四孟月同曰支德符①。假如寅属木，春孟月也，壬寅岁水运②临之。巳属火，夏孟月也，癸巳年火运临之。六十年有此四年。余仿此。

干德符

运与交司日相合曰干德符③。甲与己、乙与庚之类。一年遇此二干，天地德合，则为平气④之岁也。

点 评

运气相合，指将该年的五运与六气综合在一起分析当年的气候变化情况。引起气候变化的因素非常复杂，因而需要结合五运与六气两大系统，充分分析系统内部及系统间的相互作用和影响。

运气相合主要包括运气同化、运气异化和平气三种情况。运气同化指岁运与客气出现了五行属性相同的情况。在六十年中，有二十六年是同化关系，包括了天符、岁会、同天符、同岁会、太乙天符五种情况。运气异化根据运和气之间的五行生克关系可以分为运盛气衰和气盛运衰两种，其中运生气或运克气为运盛气衰，包括小逆和不和两种情况；气生运或气克运为气盛运衰，包括天刑和顺化两种情况。平气之年则较为特殊，如《类经图翼·五运太少齐兼化逆顺图解》云："平气，如运太过而被抑，运不及而得助也"，具体又可分为岁运太过而被司天所抑和岁运不及而得司天所助两种常见情况。平气在气运上的征象，就是无偏无颇，不胜不衰，五运之性，各守其平。

---

① 支德符：壬寅、癸巳、庚申、辛亥四年的岁运与四孟月属性相同，也即与年支的五行属性相同，称为支德符。

② 水运：据文义当作"木运"。

③ 干德符：在岁运不及之年，其年干与大寒节气交运时的时干或日干或月干正好相合，则称为干德符。

④ 平气：如该年气运既非太过，也非不及，即为平气年。平气年气候平和，疾病流行较少，即使发病，病情也较为单纯轻微。

临证心得

《运气易览·论五天五运之气》载一人年四十五岁，平生瘦弱血少，值庚子年岁金太过，至秋深燥金用事，久晴不雨，得燥症，皮肤坼裂，手足枯燥，搔之屑起，血出痛楚，十指甲厚，反而莫能搔痒。予制一方，名生血润肤饮，用归、芪、生熟地、天麦二门冬、五味、片芩、瓜蒌仁、桃仁泥、酒红花、升麻，煎服十数贴，其病如脱。大便结燥，加麻仁、郁李仁。后治十数人皆验。

编者按：庚子年，岁金太过，燥气偏盛，少阴君火司天，阳明燥金在泉，综合来看，全年燥金当道，火气太过，尤其下半年燥气主事，且秋季燥气本盛，加之患者素体阴血亏虚，易感受燥热邪气，故而患此血燥证。燥邪伤津化热，损及肺阴，肺主皮毛，故见皮肤坼裂，血出痛甚。制方生血润肤饮，补血活血、滋阴润燥，方证切合，效如桴鼓。

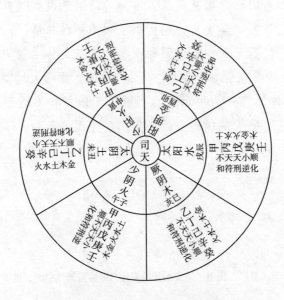

六十年中纪运歌，运克气者为不和。

气如生运名顺化，运被气克天刑多。

小逆见之运生气，气运合则天符过。

图 28　六十年气运相临之图

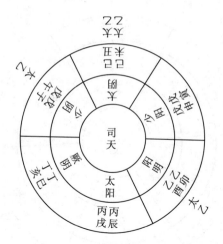

注：天符者，中运①与司天相符也。如丁年木运，上见厥阴风木司天，即丁巳之类共十二年。太乙天符者，如戊午年以火运火支，又见少阴君火司天，三合为治也，共四年。

图 29　天符之图

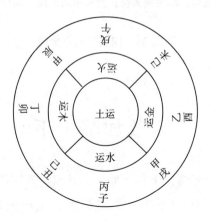

注：岁会者，中运与年支同其气化也。如木运临卯木，火运临午火之类，共八年。

按：八年之外，有四年壬寅皆木，庚申皆金，是二阳年，癸巳皆火，辛亥皆水，是二阴年，亦是运与年辰相会，而不为岁会者，谓不当四年正中之会②故也。除二阳年，则癸巳、辛亥二阴年虽不名岁会，亦上下五行相佐，皆为平气之岁，物在脉应，皆必合期，无先后也。

图 30　岁会之图

---

① 中运：即五运之岁运，又称大运。

② 不当四年正中之会：指不在四正位和四季位相合。

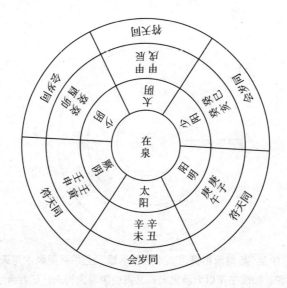

图31　同天符同岁会图

注：同天符同岁会者，中运与在泉合其气化也。阳年曰同天符，阴年曰同岁会。如甲辰年阳土运，而太阴在泉，则为同天符；癸卯年阴火运，而少阴在泉，则为同岁会。共十二年。

六气加临上下

五运六气，相摩相荡，上加下临，六十年之纪不能齐。

太过之纪有五：木曰发生，火曰赫曦，土曰敦阜，金曰坚成，水曰流衍。

不及之纪有五：木曰委和，火曰伏明，土曰卑监，金曰从革，水曰涸流。

平气之纪有五：木曰敷和，火曰升明，土曰备化，金曰审平，水曰静顺。

太过则乘己所胜而侮所不胜，反受邪[①]，寡于畏也。不及则胜己者来欺之，子必为母复仇也。

---

①　反受邪：据《素问·五运行大论》，此处当作"侮反受邪"。

太过之纪

木曰发生之纪（生气宣发）

谓壬子、壬午、壬寅、壬申、壬辰、壬戌六年也。岁木太过，风气流行，脾土受邪，偃木飞砂，草木早生，岁星^①明见。民病腹痛，濡泄饮食，上走两胁，膈噎不通，胃脘当心而痛，甚则忽忽眩冒巅疾。

火曰赫曦之纪（阳光盛明）

谓戊子、戊午、戊寅、戊申四年也。岁火太过，热气流行，肺气受邪，炎燄^②沸腾，山川赤地，荧惑星^③明见。民病咳逆喘嗽，肺痿寒热，血溢血泄，甚则身热肤痛。

土曰敦阜之纪（土余高厚）

谓甲子、甲午、甲寅、甲申、甲辰、甲戌六年也。岁土太过，湿气流行，肾水受邪，淫雨水潦，田蚊土驹，镇星^④明见。民病七疝^⑤鹜溏^⑥，甚则腹大肿满。

金曰坚成之纪（气爽成物）

谓庚辰、庚戌二年也。岁金太过，燥气流行，肝木受邪，草木晚生，不时霜降，太白星^⑦明见。民病胁痛善恐，如人将捕之状，甚则皮肤皱揭。

水曰流衍之纪（流行洋溢）

谓丙子、丙午、丙寅、丙申、丙辰、丙戌六年也。岁水太过，寒邪流

---

① 岁星：我国古代指木星。因为木星每十二年运行一周天，其轨道与黄道相近，每年移动周天的十二分之一，因此古人把木星运行的轨道作为纪年的标准，所以叫岁星。

② 炎燄：炎古同"阳"，燄同"焰"。

③ 荧惑星：我国古代指火星，又叫作赤星、罚星。因为火星荧荧似火，行踪捉摸不定，因此古人称它为"荧惑"。

④ 镇星：我国古代指土星。古人认为土星每二十八年运行一周天，就好像每年坐镇二十八宿中的一宿，故名镇星。

⑤ 七疝：七种疝气的合称，出自《素问·骨空论》。

⑥ 鹜溏：病证名，出自《素问·至真要大论》。又称鸭溏、鹜泄，指泄泻便如鸭粪，属寒泄。鹜，家鸭。

⑦ 太白星：我国古代指金星。

行，心火受邪，雪霜凛冽，水泽水坚，辰星①明见。民病心悬如病肌②，坚痞甚痛，甚则厥逆禁固。

回 点 评

岁运有太过和不及之分，如《素问·天元纪大论》云："五行之治，各有太过不及也。"太过和不及是指五运气化的有余和不足。岁运太过之年，气候特点为本气偏盛，如《素问·气交变大论》中的"岁木太过，风气流行""岁火太过，炎暑流行""岁土太过，雨湿流行""岁金太过，燥气流行""岁水太过，寒气流行"。此外，还可导致其所胜之气不及，以及其所不胜之气来复。

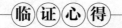

《儒门事亲·卷六·风论》载一患者赵明之，米谷不消，腹作雷鸣，自五月至六月不愈。诸医以为脾受大寒，故并与圣散子、豆蔻丸，虽止一二日，药力尽而复作。诸医不知药之非，反责明之不忌口。戴人至而笑曰："春伤于风，夏必飧泄。飧泄者，米谷不化，而直过下出也。"又曰："米谷不化，热气在下，久风入中。中者，脾胃也。风属甲乙，脾胃属戊己，甲乙能克戊己，肠中有风故鸣。经曰：岁木太过，风气流行，脾土受邪，民病飧泄。诊其两手脉，皆浮数，为风在表也，可汗之。"直断曰："风随汗出。以火二盆，暗置床之下，不令病患见火，恐增其热。绐之入室，使服涌剂，以麻黄投之，乃闭其户，从外锁之，汗出如洗。待一时许开户，减火一半，须臾汗止泄亦止。"

岁运太过之年，本气流行，木运太过之年，多风邪偏盛，又因风木多袭脾土，而出现水谷不化之飧泄。完谷不化、久泻不止之飧泄，多从中焦虚寒论治，然前医治之不效。张氏诊见患者肠鸣、脉浮，并结合当年风气偏盛之岁运情况，诊断为风邪在表，断然使用疏风解表之法，使风从汗解，泄遂止。其病在里，然因于外感，故从表治，给邪以出路，发人深思。

---

① 辰星：我国古代指水星。
② 心悬如病肌：据《素问·玉机真脏论》当作"心悬如病饥"。

不及之纪

木曰委和之纪（委屈少用）

谓丁丑、丁未、丁卯、丁酉四年也。岁木不及，燥气妄行，肝反受邪，草木晚生，黄落凋陨，太白光芒。民病胁痛支满。复则火令大举，肺气受制，民病咳逆唾血。

火曰伏明之纪（阳气潜藏）

谓癸丑、癸未、癸卯、癸酉四年也。岁火不及，寒气妄行，心反受邪，雪霜时降，寒气凛冽，辰星光芒。民病吐痢腥秽，食已不饥。复则温令大举，肾水受制，民病膝痛胫肿。

土曰卑监之纪（监化权弱）

谓己卯、己酉、己巳、己亥四年也。岁土不及，风气妄行，脾反受邪，雨水愆期，大风数举，肝木受制。民病胁痛。

金曰从革之纪（从顺革易）

谓乙巳、乙亥二年也。岁金不及，热气妄行，肺反受邪，草木焦黄，天暑地热，荧惑光芒。民病肺痿寒热咳血。复则寒令大举，心火受制，民病厥心痛。

水曰涸流之纪（流注干涸）

谓辛丑、辛未、辛巳、辛亥四年也。岁水不及，湿气妄行，肾反受邪，阴雨淋溃，雪霜晚降，镇星光芒。民病膝痛胫肿。复则风令大举，脾土受制，腹痛濡泄。

点 评

岁运不及之年的气候特点表现为本气不足，此外可以导致所不胜之气偏胜，以及所胜之气反侮，本气之子来复的气候胜负变化。如《素问·气交变大论》中的"岁木不及，燥乃大行""岁火不及，寒乃大行""岁土不及，风乃大行""岁金不及，炎火乃行""岁水不及，湿乃大行"。

平气之纪

木曰敷和之纪（布和荣物）

谓丁巳、丁亥二年也。木本不及，上逢天符助之，得其平也。气化均，民病少。

火曰升明之纪（火气高明）

谓戊辰、戊戌二年也，火木太过，上逢天刑克之，而得其平也。癸巳、癸亥二年，火本不及，上逢顺化，天气生之，助而得其平也。气化均，民病少。

土曰备化之纪（广被化气）

谓己丑、己未二年也。上逢太乙天符助之，得其平也。气化均，民病少。

金曰审平之纪（气清平定）

谓庚子、庚午二年也，上逢君火。庚寅、庚申二年，上逢相火，天刑克之，减而得其平也。乙丑、乙未二年，上逢顺化生之。乙卯年逢天符，乙酉年逢太乙天符助之，得其平也。气化均，民病少。

水曰静顺之纪（体清顺物）

谓辛卯、辛酉二年也。上逢顺化生之，得其平也。气化均，民病少。

点 评

平气之年和太过、不及合称为"五运三纪"。平，平和之意，指该年气运平和，无太过与不及。平气在气运上的征象，就是无偏无颇，不胜不衰，五运之性，各守其平。木气敷布和柔，火气上升而明，土气备具生化，金气审平无妄，水气清净柔顺，即为五运各守其平之征象，可使物阜民安，疾疫不兴。一般根据运与气之间的关系来推求平气之年。

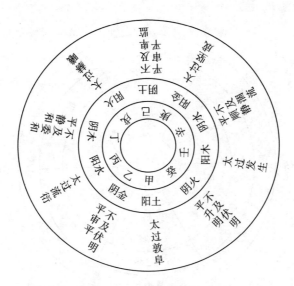

注：发生、委和、敷和角，赫曦、伏明、升明徵，敦阜、卑监、备化宫，流衍、涸流、静顺明①，坚成、从革、审平商，太过不及平气纪。

图 32 太过不及平运之图

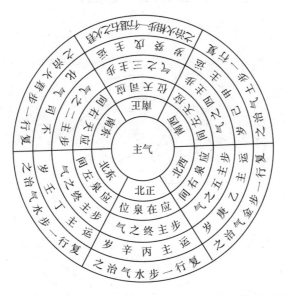

注：此图上者右行，下者左行，自初至终，乃为地之主气，静而守位者也。

图 33 地理之应六节图

---

① 明：据文义，当作"羽"。此为五音建运，五音性同五行，可代表五运，角代表初运木运，徵代表二运火运，宫代表三运土运，商代表四运金运，羽代表终运水运。

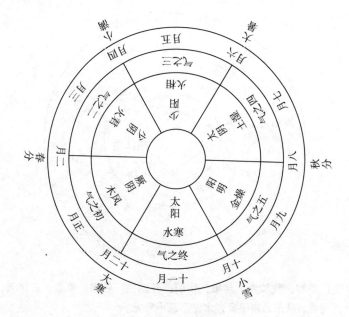

注：此逐年主气之位次也。六气分主四时，岁岁如常，故曰主气。

图34　逐年主气图

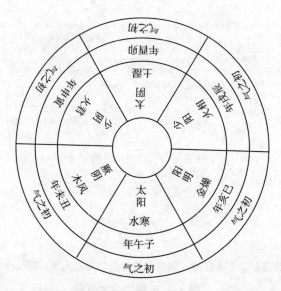

注：此逐年客气也。如子午年则太阳为初气，厥阴为二气，少阴为司天为三气，太阴为四气，少阳为五气，阳明为在泉为六气。丑未则厥阴为初气，以次而转。余可仿此类推也。

图35　逐年客气图

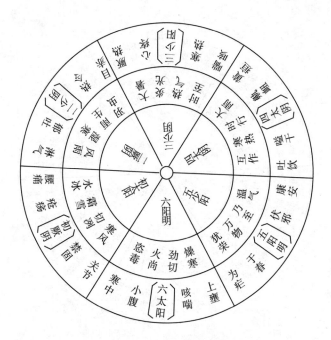

图 36　子午二年客气定局热化之图

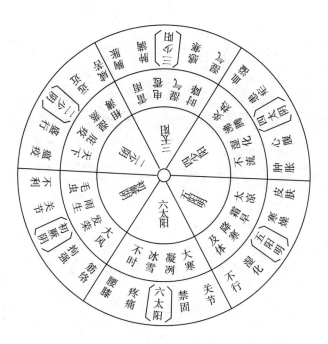

图 37　丑未二年客气定局湿气之图

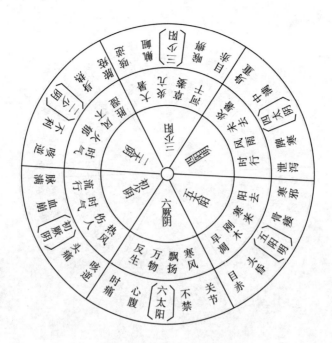

图38 寅申二年客气定局火化之图

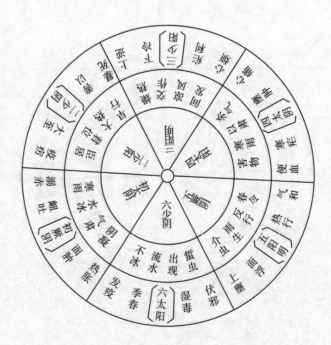

图39 卯酉二年客气定局燥化之图

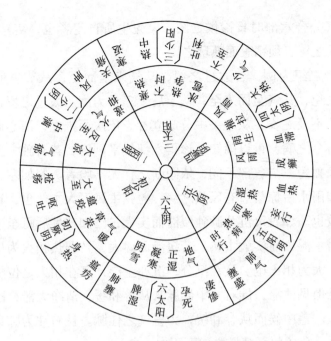

图 40　辰戌二年客气定局寒化之图

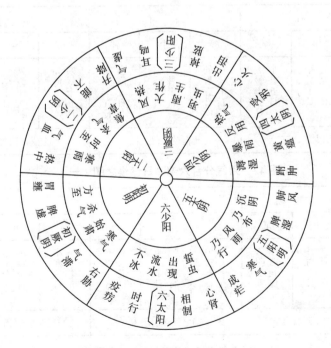

图 41　巳亥二年客气定局风化之图

此六气分合六部时日诊候之图，家先生所自定者也，实具六气至理，乃古今未发之秘，须精思而熟玩之。

以平治之纪为例，若太过之纪，其气未至而至，从节[①]前十三日为度。不及之纪，其气至而未至，从节后十三日为度。太过之岁，从左尺浮分起立春；不及之岁，从左关中分起立春。依次而推之，清心调息，逐部细究，则时令之病，可以前知。诊得六部俱平则已，若有独大独小，独浮独沉，独长独短，与各部不同，依图断之，无不验者。假如左关中候脉独弦大，已知雨水后惊蛰边有风热之病，盖弦主风而大主热也，且左关又为风木之令故也。如右尺沉分脉独缓滞而实大，已知芒种后夏至边有湿热之病，盖缓滞主湿，而实大主热。若缓滞而虚大，乃湿热相火为患，盖缓滞为湿，而虚大为相火也。且在沉分，沉亦主湿，又在相火之位故也。久病之人，六脉俱见浊滞，惟右寸中候脉来从容和缓，清净无滞，已知霜降后冬至边必愈。盖中候而从容和缓，为胃气之佳脉。且右寸为肺金之位，土来生金故也。余仿此而精推之，百不失一矣。

尺右			关右			寸右		
沉	中	浮	沉	中	浮	沉	中	浮
芒种十五日 夏至五日	夏至十日 小暑十日	小暑五日 大暑十五日	立秋十五日 处暑五日	处暑十日 白露十日	白露五日 秋分十五日	寒露十五日 霜降五日	霜降十日 立冬十日	立冬五日 小雪十五日
火相阳少气之三			土湿阴太气之四			金燥明阳气之五		

图42　六气分合六部时日诊候之图（一）

左寸			左关			左尺		
浮	中	沉	浮	中	沉	浮	中	沉
小满十五日 立夏五日	立夏十日 谷雨十日	谷雨五日 清明十五日	春分十五日 惊蛰五日	惊蛰十日 雨水十日	雨水五日 立春十五日	大寒十五日 小寒五日	小寒十日 冬至十日	冬至五日 大雪十五日
二之气少阴君火			初之气厥阴风木			终之气太阳寒水		

图43　六气分合六部时日诊候之图（二）

---

① 节：指大寒节气。

点　评

　　本书作者承其叔父李中梓所创之"六气分合六部时日诊候法"，将左右三部脉位结合指法配以时日，再结合各部具体脉象，用于疾病发病和预后的判断，验之于临床，多获良效。该法在中医脉诊中颇具特色，是中医"阴阳四时五行"思想指导下的具体运用，充分体现了中医"天人相应"的整体观思想，值得后学潜心学习研究，并继续在临床中验证和完善。

卷九 医案

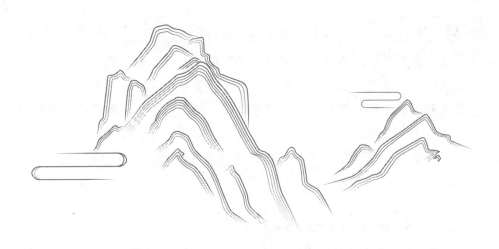

小序

医之有案，如弈者之谱，可按而覆①也。然使失之晦与冗，则胡取乎？家先生之医案等身矣，语简而意明，洵②足以尽脉之变。谨取数十则殿③之，由此以窥轩岐之诊法焉，千百世犹旦暮也。

真热假寒案

新安吴文邃，眩晕者三载，战栗恶寒，居帏帐之内，数妾拥之，当五月而向火。姜、桂屡投，病势日剧。千里延余。为诊其脉，浮之细小，沉之搏坚。是郁火内伏，不得宣越也。以山栀三钱，黄连二钱，黄柏一钱五分，柴胡一钱，甘草五分，生姜五片，乘热亟饮之。移时而恶寒少减，再剂而辍④去火炉，逾月而起。更以六味丸加知、柏，人参汤送，两月全安。所以知文邃病者，虽恶寒而喜饮热汤，虽脉细而按之搏指，灼然为内真热而外假寒，热极反兼胜己之化。以凉药热饮者，内真寒而外假热之剂也。

🔲 点 评

此真热假寒也。热邪郁结于内，闭阻阳气，阳气郁闭而不得外达，故见战栗恶寒，五月向火。治以栀子、黄连、黄柏清解热邪，合柴胡、生姜宣散火郁，火郁解而阳气外达，恶寒自解。栀子为清解火郁要药，仲景栀子豉汤用之，丹溪越鞠丸亦用之。柴胡则升解透邪，若四逆散辈，气不宣通而逆冷者宜用。本证"虽恶寒而喜饮热汤，虽脉细而按之搏指"，是为"证眼"。

---

① 按而覆：即按覆，审查核实、参照之义。

② 洵：实在，确实。《诗经·邶风·静女》云："洵美且异。"《镜花缘》云："功有九转之妙，洵为希世奇珍。"

③ 殿：最后。《广雅》云："殿，后也。"

④ 辍：撤除，撤销。

临证心得

真热假寒证是由于邪热过盛，阳郁于里不能外达所致。热厥治法，大凡热轻者用四逆散类方剂宣通；热重而不便秘者用清热法，即白虎汤类方剂；热重而便秘者用下法，如承气汤类方剂。

患者，女，46 岁。症见面色通红发烫，全身恶热大汗，心中烦热，口干舌燥，渴喜冷饮，手足发冷，伴神疲乏力，大便较干，小便黄赤，舌质红，苔黄，脉洪大无力。证属胃火炽盛，气阴亏虚。治宜清胃泻火，益气养阴。方以人参白虎汤加味。药物组成：太子参 30g，知母 15g，生石膏 30g（先煎），粳米 20g，生地黄 20g，鲜石斛 20g，黄柏 15g，山茱萸 15g，白茅根 30g，甘草片 10g。方中加生地黄、鲜石斛、白茅根以加强养阴生津之力，加黄柏加强清热泻火之效。

胫膝肿痛案

制台张石林，胫膝肿痛，赤如涂丹[1]。用槟榔、木通、牛膝、苡仁等药，继用苍术、黄柏，毫末无功[2]。余诊之曰："尺大而软，责在少阴。"遂用人参、地黄各三钱，麦冬二钱，丹皮、牛膝、枸杞各三钱，沉香一钱。连服四剂瘥减，二月而康复。

点 评

尺大而软，气阴不足，虚火灼伤阴血，营分有热，故见胫膝肿痛、赤如涂丹。人参、地黄、麦冬益气养阴；牡丹皮凉血清营；牛膝、枸杞子补肝肾健筋骨；沉香引入少阴，性味辛温而行气暖肾，与养阴药相配，阴柔翻为灵动，犹如春风送雨，泉源不绝。证非下焦湿热，故二妙、四妙、槟

---

① 丹：朱砂。《说文解字》云："丹，巴越之赤石也。"

② 毫末无功：无毫末之功。毫末，毫毛的末端，比喻极其细微。《老子》云："合抱之木，生于毫末。"

椰、木通无功。

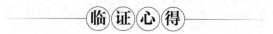

益气养阴法治疗气阴两虚之痹证疗效确切。叶天士于《临证指南医案》中引张景岳"治痹之法，只宜峻补真阴，宣通脉络，使气血得以流行，不得过用风燥等药，以再伤阴气"，指导临床。

患者，男，74岁。左膝痛年余，行走、上下楼梯时均有疼痛感，活动欠利，起身时偶觉左下肢酸软，膝部、双足底自觉有冷感。有腰椎间盘突出病史。查体：膝盖处未见明显肿胀及皮温异常，足部稍欠温。舌偏红，苔黄腻，脉细弦。中医诊断为痹证。治以益气养阴、清热除湿祛痰、强筋护膝之法；以四神煎治疗，方药组成：生黄芪240g，远志90g，怀牛膝90g，川石斛120g，金银花30g。3剂。嘱患者先将生黄芪、远志、怀牛膝、川石斛加水约2000ml煎煮，待煎煮至400ml时加入金银花，继续煎至200ml，临睡前顿服，药后覆被而卧；翌日，将药渣按照一般中药煎煮方法取汁，早、晚2次温服，1剂药服2天。二诊：患者服上药后即覆被而卧，药后津津汗出，左膝疼痛减半，行走时疼痛不再，仅于上下楼梯时仍觉疼痛。膝部不觉冷，起身时酸软亦好转，舌脉同上。效不更方，续予原方3剂，煎服法同前。经随访，其左膝疼痛明显好转，未再反复。

气湿下陷案

苏松道尊高玄圃，神气不充，两足酸软。或与安神壮骨，或与补肾养阴，或与清热去湿，卒不效也。召余诊之。六脉冲和，独有中州①涩而无力。是土虚不能制水，湿气注于下焦。以补中益气汤加苍术，旬日即愈。夫脉虚下陷之证，误服牛膝、苡仁、黄柏等下行之剂则愈陷，此前药所以无功也。

---

① 中州：此处指脾胃部脉，右手关部。

回 点 评

本证关部脉涩而无力，是中气不足，土陷于下。脾不升清，水湿内聚，与虚土共陷，气与湿下注，故见两足酸软。治当以东垣益气升阳除湿之法，补中益气汤加苍术治之。脾虚下陷之症，当用补益升提之法，若误用服牛膝、苡仁、黄柏等下行之剂，则加重病情。

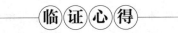

补中益气汤的作用是补中益气、升阳举陷；主治脾胃气虚，少气懒言，四肢无力，困倦少食，饮食乏味，不耐劳累，动则气短；或气虚发热，气高而喘，身热而烦，渴喜热饮，其脉洪大，按之无力，体虚不胜风寒，而生寒热头痛；或气虚下陷，久泻脱肛。如患者症见肛门连腹坠痛不适，饱餐或排便时坠痛难忍，肛门如塞，或见直肠下垂，面色萎黄，形体消瘦，舌淡苔白腻，脉濡缓无力。证属中气下陷、升举无力，予以补中益气汤加苍术升阳举陷、缩肠固脘。

臂痛案

车驾郎赵讳昌期，两臂痛甚，两手灼热。诸医皆谓脾主四肢，与之清胃健脾，至三日而溺色如泔①。余曰："六脉俱涩，喉有喘呼。《内经》云：'肺所生病者，上气喘满，臂痛，掌中热，溺色变。'今诸证咸显，若合符节。"遂与枳壳、桔梗各三钱，茯苓、知母各二钱，甘草一钱。一剂而痛减，再剂而溺清，三剂且霍然②矣。

回 点 评

本证即《黄帝内经》所云"臂厥"，见《灵枢经·经脉》。手太阴肺

---

① 溺色如泔：小便颜色如同淘米水。溺，小便。泔，淘米水。
② 霍然：突然。这里指疾病很快痊愈。

经从肺系横出腋下，下循臑内，行少阴心主之前，下肘中，循臂内上骨下廉，入寸口，上鱼，循鱼际，出大指之端，故肺气盛而见喉中喘呼、臂痛、掌中热。肺为水之上源，故肺气盛而溺色变。治以枳壳、桔梗宣降肺气，茯苓利水，知母清肺。

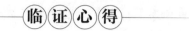

小便异常亦应注意从肺论治，癃闭、遗尿、淋证、多尿均可根据临床具体情况而从肺论治，肺虚者补之；肺阳不足者温肺助阳；肺气亏虚者补肺益气；肺阴亏虚者滋养肺阴；邪气郁闭者治当宣肺达邪，据具体情况或疏风散寒，或疏风清热，或化痰祛浊，以恢复肺的清洁肃静，恢复其治理调节之能。

患者，男，47岁。右肺癌术后3年，时有咳嗽，气促。近1个月来上症再发，伴肢体浮肿。刻下症见咳嗽咯痰，色白而黏、量多，动则胸闷气促，伴肢体浮肿，下肢尤为明显，凹陷性水肿，小便量少，24小时尿量600~800ml，伴纳差、乏力，大便数日一行，舌淡，苔白腻，脉沉弦。辨证为肺气郁闭，风水泛滥。治拟开宣肺气，通利小便。处方：越婢加术汤合五磨饮子加减（炙麻黄、木香各6g，杏仁、前胡、白前、枳壳各12g，姜半夏、苏叶、炒防风各9g，炒白术15g，沉香3g，槟榔20g，泽泻、泽兰、生姜、大枣各10g，5剂）。药后小便增多，24小时尿量2000ml左右，肢体浮肿大为减轻，大便通利，胃纳渐启，胸闷气促略减，咳嗽、咳痰仍明显，无恶寒发热。拟前方加浙贝母、炙紫菀、炙款冬花各12g续进，前后加减予20余剂，患者诸症渐平。

痰气胶固案

太常卿胡慕东，形神俱劳，十昼夜目不得瞑。自服归脾汤数剂，中夜见鬼，更服苏合丸无功。余曰："脉大而滑，痰气胶固也。"二陈汤加枳实、苏子，两日进四剂，未获痊可。更以人参汤送滚痰丸，下痰积甚多，因而瞑眩①，大剂六君子汤，服一月乃安。

脉大而滑，多为痰邪与气胶固于内，阴阳失调，心神不宁，进而导致不寐。脾为生痰之源，故其痰因脾虚而生。治之先去邪气，以人参汤送滚痰丸，攻逐胶着之痰。邪气解，转而补气健脾化痰，大剂六君子，杜生痰之源。

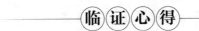
临证心得

痰生百病，痰邪易合他邪为患，临床上常见的有风痰、火痰、湿痰、寒痰、气痰等不同相兼病证的类型，还有邪痰合而致病。如痰气交阻型梅核气，症见咽中似有异物梗塞、时轻时重，喉间痰多而黏，伴胃脘满闷不舒，纳呆食少，苔白腻，脉濡滑。治宜化痰散结，健脾祛湿。常用方药为半夏、陈皮、茯苓、白术、生薏苡仁、厚朴、石菖蒲、苏叶、藿香、川芎、代赭石等。

食厥案

内臣赵荣庵，忽然昏仆，胸腹硬满，气口独强，此食厥也。以枳实、橘红二两，煎汤四碗，加食盐少许，探吐颇多。更用香砂平胃散，数剂始安。

本证乃食厥，气机逆乱而昏仆。胸腹硬满，中有积滞；气口独强，邪气在上。《黄帝内经》云："在上者，因而越之。"张子和云："凡在上者，皆可吐。"故气口独强者皆可用吐法，邪气吐出，中气得安。

---

① 瞑眩：指用药后而产生的头晕目眩的强烈反应。《尚书·说命上》云："若药弗瞑眩，厥疾弗瘳。"南宋陆游的《排闷》诗云："又若哀其愚，救以药瞑眩。"

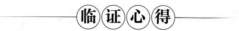

吐法为"八法"之一，通过涌吐，使停留在咽喉、胸膈、胃脘等部位的痰涎、宿食或毒物等有形之邪直接从口中吐出，疗效迅速。如酒家湿热蕴积于胃，累及于脾，影响脾之运化，可致黄疸，即"脾色必黄，瘀热以行"，临床可见"心中懊憹而热，不能食，时欲吐"等症，治疗可因势利导，采用涌吐之法，使病邪从上排出。可宗仲景"瓜蒂散，治诸黄"之法。临床中在催吐药物的选择和患者的选择上需要慎重。

女子之疝案

沔阳州学宪钱长玉夫人，腹痛肠鸣，或以怒伤肝气治，或以虫积血积治。余往视之身伛偻①而气喘呼，脉弦而细，此女子之疝也。青木香、广木香各一钱五分，川楝子、木通、肉桂、茴香各一钱，当归、甘草各八分。一剂知，四剂已。

点 评

本证为肝经寒凝气滞。寒邪中伤肝脉，收引痉挛，故腹痛肠鸣，伛偻气喘，脉弦而细。治以暖肝行气散寒。方中青木香、广木香、川楝子行气止痛；木通活血通痹；肉桂、茴香散寒止痛，制约川楝子、木通寒凉之性；当归补血活血，调经止痛；甘草补中益气，调和诸药。

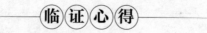

中医学认为，疝的发病与肝经有关，因为肝经循行于小腹两侧（称为"少腹"）并下络于阴器。若因寒、湿、热邪的影响，使肝气不畅，气机阻滞于下腹及阴器的部位，就会引起疼痛肿胀的病症。如患者症见小肠疝

---

① 伛偻：指腰背弯曲，《淮南子·精神训》云："子求行年五十有四，而病伛偻。"

气，少腹引控睾丸而痛，偏坠胀痛，或少腹引痛，苔白，脉弦。此为肝经气滞寒凝之疝气，治以行气疏肝，散寒止痛。处方：天台乌药散加减，方中乌药行气疏肝，散寒止痛；木香、小茴香、青皮、高良姜行气散结，散寒除湿；槟榔行气破坚，直达下焦；用巴豆炒过的川楝子以去其苦寒之性，增强其行气散结之功。诸药同用，使寒凝解、气滞散、肝脉和，疝痛自除。

肝肾两亏案

新安吴声宏，荒于酒色，起立辄眩仆。余诊之，两尺如烂绵，左关弦且急。病得之立而使内，筋与骨并伤也。声宏鼓掌曰："先生胸中有镜，指下有神[1]，古之扁仓[2]勿是过也，幸善以救吾。"与萆薢蠲痹汤加龟板、虎骨、鹿茸，服两旬而痛若失。

点　评

病家荒于酒色，日久伤及肝肾，精血髓海空虚，起辄眩仆。两尺如烂绵，肾所伤；左关弦而急，肝所伤。肾主骨而肝主筋，肾藏精而肝主血，故云筋与骨并伤，是为肝肾不足，以补肝益肾、强筋健骨、填精补血为法。然此亦不过权宜之剂，要在戒除酒色，清心调养，否则精血日损，髓海渐消，终至膏肓。

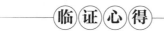

临证心得

中医学认为，眩晕的病位在脑，与肝、脾、肾三脏最为有关，前人有"诸风掉眩，皆属于肝""无风不作眩""无痰不作眩""无虚不作眩""髓海不足""上气不足"等致眩学说。眩晕的发病与年龄、体质、情志、环境、饮食、劳倦等因素有关，其病机无非是清窍失养和清窍被扰，病性为本虚

---

[1]　胸中有镜，指下有神：指明察秋毫，诊脉如神。

[2]　扁仓：指东周名医扁鹊及西汉名医仓公淳于意。

标实，本虚以肝肾亏虚为主，标实以风、痰、瘀为主。如患者症见头痛、头晕，面色少华，精神倦怠、乏力，视力模糊，腰膝酸软，舌质淡红、苔薄少，脉弦细。予以杞菊地黄丸补益肝肾。熟地黄、山药、山萸肉、茯苓、牡丹皮及泽泻六味药合用具有三补三泄、以泄助补、补中寓泄及补而不滞等功效；枸杞子性味甘平，具有滋补肝肾之阴的功效，属于平补肾精肝血的药物；菊花则性微寒，具有归肝经及宣泄肝经之热的功效。

呕血案

维扬孝廉王伟然，喜读书，不以寒暑废。忽呕血碗，许不药而愈。偶坐谈次，乞余诊视。余曰："尊恙虽愈，元本日亏，须兢兢保任[1]，过长夏乃安耳。"伟然不以余言为意。余谓其弟张甫曰："今长公神门欲脱，水不胜火，炎赫之令，将不禄[2]矣。"张甫曰："尚可图否？"余曰："阳躁而不鼓，阴衰而欲绝，虽有智者，靡所适从[3]。"果至六月十九日呕血而绝。

点 评

读书至勤，劳伤心脾。心血耗伤而脾不统血，元气浮越无根，虚火内炎伤气，以至呕血。长夏炎赫，阳气外浮，阴阳两伤，水不胜火，故至不救。若病家早能醒悟，朝服归脾汤，暮服六味丸，静思宁神，谨慎养性，未尝不能身登寿域。

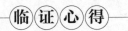

呕血血止后，由于血液大量丢失，患者往往表现出一派血虚证候状，如面色萎黄、心悸气短、头晕眼花等；也有因气随血脱而表现气血不足证候，如神疲乏力、动则汗出、食欲不振等。因此，在此阶段应以调补气血

---

① 兢兢保任：兢兢，小心谨慎。保任，保持、保养。
② 不禄：士死的讳称。天子死曰崩，诸侯死曰薨，大夫死曰卒，士曰不禄，庶人曰死。
③ 靡所适从：不知何所依从。

为主，启发脾胃生化之源。可使用归脾汤加味，酌情选用人参15g、黄芪15g、当归12g、茯苓15g、山药12g、龙眼肉12g、远志10g、木香6g、酸枣仁15g、白术12g、生地黄15g、陈皮10g、大枣10g、莲子肉10g、炒薏苡仁15g等。

伤寒汗后案

丹阳邑尊王维凝，染患伤寒，汗下后邪已解矣，时时灼热。或曰："汗后不为汗衰，邪气深重。"禁其饮食，且与清剂。困倦已极，求治于余。诊其脉小，按其腹濡①。此邪气已尽，正气未复，谷气不加，阳明失养，非病也，饥也。病者不能言，但首肯不已。以糜粥徐徐进之，日进五六次。居五日，弗药而愈。

点 评

病退邪尽，当扶胃气。汗下后正气虚耗，当以糜粥益胃和中，调养为佳。疾病初愈，虽然疾病的相关症状已消失，但此时正气未复、气血未定、阴阳未平，应避免引发疾病复燃或新病发生的不利因素，及时调摄恢复人体正气，做好疾病后期的治疗与调理，才能渐趋康复、巩固疗效、防止复发、以收全功。

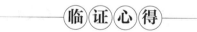

临证心得

胃气在人生长发育过程中具有很重要的作用，其强弱会直接影响并决定机体气血津液等基本物质的化生是否充足，机体体质的好坏以及正气的强弱。胃气充盛，则气血津液化生充足，脏腑组织滋养充分，使正气充沛，健康得以恢复，故调养胃气和顾护胃气是治病防病、养生康复的重要原则。因此，在临床诊断、治疗、用药以及调护的各个环节中都要注意勿损胃气。

---

① 濡：通"软"，柔软。《诗经·邶风·羔裘》云："羔裘如濡"。

昏倦不食案

吴门金宪郭履台，春秋已高，少妾入房，昏倦不食。医者咸知其虚，投补中汤加姜、桂，不效。遣使迎余。兼夜而往视之，目不能瞬，口不能言，肌体如烙。或谓此人参、姜、桂之毒也。余捧腹曰："脉大而鼓，按之如无，真气欲绝，正嫌病重而药轻耳。"遂以人参三两、熟附三钱煎液，半日饮尽，目乃大开。再作剂如前，至旦日饮尽，口能言矣。数日而神气渐复，更以大剂补中，兼服八味丸计五十日而起。

点 评

病家春秋既高，房劳后昏倦不食，脉大而鼓，按之如无，故能判定真气欲绝。本证肌体如烙，并非热毒，乃元气外脱。故以两大剂参附汤大补元气，回阳救逆。神气恢复后，更以八味丸大剂补中。为医者胸有主见，临证不乱，方能抱定温补大法。

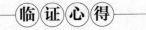

临证心得

房劳导致的虚损可涉及肾、肝、脾三脏，心、肺亦有所累及。肾藏精，主生殖，故房劳常以肾精亏损为主要表现。肾水亏虚、阴不制阳是影响他脏的重要因素。因此，为养生延年起见，凡人应当意欲适中，慎待房事，视身体状况而定，切忌频繁，一切顺应自然、顺应双方性欲的发展规律，由此才能调谐机体、养精养性，使人食欲旺盛、心情愉悦、精力充沛、思维敏捷，从而达到身体康健、益寿延年的目的。

足疮浸淫案

相国方禹修，足疮浸淫[①]，绵延三载。若解毒。若燥湿，若清热祛风，靡不遍尝，而势不少衰。余曰："脉大无力，气虚之候也。气虚则下陷，日与疏利，有愈趋而愈下矣。"以补中益气加萆薢、苍术服，外以当归白术膏和二妙散涂之，脓水渐干。更以六味丸加苍术、黄柏，间服一载而愈。

点 评

本证为气虚下陷，湿邪浸淫，脉候有征。凡脓水日久不干，当从虚治。萆薢利湿祛风、解毒排脓，而不苦寒，虚实疮疡皆可配伍用之。土茯苓亦与萆薢有同功之妙。

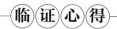

临 证 心 得

"始盛终虚"为外科疮疡病变的一般规律。因而中医外科内治法在疮病发展过程中可分为消、托、补三大法则。其中补法常用于溃疡后期的邪去正衰之际，以补气养血之类的药物扶助正气，使机体恢复健康；亦用于气血素弱之人患疮疡肿而不溃，或溃而不敛，脓水清稀，久不收口，饮食不佳，精神倦怠，呕吐泄泻，手足寒冷，脉沉、细、缓等大虚之候。

患者，男，28岁。右髋关节结核后破溃，全身萎黄肌瘦，无力，怕冷，食欲差，少气懒言，右臀部有六处破溃窦道，流稀脓不止。辨证属病久气血双虚，元气衰颓，以阳虚为主，治宜补养气血、扶助元阳。宜服阳和解凝汤加减：熟地黄15g，党参9g，白术9g，茯苓9g，炮姜9g，肉桂3g，甘草6g。方中用熟地大补阴血，使元阳有所依附；炮姜、肉桂温阳散寒，通行血脉，宣通气血；党参、白术、茯苓健脾养胃，培补化生之源，使补而不滞，故正邪兼顾，温补阳和而寒散痰去。

---

① 浸淫：逐渐蔓延扩展、迁延不愈，又指脓水流溢。宋代庄季裕的《鸡肋编》卷下云："晚年苦两脚浮肿，医疗莫效，久之肉烂指落，浸淫溃至半胫而死。"

木郁化火案

新安吴修予令侄，烦躁发热，肌体骨立，沉困着床，目不得瞑者已三年矣。大江以南，迎医几遍，求一刻安卧，竟不可得也。余诊其肝脉沉而坚，此怒火久伏，木郁宜达也。以柴胡五钱，白芍药、丹皮、栀子各三钱，甘草、桂枝各五分。日晡方进剂，未抵暮而熟寐，至旦日午后未寤。伊兄衷伯大为忧惧。余曰："卧则魂归于肝，三岁不归，疲劳已极，譬如久热得凉，乐而忘返，无庸①也。"至夜分方醒，喜不自禁。遗书致谢曰："积患沉深，揣无生理，三年之疾，一剂而起之，人非木石，刻骨感衷②，当与江河俱永耳。"

点 评

肝藏魂，木有郁火，则魂不能归舍于肝，阴阳不交，阳不入阴，故不寐。肝脉沉而坚，是为"脉眼"。方中柴胡、白芍疏达郁气，柴胡并能辛凉解热；牡丹皮、栀子凉解肝热，清而不滞；桂枝少许，交通阴阳，亦奏疏散之功。

临证心得

肝郁化火型不寐多由情志失常而导致，情志不遂，暴怒伤肝，肝气郁结化火，邪火扰动心神。症见少寐多梦，性情急躁易怒，胸胁胀满，不思饮食，目赤口苦，尿黄赤，大便秘结，舌红，苔黄，脉弦数。治宜疏肝泻热，宁心安神。方用龙胆泻肝汤加味。

---

① 无庸：无须，不必。《左传·隐公元年》云："无庸，将自及。"宋代叶适的《杨夫人墓表》云："尔学不成，无庸归也。"

② 刻骨感衷：刻骨铭心地衷心感谢。

目眩案

相国方禹修夫人，触于惊恐，身霭霭①如在车船，开目则眩，起立欲仆。众议补虚化痰，屡投弗效。余为察脉，左独沉牢。是惊气入心，蓄血为祟。用大黄、穿山甲、归尾、桃仁、降真、苏木、郁金，一剂而血下，再剂而复下数升，寻愈。

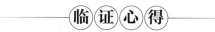

□ 点　评

左手心肝，右手肺脾，故左属血而右属气。脉沉而牢，蓄血在中，气血瘀滞，未能上行脑窍，髓海失于气血濡养，则发眩晕。如汪机的《医家必读》言："瘀血停蓄，上冲作逆，亦作眩晕。"治以大黄、穿山甲、归尾、桃仁活血祛瘀，降真、苏木、郁金行气活血。

临证心得

眩晕的病机不外乎虚实两端，虚者为髓海不足，或气血亏虚、清窍失养；实者为风、火、痰、瘀扰乱清窍，发为眩晕。其中眩晕瘀证以气虚血瘀、气滞血瘀、气逆血瘀、外伤血瘀常见，故应以活血化瘀为基本治则。血府逐瘀汤在治疗瘀血内阻型眩晕临床效果显著。方中君药为桃仁、红花，两药可破血行滞祛瘀。臣药有三，为川芎、赤芍、牛膝，可助君药祛瘀活血，并能引血下行。生地黄有清热凉血养阴，能消瘀热，当归有益阴养血之功用；桔梗、枳壳两药升降相伍，配合柴胡升阳疏肝，便可气行血行，四药均为佐药。桔梗为舟楫之药，不仅载药上行，且兼具使药之功。甘草调和诸药，为使药。诸药合用，可使血活气行，诸瘀可化。

① 霭霭：昏沉。

心脾耗伤案

邵武邑宰何金阳令郎，久耽①书癖，昕夕穷神②，而不自节。气暴阴伤，形瘁③于劳，精摇于梦，汗出乎寐，而柴栅④其中。饵药历岁，毫末无功。不远数千里，以乞刀圭⑤，余比至而病益进矣。诊其脉，大而数，按之极软。此中气积虚，反为凉剂所苦。乃以归脾汤入桂一钱、人参五钱，当晚得熟寐。居二十日而汗敛精藏。更以还少丹与补中益气间服，数月而康。

点 评

如前王伟然案。苦读劳神，用心过度，耗伤心脾。汗为心之液，神为精之守，心神不宁而遗精盗汗。其脉大而数，按之极软，元气亏损。故以归脾汤加参、桂补益心脾为法。读书人用心劳神耗气，气血虚，心脾易伤，平素须善为静养。

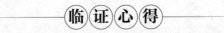

盗汗是因阴阳失衡，腠理不固，而致寐中汗出、醒来自止的病症。患者阴虚有热，致潮热夜汗，日久则心阴耗伤，心血不足，而发生本病。故治疗时应注重养心阴、补心血，方选归脾汤加减：黄芪、牡蛎各30g，酸枣仁20g，浮小麦15g，白术、人参、当归、茯神、地骨皮、竹叶、石斛、龙眼肉、大枣各10g，炙甘草、远志各5g，生姜3片。方中人参、黄芪、白术、茯神、大枣健脾益气；当归、龙眼肉补血养血；酸枣仁、远志养心

---

① 耽：沉溺，入迷。《诗经·卫风·氓》云："于嗟女兮，无与士耽。"《礼记》云："妻子好合，如鼓瑟琴。兄弟既翕，和乐且耽。"

② 昕夕穷神：昕，早晨太阳将要出来的时候。《说文解字》云："昕，旦明日将出也。"昕夕穷神，这里指从早到晚地用心苦读。

③ 瘁：憔悴，枯槁。

④ 柴栅：原指栅栏，这里指困顿其中。

⑤ 刀圭：原指中药的量器名。这里指药物治疗。

安神；地骨皮、竹叶、石斛养阴清心；牡蛎、浮小麦收涩敛汗；炙甘草调和诸药。全方共奏益气养阴、补血敛汗之效。

肺绝案

南都许轮所孙女，十八岁，患痰喘羸弱。四月初诊之，手太阴脉搏指，足少阴脉如烂绵，水衰而火乘金也。余曰："金以火为雠，今不浮涩而反洪大，贼脉见矣。肾水不能救，秋令可忧。至八月初五日诊之，肺之洪者变而为细，肾之软者变而为大。岁在戊午，君火司天，法当两尺不应。今尺当不应而反大，寸当浮大而反细。经曰：'尺寸反者死。'况肺脉如丝，悬悬^①欲绝。经云：'脉至悬绝，十二日死。'予之短期，当在十六日。然安谷者逾期，不安谷者不及期，以食不断，故当逾期。况十六、十七二日皆金。助其一线之气，安得遽绝！十八日交寒露节，又值火日。经曰：'手太阴气绝，丙日笃，丁日死。'寅时乃气血注肺之时，不能注则绝，必死于十八日寅时矣。"轮所闻之，潜然泪下，以为能食，犹不肯信。果至十八日未晓而终。

⊟ **点评**

痰喘羸弱，素体虚弱，肺气不足，四月初肺脉搏指，肾脉如烂绵，已为元气无根之证，肾不纳气，肾水泛为痰喘。八月初肺脉变细，肾脉变大，此时已是肾水耗尽、下元空虚。肺脉如丝，悬悬欲绝，浮越之元气悬于一线，故不可治。

⦿临⦿证⦿心⦿得

肺为气之主，肾为气之根，肺主气，肾纳气，肺肾共主呼吸。气为阳，肺气旺则可助生肾之阳气；肺气不足，宣则不能使阳守于外，降又不

---

① 悬悬：将要断绝貌。唐代李白的《清平乐》云："烟深水阔，音信无由达。惟有碧天云外月，偏照悬悬离别。"

能下引肾阳，久可致肾阳消散，命火式微，即有母不生子之意。肾阳为诸阳之根，可资助肺阳，共同温暖肺阴及肺津，推动津液输布，而使痰饮不生、咳喘不作。认识两脏之间的关系对临床治则及用药有指导意义，如治肺气之虚，在补益肺气的同时，还需温阳化气，振奋肾中真阳，以助生肺气。凡治肾阴之虚，无论传肺与否，必兼养肺润燥，使金能生水，既可促进肾水的充盈，又可在肺阴未损时防水克金，在肺阴已损时使肺阴得润。凡治肺阴之方，当重滋养肾阴，肾阴足则水能润（生）金，并使肾阴不受损。

胀满案

闽中周东志，形羸善饭，忽胀满。众皆泥其食太多，不能运化治以槟、枳、楂、芽、神曲、厚朴，胀势转增。余以其右手洪滑，知为胃火，用石膏、黄连、山栀、木香、陈皮、酒蒸大黄，二剂而胀止。

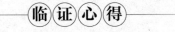

点 评

应为饮食不节，食积停滞不化，伤及脾胃之气，气滞湿停，郁而化热，故为中焦湿热气滞证，治当泻火祛湿而导滞。石膏、黄连清泻胃火；山栀泄热利湿；木香、陈皮理气健脾消滞；大黄攻积泄热，使积热从大便而下。枳实导滞丸亦可。

临证心得

食积有热一病在临床甚为常见，治以消食导滞、泻火通便，促进食积排出而热清，以保和丸、枳实导滞汤、平胃散、小承气汤、大柴胡汤加减等为常用方。其中保和丸方中山楂、神曲、莱菔子消食化积；食阻气机，胃失和降，故佐入半夏、陈皮行气化滞，降逆和胃；茯苓淡渗利湿以健脾。食积易于化热，故入连翘清热散结，以治食积所化之热。诸药相合，共奏消食导滞和胃之效，食消则热退。枳实导滞汤方中大黄攻积泄热为君，使积热从大便而下，枳实行气消痞而除脘腹之胀满，黄连、黄芩清热，茯苓、泽泻利水，白术健脾燥湿，使攻积而不伤正，神曲消食化滞，共奏消食导滞健脾去热之功效。小承气汤方中大黄泄热去实，荡涤肠胃，推陈致新，厚朴行气除满，枳实理气消痞，三药合用，共奏通便泄热、消滞除满之效。大柴胡汤方中重用柴胡为君药，配黄芩和解清热为臣药，轻用大黄配枳实以内泻阳明热结、行气消痞，芍药柔肝缓急止痛，与大黄相配可治腹中实痛，与枳实相伍可以理气和血，以除心下满痛；半夏和胃降逆，配伍大量生姜，以治呕逆不止；大枣与生姜相配，能和营卫而行津液，并调和脾胃；诸药合用，共奏清热导滞之效。

泄泻案

闽中太学张仲辉，纵饮无度，兼嗜瓜果，忽患泄泻，自中夜至黎明，洞下二十余次。先与分利，不应。继与燥剂，转见沉剧。余以其六脉俱浮，因思经云："春伤于风，夏生飧泄。"非大汗之，不能解也。麻黄、升麻、干葛、甘草、生姜煎服。原医者笑云："书生好奇，妄行险峻[1]。麻黄为重剂，虽在伤寒，且勿轻用，斯何证也，而以杀之耶！"仲辉惑之。已而困甚，叹曰："吾命将尽，姑服此剂，以冀万一。"遂服而取汗，泄泻顿止。

点　评

泄泻而脉浮，胃肠中有风邪。风邪善行而数变，自表而内，无处不到，至胃肠则洞泻不止。且表卫不开，肺气不宣，津液下迫，风邪入胃，邪气留连。故治泄有升提、有祛风、有解表、有逆流挽舟。升麻、干葛升阳止泻，麻黄宣肺利水解表。

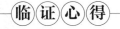

"春伤于风，夏生飧泄"明确提出了风与泄泻的关系。此风者，有人言

---

① 险峻：指药性猛烈、偏性较大的药物。

之为外风，有人言之为内风。外风者，春时伤于风寒，由皮肤而经络，传入肠胃，腹胀肠鸣因而飧泄也，治宜解表散风，如葛根汤、麻黄桂枝汤。内风者，木旺生风，乘脾土而造成泄泻，治宜泻肝补脾，如痛泻要方。

痨瘵案

白下姚越甫，乙卯[①]秋二子俱以痨瘵毙，悲痛不已。蒸热咳嗽，两目不明，腰肢无力，口吐清涎，唇有白点。或与滋阴，或与开郁，或与补中，或与清火，药无遗用，病日益深。夜梦亡父语之曰，汝病已深，时医束手，非士材先生不能疗也。醒时漏下四鼓[②]，张灯扣门乞治。余诊视之，左脉数大无伦，右脉沉缓无力。此为传尸，有恶虫蚀藏，若不取去，决无生理。为治加味芎归血余散加甘遂、天灵盖，共为末，以东引桃枝煎汤。于八月初二天未明时，空心调服。至辰巳时，下虫如小鼠者三枚，两头尖者数枚。以病者困顿，亟与人参一两煎服。薄暮又服参一两。明日四鼓，更以没药减半服，又下两头尖虫数枚。所下之虫，烈火煅过，雄黄末研匀，入瓶封固，埋于僻地绝人行处。另用峻补，半载渐瘥。

点 评

痨瘵一病，类似于西医学的结核病。古人认为，痨瘵与干血化虫有关，称之为痨虫，治疗多用"杀痨虫"之药。又因痨瘵多具传染性，亲朋虽亡，活人被染，甚而灭门，故古人又谓之传尸、鬼注，治疗亦多用"灵异"之药。

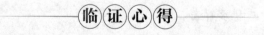

本病因正气虚弱，感染痨虫，侵蚀肺脏而发病为"肺痨"。故治疗应以补虚杀虫为原则，固本祛邪。辨治时注重病位在肺，须兼顾脾、肾，可采

---

① 乙卯：应指公元1615年。

② 漏下四鼓：即夜里四更时分，大致相当于现在后半夜两点左右。

用益气养阴法、培土生金法、壮水制火法。辨治时用苦寒之品应防伤阴，使阴虚更甚；用滋腻之品应防过量伐脾，使脾胃亏损，制其生化之源；用辛燥之品应防化热伤阴，使虚火益甚。

患者，男，58岁。肺痨日久，午后发热、咳嗽、咳痰，多伴胸痛10余天，X线提示Ⅲ期肺结核合并感染，曾在抗结核的基础上投予大剂清热化痰之品等，症状未明显改善。现症见自汗盗汗，声嘶失音，口干咽燥，虚烦不眠，舌红少苔，脉细数。证属气阴两虚，痰热内蕴。治以养阴清热，扶正杀虫。方拟百合固金汤加减。处方：移种参6g，百合、生地黄、银柴胡、桑白皮、地骨皮各15g，川贝母6g，百部12g，知母、浮海石各10g。3剂后潮热、咳嗽好转，15剂后诸症改善。方中移种参益气；百合、生地黄滋肺阴；知母、桑白皮清肺热；百部、川贝母杀虫止咳；浮海石软坚化痰；诸药共奏扶正杀虫，养阴清热之功。

腹痛案

江右给谏晏怀泉如夫人①，盛暑腹痛，自汗淋漓。治之以清火行气，俱无当也。余诊其左脉涩，右脉濡。此气弱不能营运，血因以阻耳。与参、芪、姜、桂、桃仁、归尾、苏木、玄胡索、郁金，二剂而痊。当盛暑而行姜、桂，舍时从证也。

回 点 评

盛暑腹痛，暑为阳邪，阳性升发，故暑邪侵犯人体，多直入气分，可致腠理开泄而汗出。自汗淋漓，气随津泄，而致气虚。左脉涩为血行不畅，右脉濡为中气不足。故病机为气虚卫表不固，气虚无力推动血液运行久而瘀滞，不通则痛，则见腹痛。治以益气活血。

---

① 如夫人：妾的别称。《儒林外史》第二三回云："他第七位如夫人有病，医生说是寒证。"

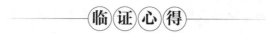

腹痛病因病机多为外邪入侵、饮食所伤、情志失调（急性腹痛），以及气血不足、阳气虚弱（慢性腹痛）等原因，引起脏腑气机不利，经脉气血阻滞，或失养，遂起腹痛。如气虚型腹痛，多由久病或过劳损伤元气，气机失调而致。以语声低微、饮食减少、腹痛劳则加重、脉弱为特征。治以益气升阳、补气养血。药用人参、白术、当归、黄芪、陈皮、柴胡、甘草、升麻等。清代程国彭的《医学心悟》提出了气虚腹痛的特征和治疗方剂，即"若按之痛止者，积已去而中气虚也，五味异功散补之"。

歧视案

吏部少宰蒋恬庵，目中歧视，手足麻痹。或滋阴，或补土，或化痰，汤液屡更，迄无功验。余诊其寸口独大，两尺独清，是心肾不交也。以六味地黄丸料配补心丹作煎液，计进六剂而歧视收，一月而麻痹释然。更以十全大补丸服数斤，遂不复发。

点 评

歧视者，即视歧，视一为二也。目中神光，根源于肾，发出于心，神光照视方能视物。左右者，阴阳之道路也。其脉寸口独大，两尺独清，心肾不交，水火未济，阴阳淆纷，神光散乱，故为歧视。治当交通心肾，收摄神光。以六味地黄丸合补心丹治之。

临证心得

视歧，最早见于《灵枢·大惑论》（"精散则视歧，视歧见两物"），是临床上一种比较常见的眼病，为眼科的疑难重症之一，类似于西医学之麻痹性斜视。本病多因正气不足，阴血亏少，脉络空虚，风中经络；或得之于高热，风寒湿痹；或因风痰阻络，气血瘀阻；或因肝肾阴亏，阳亢动风，风痰升扰；或因跌仆外伤所致。

患某，男，55岁。主诉双目视一物为二，或视物颠倒2月余。症见面白少华，食少倦怠，腰痛，目光呆滞，苔白，微黄多津，脉细无力。此乃脾肾阳虚血衰而不能温煦濡目所致，治疗主以温阳补气法。方予附子理中汤加减：熟附片18g、干姜15g，泡参21g，白术18g，云苓31g，黄芪31g，鸡血藤24g，砂仁9g，白蔻9g，法夏9g。服两剂后，症状减轻。再连服三剂，食增神起，视歧好转。后以猪肝蒸糖或炒肝常吃，间以鲫鱼煮汤常饮，月后视歧痊愈。

肌体痒麻案

给谏章鲁斋，肌体痒且麻，逾三日乃发黑块如博棋子，大便痛楚，呕恶。一岁之中，必四五发。医者以热毒治之，绝不取效。余诊其脉，举之则大，按之则缓，湿与风俱也。荆芥、防风、羌活、独活、苍术、白术、茯苓、木通、川芎、当归、黄芪、桔梗、甘草，十剂旋效。更以酒糊为丸，人参汤送，以杜其根蒂[①]。

点 评

本证肌体痒且麻，发黑块如博棋子，类似于荨麻疹。李氏平脉辨证，举之则大，按之则缓，诊为"湿与风俱"。风胜则痒，湿胜则麻。治以败毒散合四君子汤之类，祛风胜湿，且中气足则湿气化，卫气强则风邪不干。

临证心得

荨麻疹属于中医学"瘾疹"范畴，以风、寒、湿、热邪气入侵为病因，治当补虚扶正、祛湿清热、祛风止痒、调和营卫。通常风寒型多因营卫失调、不慎乘凉饮冷所致，好发于冬季，临床治疗可用桂枝、麻黄等发散风寒、辛温透表。而血热型主要由于热盛生风、血热内蕴所致，治疗可用生

---

① 根蒂：病根。

地黄、石膏、知母等清热凉血。风热型多由外感风热所致，药用生地黄、苦参、黄芩和牛蒡子等疏风清热。血瘀型多由于气血日久运行迟滞成瘀所致，组方可加入赤芍、桃仁、红花等活血散瘀。脾胃湿热型多由于饮食不当所致，药用栀子、茵陈、连翘、大黄等清热燥湿通泄。气血两虚型多由风邪内侵、玄府失固、气血不足、肌肤失养所致，组方中的当归、党参和黄芪等具有扶正固本、补气养血的功效。

积聚案

襄阳郡侯于鉴如，酒后腹痛，久而痛处渐坚。余曰："脉大而长，且搏指矣，必有坚积。然两尺濡软，不敢峻攻。"先以四君子汤补完胃气，然后与攻积丸，下十数行，皆黑而韧[①]者，腹中之痛犹未尽也。经曰："大积大聚，其可犯也，衰其半而止。"但以补中益气加蓬术为丸，服两月而霍然。

回 点 评

《医宗必读》有云："积之成也，正气不足，而后邪气踞之，如小人在朝，由君子之衰也。正气与邪气势不两立，若低昂然，一胜则一负。邪气日昌，正气日削，不攻去之，丧亡从及矣。然攻之太急，正气转伤，初、中、末之三法，不可不讲也。初者，病邪初起，正气尚强，邪气尚浅，则任受攻；中者，受病渐久，邪气较深，正气较弱，任受且攻且补；末者，病魔经久，邪气侵凌，正气消残，则任受补。盖积之为义，日积月累，匪伊朝夕，所以去之亦当有渐，太亟则伤正气，正气伤则不能运化，而邪反固。"此中之语，堪为积证的治疗大法、攻补指南。李中梓创有新制阴阳攻积丸，谓治五积、六聚、七癥、八瘕、痃癖、虫积、痰食，不问阴阳皆效。方以吴茱萸、干姜、官桂、川乌、黄连、半夏、橘红、茯苓、槟榔、厚朴、枳实、菖蒲、延胡索、人参、沉香、琥珀、桔梗、巴豆霜诸味为末，皂角煎汁合丸而成，每服以生姜汤送下。

---

① 韧：坚硬。《说文解字》云："韧，柔而固也。"

临证心得

积聚是以正气亏虚，脏腑失和，气滞、血瘀、痰浊蕴结腹内为基本病机，以腹内结块或胀或痛为主要临床特征的一类病证。积证多为血瘀，固定不移，胀痛或刺痛；聚证多为气聚，时聚时散，攻窜胀痛。积证初期病邪初起，正气尚强。治疗应在正气不虚的情况下着重于攻，采用理气活血、通络消积之药，急速治疗。但切不可攻伐无度，而应适可而止，待积消后，选用六君子之类，以善其后。积证中期气结血瘀，正气渐虚。治疗时活血化瘀虽当首用，扶正健脾亦当重视。否则，徒以大剂猛剂专攻其积，则益损正气，使积反愈甚，以致转向末期，而终属难治。同时，积至中期，非一朝一夕所致，故在运用攻邪破积药时，切应注意法度，攻、补贵在适宜，不可急于求成，单重于攻，反致伤正则欲速而不达。积证末期邪盛正衰，脾气虚损，精血亏耗，病势日趋严重。治疗时不仅要看到邪实，更须着眼于正虚。诚然，有形之积，非攻不去，但妄行攻伐，则正气愈虚，血瘀更甚，又复加重其积。因此，本证首当补虚扶正，配以祛邪消积。对于末期患者，尤当注意饮食，若饮食量少，首当调理脾胃，使中气振、气血生化有源，正气强盛，则有助于攻邪。

伤寒狂躁案

休邑吴文哉，伤寒发躁，面赤足冷，时时索水，却不能饮。伊弟日休问余决短期。手扬足掷，难以候脉。五六人制之，方得就诊。脉大而无伦，按之如无。余曰："浮大沉小，阴证似阳，谓之阴躁。与附子理中汤，当有生理。"日休骇曰："医者十辈至，不曰柴胡、承气，则曰三黄、石膏，今反用热剂，乌乎^①敢哉！"余曰："内真寒而外假热，服温补犹救十中之七，若用寒凉，立见败坏矣。"日休卜之吉。遂用人参四钱，熟附一钱，

---

① 乌乎：怎样，怎么，疑问代词。唐代柳宗元的《送贾山人南游序》云："孰匮孰充？为泰为穷？君子乌乎取，以宁其躬？"

白术二钱，干姜一钱，甘草八分，煎成，冰冷与饮。甫一时许，而狂躁稍定。数剂而神清气爽。

回 点 评

　　阴盛格阳，阳气欲脱，故发烦躁。《伤寒论》中少阴病发烦躁者，即阴躁，阴躁多死，多为危候。本证"面赤足冷""时时索水，却不能饮""脉大而无伦，按之如无"，皆是辨明内真寒而外假热之凭借。治以附子理中丸温补脾肾，以固元气。方中附子大辛大热，补益命门真火、暖脾土；干姜温中焦之阳而祛里寒，助附子升发阳气；党参补脾益气，助运化而正升降；白术健脾燥湿；甘草益气和中。加用黄芪益气升阳，防阴气下脱；白芍和络止痛。诸药合用，共奏温阳祛寒、补益脾肾之功，故获良效。

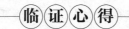

临证心得

　　阴盛格阳是指阴寒之邪壅盛于内，逼迫阳气浮越于外，使阴阳之气不相顺接、相互格拒的一种病理状态，表现为内真寒外假热证，是一种向"阴阳离绝"转归发展的危证。患者常以热证的症状（如肢体灼热、汗出淋漓、面潮红、唇燥口干等）为主诉，或是医者于四诊时均见患者有貌似热证的表现（如面红、唇燥口干、脉浮大等），但一经仔细诊察，却发现有更多寒证或虚寒证的表现（如畏寒肢凉、面色苍白、尿长清、舌淡胖、苔白、脉沉紧等），又或热少寒多，或热不典型，故临证务须谨慎识别，避免"真真假假""虚虚实实"之迷惑而误诊。

血厥案

　　京卿须日华，暴怒伤阴，吐血甚多。余思《内经》云："大怒则血菀于上，令人薄厥。"今血厥而呕数升，金气大虚，而木寡于畏[①]也。以人参一两，培养金宫。且木欲实，金当平之。又况血脱益气，治其母也。以沉

---

　　① 本寡于畏：木所畏，金也。指金不制木，而木无所畏。

香三钱制肝木，更以炮姜少许为向导之兵。再进而血始定。然脉法则已违度①矣。经云："至如颓土，按之不得，是肌气予不足，白菓发而死。"言木克土也。及期果验。

点 评

暴怒伤肝，肝气上逆，气迫血升，气血壅塞于上，阻闭神明，发为血厥。其方药急用独参汤灌服，理论基础为"有形之血不能速生，无形之气所当急固"，同时又可养金气以制木，再治以平肝降气之法。然今肺脾两脏已败，子母之气皆已耗竭，而木气虚亢，故至不救。

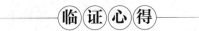

血厥来势急骤，瞬息之间即可突然昏倒、不省人事。若不积极救治，严重者，常可一厥不复，导致死亡。急救之要，必须首分虚实，实为血菀于上，主要由于平素肝旺，或素有高血压，突受精神刺激，暴怒伤肝，肝气上逆，气迫血升，气血壅塞于上，阻闭神明，以致突然昏厥，牙关紧闭，面赤唇紫，舌红，脉多沉弦有力。此即《黄帝内经》所述的薄厥。当此之时，首应平肝降逆以治其本，使肝气平降则气血复常，再佐活血以治其标，急用镇肝熄风汤加减治疗。方中代赭石镇肝降逆，牛膝引血下行，足当此任。

有一患者，男，48岁。因受冤吵架激怒而厥，面赤气粗，口唇发紫，牙关紧闭，两手握固，血压150/95mmHg，舌质红，脉沉弦有力。遂即针刺人中、涌泉、十宣等穴，治以镇肝熄风汤加减：代赭石、怀牛膝各30g，生龙骨、生牡蛎各20g，赤芍、白芍各15g，枳实10g，麦冬12g。急煎灌服，不到1小时即渐渐苏醒，醒后感头痛头晕，拟育阴潜阳、平肝息风、活血顺气等药以善后。

---

① 违度：失度，反常。《后汉书·荡帝纪》云："阴阳不和，水旱违度，济河之域，凶谨流亡。"

肺热癃闭案

江右袁启莘，居恒劳心，遇事沉滞。时当仲夏，溲便不通。五苓、六一，累进无功。诊其两寸洪大，知为心火刑金，故气化不及州都也。黄连、知、柏、麦冬、牛膝、茯苓、人参，两剂而小便如泉。

回 点 评

两寸洪大，上焦心肺间有热。热邪壅滞上焦，肺失肃降。肺为水之上源，上源闭阻，下源亦不通。水道通调不利，邪热下移膀胱，膀胱气化不利，闭阻三焦，三焦决渎失司。治疗以清泄肺热、宣肺利水为法，清肺热以开上，通水道以利下。

临证心得

肺热过盛，或痰热闭肺，肺气郁闭而不利；或热伏于肺，下移膀胱以致上焦之水不能下降，下焦为热气所闭阻，气不得下而制节不达于州都，故见小便不利。临床症见小便涓滴不通或点滴不爽，口燥咽干，烦渴欲饮，呼吸短促；或有咳嗽气喘，恶寒发热；或有浮肿等症。舌质红，苔薄黄，或苔燥欠津，脉浮数或滑数。其多属热证、实证，多见于温热病或肺系疾病过程中。治法宜清肺泄热，通利水道。方选清肺饮合泻白散加减，常加冬葵子、滑石、通草等。

痿废案

金陵朱修之，八年痿废，更医殆遍，卒无中病者，千里招余。诊其六脉有力，按之搏指，犹是强饭。此心阳独亢，壮火炎蒸，古称脉痿者是也。以承气下数行，右足展舒。再下之，手中可以持物。更以芩、连、栀、酒蒸大黄蜜丸，以参汤送。一月之内，积滞尽去，四肢皆能屈伸。余曰：

"今积滞既祛，真元虚惫。"与三才膏十斤，尽剂而康复。如是元气之实，如是治法之峻，如是相信之专，皆得未曾有，不可以为训也。

点 评

八年痿废，易误辨作虚证，从虚而补之。然诊其六脉有力，按之搏指，犹是强饭，非虚证也。《黄帝内经》云："治痿独取阳明。"痿证有阳明之虚，有阳明之实。此六脉有力而强饭，是阳明积滞，故以承气汤类独下阳明。积滞得下，则阳明经气通利，四肢而能屈伸。积滞尽去，元气衰惫，虚证则见，再以三才膏补之。三才者，天地人，天冬、地黄、人参。天冬补上，地黄补下，人参补中，俾使三焦元气津液得复，阳明冲和，方为全功。

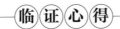

临证心得

"治痿独取阳明"为临床治疗痿证的一重要治疗原则，在临床上患者常常脾虚或兼夹热邪或兼夹湿邪，治疗时不应一概而论，单以补其脾胃，而应在补益脾胃的同时佐以清热、化湿之类。

如患者阳明湿热内蕴，溢于脉络，营卫不和，四肢痿麻，腰肋如束，便坚，小便不利，痿躄大症。此乃"土气壅遏，湿热沉滞，下焦经隧不通，上焦气化不行，脉络不和"所致痿证。治当养阴化湿，宣通经络。予北沙参、麦冬、当归、生地黄滋阴养血，配合牛膝、续断补益肝肾，佐茯苓、五加皮、桑枝、丹参、乌药利湿通络，火麻仁润肠通便。复诊时痿躄渐可步履。通过调养气血阴阳，使气血津液得生、脏腑功能得复，兼以祛湿、通络，使经脉得通、肌肉筋脉得养，从而痿证得愈。

胸痛案

文学顾六吉，胸中有奇痛，不吐则不安者，已历两载。偶为怒触，四十日不进浆粥，三十日不下溲便，面赤如绯，神昏如醉。终事^①毕备，以为旦夕死矣。余视其脉，举之则濡，按之则滑。是胃中有火，膈上有痰，浸淫不已，侵犯膻中，壅遏心窍，故迷昧乃尔。以沉香、海石、胆星、瓦楞子、牛黄、雄黄、天竺黄、朱砂、冰、麝为细末，姜汁、竹沥和沸汤调送。初进犹吐其半，继进乃全纳矣。随服六君子加星、香、姜、沥，两日而溲便通，三日而糜饮进。调摄百余日，遂复其常。

🔲 点 评

胃中有火，膈上病痰，痰火互结，侵犯膻中则胸痛。因怒触发加重，痰火壅遏心窍。病属实也，实者泻之、通之，治以清火涤痰开窍法，将胸中痰食之邪涌吐而出，则胸中气机顺畅。脾为生痰之源，再治以六君子汤加减健脾益气化痰。

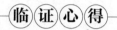

胸痛病因可有外伤、火热内灼、痰浊内阻、气滞血瘀等，在临床上要抓住主要症状和体征进行辨证论治。关于胸痛的施治，根据"通则不痛"之理论立法、处方用药。如患者症见胸中闷塞而痛，咳嗽痰白，甚则喘不得卧，苔滑腻，脉濡缓。其多由于痰浊壅塞于胸中，胸阳受遏，气机运行不畅所致。治宜通阳化痰，降逆泄浊。方用瓜蒌薤白半夏汤加减，以瓜蒌、薤白通阳泄浊，半夏化痰。若胸中气塞痞满疼痛，胁下逆抢心，是痰浊痹阻胸阳、气逆不下之象。治宜通阳散结，化痰下气。方用瓜蒌薤白桂枝汤，以薤白、桂枝通阳散结，瓜蒌、积实、厚朴下气化痰。

疟疾案

征君陈眉公，患三日疟，浃气^②未瘥。素畏药饵，尤不喜人参。余诊

---

① 终事：临终之事。

② 浃（jiā）气：满一气，即十五天。五日为一候，三候为一气。

其脉，浮之则濡，沉之则弱，营卫俱穷，故绵延不已。因固请曰："素不服参者，天畀^①之丰也。今不可缺者，病魔之久也。正气虚惫，脉如悬丝，而可拘以常乎？变通趋时，不得失也。"先服钱许，口有津生，腹无烦满，乃色喜云："素所胶而不化者，今日发吾覆矣。敢以性命委重，惟兄所命耳。"遂以人参一两，何首乌一两，煎成，入生姜汁一钟。甫一剂而势减七八，再进而疟遂截。

◎ 点 评

疟邪日久，气血两虚，正虚不能抵御外邪，故绵延不愈，主以何人饮，人参益气扶正，何首乌补益精血，气血双补为治。本案诊脉，脉如悬丝，浮取则濡，沉取则弱，浮以候卫，沉以候营，卫者主气，营者主血，浮沉俱虚，故主气血两衰。

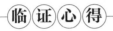

疟疾是由感受疟邪所致的传染病，以寒战壮热、汗后热退、休作有时为主症。其基本病机为邪伏半表半里，出入营卫之间，邪正交争，则疟病发作；疟邪伏藏，则发作休止。病理性质以邪实为主。若疟疾久留，屡发不已，气血耗伤，不时寒热，可成为遇劳即发的劳疟。症见遇劳即发，反复发作，寒热不调，胁下痞块，神倦乏力，面黄肌瘦，懒言气短，自汗心悸，舌淡苔少，脉细弱。治以扶正为主。气虚者用四兽饮，血虚者用何人饮。若久疟不愈，气血瘀滞，痰浊凝结，壅阻于胁下而形成疟母，轻者用久疟全消丸，重者需用鳖甲煎丸。

腹满案

给谏许霞城，悲郁之余，陡发寒热，腹中满闷。医者谓为外感风而内夹食也。余独以为不然。举之无浮盛之象，按之无坚搏之形，安在其内

---

① 畀（bì）：给予，赋予。《说文解字》云："畀，相付与之。"

伤外感乎？不过郁伤中气耳。以补中益气加木香、白蔻，十剂而复其居处之常。

点 评

李东垣的《内外伤辨惑论·卷上·辨阴证阳证》曰："卫者，元气七神之别名，卫护周身，在于皮毛之间也。肺绝则皮毛先绝，神无所依，故内伤饮食，则恶风寒。"也就是说，卫气是元气别称，大气一气，皆为元气，元气又受胃气充养。《内外伤辨惑论·卷上·脾胃虚实传变论》同时提到："元气之充足，皆由脾胃之气无所伤，而后能滋养元气。"因此脾胃一伤，胃气不足，无以充养元气，则卫气亦绝，则生寒热。补中益气汤补益中气以治病本，升举阳气，升阳散火，升提气机向上，振奋卫阳，使之能胜风寒，不生寒热，此即是东垣内外伤辨惑而制方之义。

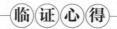

补中益气汤出自《脾胃论》，其补中益气、升阳举陷之功卓著，为临床各科所常用。

患者，女，36岁。症见上腹部疼痛，伴腹胀、嗳气，得食痛减，大便内有不消化食物，舌淡苔白，脉沉。胃镜提示无异常。西医诊断为功能性消化不良。证属脾虚气滞，运化无力。药用补中益气汤加味：黄芪20g，炙甘草10g，党参20g，升麻10g，柴胡20g，陈皮15g，当归15g，白术15g，砂仁15g，木香15g。方中以黄芪补中益气，升阳举陷；党参、白术、炙甘草补气健脾，促进胃体排空；当归养血和营，陈皮可理气和胃、补而不滞；木香、砂仁行气止呕，醒脾开胃。诸药合用，使脾胃功能得以恢复和饮食物得以消化吸收，从而达到治愈本病的目的。

双足肿痛案

别驾施笠泽，两足肿重，痛若虎啮，叫号彻于户外。自用四物汤加槟榔、木通、牛膝、苡仁，数饮之，病不少杀。余曰："阴脉细矣，按之至骨则坚，未可竟以虚责也。况两膝如绯，扪之烙手。当以黄柏五钱为君，木通四钱为佐，槟榔一钱为使，日进两剂，可使遄^①已。"笠泽颔^②余言，遂遵服之。十余剂后，竟安适如常矣。

点 评

本证乃实证，湿热流注下肢为患。前方虽槟榔、木通、牛膝、苡仁对证，然四物汤胶着湿热，故用药杂然不效。李氏平脉为实，兼见两膝如绯，扪之烙手，独用黄柏、木通、槟榔，清热利湿、消肿止痛，日进两剂，加速疗效。

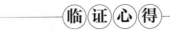

临证心得

关节肿痛多因风寒湿热之邪侵犯机体，痹阻关节肌肉筋络，导致气血闭阻不通，筋脉关节失于濡养而致。根据感受邪气的相对轻重，常分为行痹（风痹）、痛痹（痹）、着痹（湿痹），若素体阳盛或阴虚火旺，复感风寒湿邪，邪从热化或感受热邪，流注关节，则为热痹。临床以尪痹、骨痹、热痹、漆痹病、痛风病为多，而湿热型患者的肢体关节酸痛重着不移，或有肿胀，或有灼热红肿、痛不可触，局部肌肤麻木不仁，关节活动不利，可累及多个关节，阴雨天加重或发作。湿热型关节肿痛临床中可采用如意金黄散加减方外敷，配制方法为：姜黄、大黄、黄柏、白芷各160g，苍术、厚朴、陈皮、甘草、生天南星各64g，天花粉32g，延胡索75g，芒硝50g，米醋调配后外敷。此方能明显解除患者局部疼痛，促使肿胀消散，改善临床症状。

痰祟身痛案

文学朱文哉，遍体如虫螫，口舌糜烂，寅卯时必见二鬼执盘餐以献。

---

① 遄（chuán）：迅速。《尔雅》云："遄，速也。"
② 颔：点头同意。北宋欧阳修的《归田录》云："但微颔之。"

向余怵哭曰："余年未满三十，高堂有垂白之亲，膝下无承欢之子，一旦抱疴，二鬼来侵，决无生理。倘邀如天之赐，得以不死，即今日之秦越人矣。"遂叩头流血。诊其寸脉，乍大乍小，亦意其为祟矣。细察两关，弦滑且大，遂断定为痰饮之向。投滚痰丸一服，微有所下，而病患如故。更以小胃丹下痰及积，身痛减半，至明日而鬼亦不见矣。更以参、术煎汤送小胃丹，复下数行，病若失矣。

点 评

鬼祟之脉，左右不齐，乍大乍小，乍数乍迟。《伤寒论》云："脉乍大乍小，乍静乍乱，见人惊恐者，为祟发于胆，气竭故也。"所谓鬼祟，多为痰邪作祟，所谓怪病多痰。十二时辰中，寅卯为肺与大肠所主。其脉则寸脉乍大乍小，两关弦滑而大。以下痰祟为治。先以滚痰丸而微下，病患如故，病重药轻也。故以小胃丹峻下，痰积方得而出。小胃丹，方出《丹溪心法》，由甘遂、大戟、芫花、大黄、黄柏诸味组成，峻下力猛。

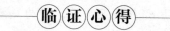

临证心得

痰具有逐渐蓄积、流动不测、黏滞胶着、秽浊腐败、凝结积聚、致病怪异等特性。痰阻气滞，则一身上下皆可发病，如不思饮食、呕吐恶心、便下脓血，大便秘结；咳喘咯黏痰，头眩目晕，心悸；癫狂，失眠，精神恍惚，症状多变，"病者不能喻其状，方书未尝载其疾，医者不能别其证"，即"怪病多痰"。治疗上宜逐其痰。

患儿，男，13岁。主诉耸肩、挤眼、喉中发声等反复发作2年余。近1个月耸肩、挤眼反复，伴有明显喉中发声，偶有秽语，脾气急躁，注意力不集中，纳眠可，二便调，面色不华，舌红、苔黄，脉数。中医辨证为痰蒙心窍，予以礞石滚痰丸加减，处方：青礞石10g，柴胡6g，知母10g，生地黄10g，半夏5g，陈皮10g，栀子6g，龙胆草4g，木瓜9g，伸筋草15g，葛根10g，羌活6g，黄连3g，枳壳10g，益智仁10g，石菖蒲10g，郁金10g，百合12g，龟板10g，生龙骨15g，苍耳子6g。14剂，水煎服，每日1剂。复诊：多动好转，耸肩、挤眼、注意力较前集中，脾气较前好转，仍有少许喉中发音。继守原方加减治疗4月余，抽动症状基本消失，注意力集中，脾气明显改善。

阳虚腹痛案

内侄陆文蔚之内，自上脘抵少腹奇痛欲绝，有以山栀、枳、朴为治者，痛反弥[①]甚。余曰："脉诚数矣，独不察其沉则软乎？不第土惫，抑且火衰。"六君子加姜、桂大剂饮之，痛且应手减矣。而原医者犹曰："是火证也，复以火助之，痛得劫而暂伏，未几将不可知已。"文蔚鄙其言，竟信余勿疑。调治一月，而康复如常。

🔲 点 评

脘腹为脾胃地界，少腹为肝肾地界。其脉数而沉软，主虚而阳气不足。故本证为脾肾阳衰，寒自内生，寒凝气滞，不通则痛。李氏以六君子加姜、桂大剂治之，从温肾扶阳、补火生土方向探究，切合"治病必求于本"的要旨。

临证心得

腹痛是一种临床常见病，致病原因较多，发病机制主要为经脉、脏腑气滞不通，或脏腑失养，证型复杂，分为虚、实、寒、热4类。患者常因感受外邪、饮食不节、情志失调、阳气虚弱等因素致病。临床主要表现为疼痛急剧，按之加重；或绵绵作痛，时轻时重；或腹部胀痛，痛处不一；或腹部刺痛，固定不移等。对于寒证患者，应采用辛温方药，温而通之；对于热证患者，应采用寒凉方药，泻而通之；对于虚证患者，应采用温补方药，助之使通；对于久痛不愈的患者，应严格执行审证求因，标本同治。常见腹痛时作，痛则喜按、遇冷加重，食少纳呆，大便溏薄，面色无华，舌淡苔白，脉沉细。治当温中补虚止痛，采用小建中汤加减。方中大枣、生姜、饴糖可健脾胃，温补胃肠；芍药、甘草可滋阴养血，缓急止

---

① 弥：更加。宋玉的《对楚王问》云："是以其曲弥高，其和弥寡。"

痛；桂枝可暖经祛寒，温通阳气。日常进食生姜黑糖饮，配合艾灸，以温中补虚。

小肠痈案

门人薛昙孚之内，十五岁，腹痛异甚，面黄体瘦。幼科与之清热，女科与之通经疏气，大方与之补血养气，越一月而腹痛转剧。余察其皮肤甲错，左尺独数，是小肠有痈。今脉数，知脓已成，当以药溃之。与葵根一两，皂角刺二钱，陈皮三钱，两剂而脓血大下。更以太乙膏为丸，参芪汤送，一月而愈。

点 评

《诸病源候论·肠痈候》云："肠痈者，由寒温不适……血气蕴积，结聚成痈，热积不散，血肉腐坏，化而为脓。其病之状，小腹重而微强，抑之即痛，小便数似淋，时时汗出，复恶寒，其身皮皆甲错，腹皮急，如肿状。"左尺独数，皮肤甲错，下焦有热，化生痈脓。太乙膏方出自《太平惠民和剂局方》，由玄参、白芷、当归、肉桂、大黄、赤芍药、生干地黄诸味组成，具有清热解毒、消肿生肌之功效。

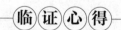

临证心得

肠痈为好发于肠道内的急性痈肿，与西医的急性阑尾炎、阑尾脓肿、回肠末端炎症等相对应。中医外科主张辨病与辨证相结合，局部与整体相参，尤其强调阴阳辨证。

患者，女，23岁。自述右下腹疼痛，呈阵发性胀痛，难以直立，伴大便秘结、量少，低热，口干欲饮，舌红、苔黄腻，脉细数。B超示：右下腹高回声灶；血常规：白细胞计数（WBC）11.6×10^9/L。中医诊断：肠痈，证属肠热腑实证。治以清热泻火，养血行气通腑。拟方：黄连3g，黄芩、枳实各15g，败酱草、红藤各30g，生大黄、厚朴、当归、槟榔、川楝子、延胡索、田三七各10g，天花粉20g，5剂。复诊，述服药1剂后疼痛明显减轻，2剂后右下腹疼痛消失，偶有牵拉感，第 3 天出现胃脘部不适，遂来诊。B 超示：右下腹低回声灶；血常规正常。刻下症见舌淡红、苔薄白。嘱其弃去黄连、黄芩、大黄，加干姜 3 片后，余 2 剂继服。再治以和胃降逆、养血行气法。拟方：柴胡 15g，半夏、黄芩、槟榔、广木香、枳实、当归、三七、佛手、乌药、川楝子各 10g，炙甘草 5g，5 剂。症状全消。

大肠痈案

光禄卿吴玄水夫人，腹满而痛，喘急不能食。或以中满治之，无效。余诊其脉，右尺偏大，皮肤甲错。余曰："此大肠痈也。"先与黄英、白术、陈皮、当归、白芷托里，三日而脉始数，数则脓已熟矣。用黄芪、皂刺、白芷、穿山甲加葵根五钱，连投两剂而脓溃如注，昏晕不能支。即饮独参一两，更以八珍汤补养一月始康。

点 评

尺脉数大，皮肤甲错，断为肠痈。而左尺数大为小肠痈，右尺数大为大肠痈。盖左寸属心，心与小肠相表里，故左尺数大为小肠痈；右寸属于肺，肺与大肠相表里，故右尺数大为大肠痈。脓大溃久溃之后，易大损气血，宜以气血之药补之。

临证心得

中医外科内治法根据疮疡的三个阶段（初起、成脓、溃后）确立了三个治疗原则，即消、托、补。肠痈属外科中内痈，其方药立法也不离于此。消法：《金匮要略·疮痈肠痈浸淫病脉证并治第十八》云："肠痈者，少腹肿痞，按之即痛，如淋，小便自调，时时发热，自汗出，复恶寒。其脉迟紧者，脓未成，可下之，当有血。脉洪数者，脓已成，不可下也。"大黄牡丹汤主之。此时为疾病初起，邪毒营血郁结于肠中，当用消法，可使患者免受溃脓手术之苦。托法：托法虚证实证皆可使用，多用于虚实夹杂症。《金匮要略》云："肠痈之为病，其身甲错，腹皮急，按之濡，如肿状，腹无积聚，身无热，脉数，此为腹内有痈脓，薏苡附子败酱散主之。"此时腹中痛已成脓，应用托法透脓脱毒，促使早日成脓透脓排脓，可以大大缩短病程。补法：肠痈后期正气衰弱，宜用补法以助正气恢复，有助创口更快愈合。

喘促神昏案

邑宰夏彝仲太夫人，年届八袠[①]。因彝仲远任闽中，忧思成疾，忽发热头疼。诸医误作伤寒，夺其饮食，恣行发散。才一剂而汗出如洗，气促而喘，神昏而倦，业已治凶具矣。始问治于余，诊其脉，大而无力。余曰："即令进食而投参芪，犹惧或失之；反夺其食而攻之，未遽[②]绝者幸耳。"用人参、黄芪各五钱，白术三钱，橘、半各一钱五分，甘草六分，煨姜三钱。诸医皆曰；"喘为气壅，参芪入口，即不可救。"余百口陈辨。赖许霞城至，力赞决之。甫一剂而喘汗差减。倍用参、术至一两，证愈七八，惟食未强耳。此火衰不能生土，加熟附二钱，干姜一钱，服二月乃痊。

点 评

病家年老体虚，其脉大无力，本为气虚发热头疼，以补中益气汤之类为宜。然诸医辨为外感，而行发汗之法，伤及阳气，犯虚虚实实之戒，致使真元大亏而浮越，故见气促而喘、神昏而倦，元气将脱也。急当益气固脱，纳气归原。

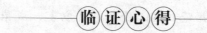

对于气虚发热，临床医家多以乏力倦怠、自汗畏风作为评判标准，实属不妥。症乃病机之外象，而脉乃体内气血变化之明照。

患者，女，45岁。主诉间断性发热、乏力、头晕1年余，加重5天。

---

① 袠：八十。

② 遽：立刻，马上。

症见语声低微，面色潮红，乏力，头晕，心悸气短、活动后加重，形体消瘦，纳差，寐差，大便秘结，小便正常，舌淡苔薄，脉细弱。中医诊断：内伤发热。辨证：气虚发热。治法：益气健脾，甘温除热。方用补中益气汤加减。处方：黄芪50g，党参15g，白术15g，甘草15g，陈皮15g，当归15g，茯苓15g，砂仁（后下）15g，酸枣仁15g，夜交藤15g，柴胡10g，升麻10g，防风5g。7剂，常法煎服。嘱患者防外感。二诊：患者体温略有下降，最高时为37.6℃，乏力、头晕、心悸、气短等症减轻，大便秘结，小便正常，舌淡苔薄，脉细弱。原方减酸枣仁、夜交藤，水煎服。三诊：患者无明显发热，乏力、头晕、心悸、气短症状缓解，睡眠、饮食和二便可，舌淡苔薄，脉细弱。效不更方，继服上方7剂，水煎服。四诊：患者无发热，余症大减。停服汤药，予补中益气丸，每日3次口服，连续服用1个月。患者治疗后发热、乏力、心悸、气短等症状消失，半年内未复发。

谵狂案

儒者吴君明，伤寒六日，谵狂笑语，头痛有汗，大便不通，小便自利。众议承气下之。余诊其脉，浮而大；察其腹，不硬不痛。因思仲景云："伤寒不大便六七日，头疼有热，小便清，知不在里，仍在表也。"方今仲冬①严寒，宜与桂枝汤。众皆咋舌云：谵狂为阳盛，桂枝入口必死。余笑曰："汗多神昏，故有妄语。虽不大便，腹无所苦，和其营卫，必自愈耳。"遂违众用之。及夜而笑语皆止，明日大便自通。故夫病变多端，不可胶执。既有谵语，而能察为表证者，百不得一也。向使病家狐疑，误行下剂，其不立毙者几希。

点 评

脉浮而大，知其在表；察腹不硬不痛，知不在阳明之腑。表气郁闭，气机不宣，肺与大肠相表里，故大便不通。营卫不和，汗多神昏，兼表郁而气闭，故见谵狂。今以桂枝汤表气和而气机通利，犹闭塞之室开通户

---

① 仲冬：指旧历十一。

膹，则虽不泻下而大便下，谵狂亦止。

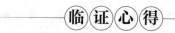

《伤寒论》第 56 条云："伤寒不大便六七日，头痛有热者，与承气汤。其小便清者，知不在里，仍在表也，当须发汗。若头痛者，必衄。宜桂枝汤。"仲景认为在太阳病中，不大便六七日，大多情况属邪热传里，热结阳明，理应与承气汤。此外，原文通过小便的颜色判断病位的表里，伤寒不大便六七日，小便清白者，故邪仍在表，还应从表论治，表气开则里气合。在太阳经，阳气过重，风寒外束肌表，肺失肃降，肺与大肠相表里，大肠气不降，故大肠传导失司，营卫功能失调，营气不能下润肠道致秘，故当以桂枝汤调和营卫。方中桂枝配芍药，一辛一酸，一开一合，于发汗之中寓有敛汗之意，于和营之中又有调卫之功；姜枣内和脾胃；炙甘草调和诸药；五药相合，共奏解肌祛风、调和营卫、敛阴和阳之效，表解而里自和，营气下布，肠道得润而便秘自解。

热结旁流案

医者王月怀，伤寒五六日以来，下利日数十行，懊①憹目胀。一时名医共议以山药、苡仁补之，且曰："不服是药，泻将脱矣。"余独曰："脉沉且数，按其腹便攒眉作楚，此协热自利，谓之旁流，非正粪也，当有燥屎。"饮以承气汤，果得结粪数枚，利乃止，懊憹乃定。

□ 点 评

本案下利日数十行，易误诊为中气不固、元气滑脱。然病家脉沉且数，是里有热结。所谓热结旁流，即中有结粪，肠中津液旁流而出，下利

---

① 懊：指心胸烦热，闷乱不宁之状。《素问·六元政纪大论》云："火郁之发……目赤心热，甚则瞀闷懊，善暴死。"《伤寒论·辨太阳病脉证并治》云："发汗吐下后，虚烦不得眠，若剧者，必反复颠倒，心中懊，栀子豉汤主之。"

臭秽清水无度者。治以承气汤，结粪出而气化复旧，津液行而下利止。据笔者临证所见，热结旁流之外，尚有"食积旁流"一证，常于伤食之后，食积结滞于内，脾胃肠道功能紊乱，津液不能吸收，自食积旁而流出。当此之时，病家进食即肠鸣而泻，甚则有饮水入胃，即刻胃肠间漉漉水鸣立泻者。泻下纯水如浑浊小便，日数十行不止。此为"食积旁流"，治当保和丸之类消其食积，重者亦可攻消并用。食积化，则津液行，往往药甫入胃，而泻下立止。此与热结旁流虽病因不同，程度不同，而机制相似。

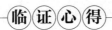

"热结旁流"证是以自利清水为特点，泻下物纯为稀水、不夹渣滓、臭秽难闻，其病机为燥屎内结，不能自下，迫液下奔而旁流。治当采用通因通用之法，方选大承气汤加减。

临床上遇到一老年便秘患者，欲行结肠镜检查排除肠道占位，常规服用甘露醇清洁肠道，嘱其多饮水。患者泻下黄色稀便数次，其中夹杂硬屎块，随后脐周腹痛，观其舌质红、苔黄厚乏津、脉数，查体腹痛拒按，行腹部 X 线透视，未见其液平及膈下游离气体等。猛然想起"热结旁流"证，治当用通因通用、峻下热结之法，遂遣大承气汤加白芍、甘草，方证合拍，患者泻下硬粪后疼痛缓解，遂行肠镜检查。

背心痛

明经俞元济，背心一点痛，久而渐大。每用行气和血，绝不取效。余问之曰："遇天阴觉痛增否？"元济曰："天阴痛即甚。"余曰："脉既滑而遇阴辄甚，其为湿痰无疑。"以胃苓汤加半夏三钱，数剂而不知痛所在矣。

点 评

此案脾虚为本，痰湿为标。脾主精微之输布，一旦脾运失健，则必致留浊生湿；湿积既久，又能化生痰浊，所谓"脾为生痰之源"，即本于此，湿痰停滞，痹阻不通，则是本病之由来。以胃苓汤加半夏治之，取其健脾和胃、燥湿化痰之效。

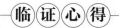

腰背痛而移易不定，渐渐扩大或走窜，或麻木不仁，或牵掣附着，常于阴天复发或加重，脉滑者，多为积痰停饮阻滞于经络之间。治当化痰，甚或逐痰攻下。

有一案例，时阴雨连绵一周，患者自觉腰背胀痛，如有物附着压之。先予柴胡疏肝散加川断、杜仲、独活、台乌、苍术两剂，腰痛稍减。但觉腰背如物压痛处散开渐大，走窜满背。因思有湿痰停滞，阻碍气道作痛，行气而湿痰流注腰背经络间，即以柴胡疏肝散加禹功散（牵牛子、小茴香）、酒制大黄、白芥子、法半夏一剂，两服大便下而腰背痛立止，物压附着感如失。

汗出昏倦案

刑部主政徐凌如，劳与怒并，遂汗出昏倦，语言错乱，危笃殆甚。迎余视之，脉滑而软，为气大虚而痰上涌，以补中益气汤加半夏、附子，四日而稍苏。更以六君子加姜汁、熟附，几两月而病乃却。

点 评

脉滑为痰，脉软为虚，故为气虚生痰。今劳与怒并，劳则气耗，怒则气上，元气欲脱而痰随气涌也。以补中益气汤益气固脱。盖痰为虚痰，过用消痰药劫之，则有耗气之虞，故唯少加半夏、陈皮于参、附、芪、术之间；甚若亡阳脱气而痰水上泛之危重证者，消痰药亦可一概不用，独以回阳固脱、纳气归元亟亟用之，气回则痰消。

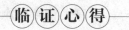

"治痰先治气"，肺、脾、肾之气虚可生痰，气滞也生痰，痰盛又可

引起气机不畅。痰与气在生理、病理上都有密切的联系。因此，在治疗痰证的同时，应先考虑治气。如哮喘患者，急性发作期以后，即可培补肺、脾、肾之气，以防止病情复发。在临床上，补肺气大多用生脉散、补中益气汤之类，补脾气用六君子汤之类，补肾气用人参胡桃汤及参蛤散之类。无论补肺气、补脾气、补肾气，非参、芪等益气之品不能奏效。肺、脾、肾三脏之气旺，水液代谢正常，痰则无以生。

癫狂案

文学张方之，久忧暴惊，遂发颠妄。或补心神，或逐痰涎，均无裨[①]也。求治于余。余曰："六脉结而有力，非大下其痰，无由痊也。"先服宁志膏三日，遂以小胃丹下之。三月之内，服小胃丹数次，去痰积始尽。更以归脾、妙香加牛黄、龙骨为丸，剂毕而康。向使不与下之，或虽下之未必屡屡下之，以尽其痰，遂成痼疾矣。

回 点 评

忧思伤脾，久则痰结，暴惊气乱，则痰气扰乱心神，故发癫狂。痼结之痰宜用攻逐之法，或吐或下，涌吐、峻下，俱是荡涤陈垢，先破而后立之义。宁志膏，益气养心、安神定志，方出自《太平惠民和剂局方》，酸枣仁、人参、辰砂、乳香诸味共成。妙香散，益气养心、宁神解郁，亦出自《太平惠民和剂局方》，麝香、木香、山药、茯神、茯苓、黄芪、远志、人参、桔梗、甘草。

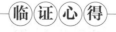

癫狂是各种因素引发的阴阳失调、脏腑功能紊乱，产生引起神乱的病理产物，或脑失所养，影响神志活动的一种病证。癫狂的病因不外乎情志失常、饮食不节、禀赋异常。其病位在脏主要为心，与肝、脾、肺、肾均

---

① 无裨：无补，无济于事。

有联系。神乱是癫狂的直接病机，阴阳、脏腑功能失调、气血逆乱是间接病机，与病理因素痰、火、瘀、虚、气郁有关。其治疗应以调节阴阳、平衡气血为原则。

患者，男，40岁。患高血压已多年，忽于两周前发生时而无故微笑，自己明白而不能控制，形体胖，头部昏闷，口干，舌苔厚腻而黑，脉象弦数。乃痰涎沃心，神明失守。治宜化痰涎，泻心火。拟导痰汤加味。处方：胆南星10g，炒枳实10g，茯苓10g，法半夏10g，炙甘草10g，陈皮10g，黄连10g，浙贝母10g，黄芩10g，玄参10g，石菖蒲10g。以水煎服，日2次。药服7剂，痰消火退，喜笑遂已。

痰瘀噎膈案

邑侯张孟端夫人，忧愤交乘，食下辄噎，胸中隐隐痛。余诊曰："阳脉滑而阴脉搏，痰血互凝之象也。"以二陈汤加归尾、桃仁、郁金、五灵脂，连进四剂，证犹未衰。因思人参与五灵脂同剂，善于浚[1]血。即以前剂入人参二钱，倍用五灵脂，再剂而血从大便出，十剂而噎止，弥月而竟安矣。

点 评

痰生于气，瘀生于血，气属阳而血属阴，故阳脉滑而阴脉搏，痰瘀互结之象也。十九畏中，人参畏五灵脂，而两药同用，益气活血而推血行，浚通之力倍增。今生脉、四君子常与失笑散共用，亦同此例。前案尚有十八反半夏、附子同用温化痰饮者，可知李氏善于用药矣。

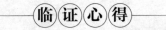
临证心得

中医将吞咽困难、下咽即吐的一种疾病称为噎膈，它包括西医学的食道癌、胃贲门癌、食道炎、食道憩室、食道神经官能症、贲门痉挛等。其

---

① 浚：疏通。唐代魏征的《谏太宗十思疏》云："浚其源泉。"

病因主要为七情内伤、饮食所伤、年老肾虚、脾胃肝肾功能失调等。治疗原则为理气开郁，化痰消瘀，滋阴养血润燥，分清标本虚实而治。

患者，女，55 岁。两个月前进食偶感到吞咽不适，至医院行消化道胃镜检查加活检，诊断为食道癌，建议手术治疗。由于种种原因，患者及家属拒绝手术治疗。刻下症见时时呕吐黏涎，心烦不安，昼夜不能安睡，气短乏力，舌苔薄白，脉沉缓稍滑。思之，沉脉郁症也，缓者湿痰郁滞也，滑者痰也。合参脉症，辨证属肝郁气结、痰滞血瘀，治宜理气活血、化痰散瘀。处方：柴胡 9g，半夏 12g，木通 9g，赤芍 9g，川芎 9g，桃仁 9g，香附 9g，青皮 9g，大腹皮 9g，桑皮 9g，茯苓 122g，苏子（炒打）18g，甘草 9g，水煎服，每日 1 剂。服用前 5 剂，时呕时吐，第 6 剂时已不再吐，饮食进稀粥、面条皆可，治疗一个半月，食欲大增，还可以吃馒头。服药间，每日食用荸荠 9 枚（必须用黄泥裹烧熟食），分 3 次，每饭后细嚼慢咽 3 枚（荸荠乃治五膈之良药，汪机曰："能毁铜，治五种噎膈。"）。该患者治疗 3 个月后，诸症渐失。

虚寒噎膈案

金元之之内患噎，胸腹有奇痛。以经阻故，诸医咸以瘀血处疗。余察其脉，细为气衰，沉为寒痼，反与攻血，岂非加霜于雪乎？况自上及下处处皆痛，明征非血矣。参、芪、术各二钱，木香、姜、桂各一钱，煎成，和醇酒进之。甫入口便快，半月而痛去如扫矣。自是岁服理中汤，数年弗辍。

▣ 点　评

《素问·阴阳别论》云："三阳结，谓之膈。饮食不下，膈噎不通，食则吐。"《素问·至真要大论》曰："饮食不下，膈噎不通，食则呕。"《太平圣惠方·第五十卷》云："寒温失宜，食饮乖度，或恚怒气逆，思虑伤心致使阴阳不和，胸膈痞塞，故名膈气也。"脉细为气衰，沉为寒痼，此证为虚寒，故以益气温阳散寒为治。

───── 临 证 心 得 ─────

噎膈后期以正虚为主，或虚实并重，多因热饮伤津、房劳伤肾、年老肾虚，引起津枯血燥，气虚阳微，食管干涩所致。治疗重在扶正，以滋阴养血润燥，益气温阳为法，也可少佐理气开郁，化痰消瘀之品。

患者，男，68 岁。长期吞咽受阻，饮食不下。西医诊断：贲门失弛缓症，食道癌。建议手术治疗，由于家境经济状况不佳，求图中药。细审，面色白，形寒气短，面浮肢肿而便溏，舌质淡，苔白，脉细弱，为气虚阳微之证。先服用由硇砂 0.6g、冰片 0.1g、硼砂 3g、礞石 6g、沉香 2g 等组成的药 1g 含服，有利于食药顺行。每服汤药前 1 个小时服用此药，待吐出黏液时再服用汤药。先用温脾益气之剂以救后天生化之源：人参 9g，黄芪 15g，白术 9g，云苓 9g，半夏 12g，陈皮 9g，赭石 30g，旋覆花 15g，生姜 30g，水煎服。服药 8 剂后不吐，饮食仅少有不适，脉稍有力。更方：熟地黄 18g，山萸肉 12g，当归 9g，枸杞子 18g，鹿角胶（烊冲）18g，肉桂 6g，附子 6g，杜仲 12g，菟丝子 12g，当归 12g，白术 9g，云苓 12g，巴戟天 9g，水煎服。诸药合用，滋阴、温补肾阳脾土熔为一炉，乃以补气运脾汤合右归丸加减。经两个月的治疗，面浮肢肿已消，饮食软稀饭，无有不适之感，前后调治 4 个月，体重增加，日常生活较为理想。

躁热头痛案

顾淡之，劳神之后，躁热异甚，头角掣痛，时作时止。医者夺其食而与之解表，越四日而热不衰，议将攻里。余细视之，脉不浮紧，安得表耶？又不沉实，安得里耶？只有少阴大而无力，为劳神太过，乃虚烦类伤寒也。若禁其食，即益其疾耳。便以糜粥与之，且与大剂归脾汤，不十日安矣。

回 **点 评**

故立法必有凭据方不致误，欲解表必有表邪之凭据，欲攻里必有里邪之凭据，法无凭据不啻盲人摸象。"少阴大而无力"之少阴，即左寸少阴心部之脉。本证为劳神太过，心气外浮，血不濡养，而见燥热头痛，当益气养血、宁心安神。

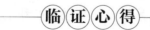

头为"诸阳之会""清阳之府"，也是髓海之所在。脏腑清阳之气、阴柔之血皆上注于头。所谓无虚不作痛，头痛亦然。盖气血为一身之根本，皆充养于头面，气虚血少则头部不得充养，导致不荣则痛。治疗以益气养血为主。方药予八珍汤加减。偏气虚者，加黄芪、升麻、柴胡；偏血虚者，加阿胶、枣仁、何首乌。

患者头痛伴眩晕1年余，时轻时重，近日因劳倦而加重，其痛颇剧，舌淡红，脉细弱。治宜归脾汤加减。处方：黄芪24g，党参18g，白术10g，陈皮10g，甘草10g，当归10g，山药30g，升麻6g，柴胡6g，阿胶（烊化）10g。水煎服，10剂，每日1剂，药尽告愈。

类中风案

钱台石年近六袠，肢体不能转侧，昏倦不能语言，鼻窍不利，二便俱秘。是心肺俱虚，为类中风也。日伐其气，并攻其痰，已濒于危矣。比余诊之，六脉洪盛，按之搏指。此至虚有盛候，以形色验之灼然①也。法当从证不从脉，补中为主，方可回生。举家惑于他言，两日不决。余曰："今日不进药，将为性命忧矣。若补之而病进，余独任其咎"乃以补中益气加秦艽、天麻、竹沥、姜汁，再剂而神清，十日而转侧利便。珍摄半载，始获全愈。

---

① 灼然：明显貌。汉代徐干的《中论·审大臣》云："文王之识也，灼然若拔云而见日，霍然若开雾而观天。"

🔲 点 评

气虚生痰，郁久化热，酿生痰火，故本证以元气虚竭为本，痰火炽盛为标。六脉洪盛、按之搏指，乃应痰火标证之象。日伐其气，并攻其痰，气愈虚而痰愈盛，则臻于危候，元气欲脱。以补中益气为主，辅以清痰火为治。

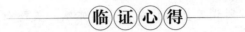

类中风的临床表现类似中风，而实非中风，诚如李中梓所说："类中风者，有类乎中风，实非中风也，或以风为他证，或以他证为风。"虚中的发生，多由素体虚弱，过于劳作，耗气伤脾，痰气壅滞，上蒙清窍，横窜经络所致。李中梓归纳虚中的病因病机是"过于劳役，耗损真元，脾胃虚衰，痰生气壅"，治疗主张益气为主。虚中临床症见猝然昏倒，伴见面色㿠白、鼻息轻微，亦有身不仆倒但舌语涩、口眼歪斜、半身不遂者，治宜健脾益气，方用六君子汤；虚而下陷者治宜用补中益气汤；如见手撒口开，急需大剂量参芪益气固脱；若因房劳过度，精气耗损而致虚中者，治宜益气填精，方用六味地黄丸合生脉散。

吐血蒸热案

大宗伯董玄宰少妾，吐血喘嗽，蒸热烦心。先与清火，继进补中，药饵杂投，竟无少效，而后乞治于余。余曰："两尺沉且坚，小腹按之即痛，此有下焦瘀血，法当以峻剂行之。若与平和之剂行血，则坚血不得行也。"以四物汤加郁金、穿山甲、蛰虫、大黄，武火煎服。一剂而黑血下二碗。而痛犹未去。更与一服，又下三四碗而痛方止。遂以十全大补丸四斤，而康复如常。

🔲 点 评

两尺沉且坚，小腹按之即痛，瘀血在里，血不循经而见吐血。瘀血阻滞，日久郁热，耗伤阴血，致生瘀热，故见蒸热烦心。治之不应止血，而当化瘀，瘀血去而血归经，出血自止。即缪希雍所云"宜行血不宜止血"之意。

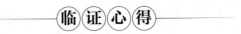

行血与止血是血证的两大治则。所谓行血，系指活血散血而言；所谓止血，系指固涩堵止而言。缪仲淳云："治吐血有三诀，宜行血不宜止血。血不循经络者，气逆上壅也，行血则血循经络，不止自止，止之则血凝，血凝则发热恶食，病日痼矣"。

患者，男，48岁。患胃病10年，疼痛反复发作，曾吐血便血4次。前天开始胃脘部胀痛，伴泛酸、纳差，昨日下午起吐血1次，约200ml，呈咖啡色，夹有紫黑色血块，并混有少量食物残渣。今晨发现大便黑色（潜血试验阳性）。一般情况尚可，上腹部有压痛，脉细涩，舌质暗红，苔薄黄。脉症合参，系肝木犯胃，胃络受伤，以致血溢脉外而为呕血、便血。况久痛入络，胃中必有瘀蓄，脉涩、舌暗、脘痛拒按，是其候也。当务之急，宜止血为先，但未可专用收敛止血剂，恐有留瘀之弊，故拟消瘀止血法，佐以抑肝和胃：赤白芍各9g，蒲黄（生、炒各半）12g，五灵脂9g，茜草炭12g，乌贼骨12g，浙贝母9g，侧柏炭9g，炙甘草6g，参三七（分二次吞）4.5g。服药二剂，呕血渐止，胃痛显减，泛酸亦止。

痰气哮喘案

文学顾明华，十年哮喘，遍治无功，始向余叩首乞哀，泪潸然下。余诊其两寸俱涩，余部俱实。涩者痰凝之象，实者气壅之征。非吐利交行，则根深蒂固之痰，何能去耶？幸其恪遵余言，半载之间，吐者五次，下者七次，更以补中之剂加鸡子、秋石，朞年[1]而永绝其根。

---

[1] 朞（jī）年：即三百六十五日，一周年。朞，同"期"，指时间周而复始。《素问·天元纪大论》云："运气运行，各终朞日，非独主时也。"

点　评

此案其脉两寸俱涩，余部俱实，三焦气壅而津液不行，痰阻上焦而气血不畅之象。脉征为实，痰气交阻于气道，气道挛急而致哮喘发作，故以痰气实证治之，用吐法驱除根深蒂固之痰，吐下之后更以补中之剂加鸡子、秋石再建中州，以杜生痰之源。

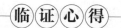

哮喘为一种发作性的痰鸣气喘疾患，发作时患者突感胸闷窒息，喉中哮鸣有声，呼吸气促困难，甚则张口抬肩、不能平卧。哮喘为病专主于痰，吐法属八大治法之一，可吐出胸膈之痰，并有发汗、疏肝等多种功能，而达到对机体的调节作用以治疗哮喘。

患者，女，31 岁。有哮喘史 20 余年，每年春秋气候交变时发作，近几年日趋严重，四季发作，曾长时期服用泼尼松，因担忧不良反应而不敢续用。亦曾服用中药，未能控制发作。刻下症见咳少而不扬、咯痰难出，胸闷气急，喉间痰鸣，头晕乏力，夜不安枕，纳谷不馨，苔薄滑腻，脉细弦略数。此为寒邪留恋肺卫，伏痰胶着胸膈，肺失宣肃。治以宣肺散寒，平喘化痰。处方：麻黄 9g，杏仁 9g，甘草 5g，细辛 3g，干姜 5g，五味子 4.5g，僵蚕 9g，蝉衣 4g，炙苏子 9g，莱菔子 9g，白芥子 4g，荆芥 9g，桔梗 4.5g，白前 9g，紫菀 9g，7 剂。另生莱菔子 30g 捣烂，开水冲泡，温服，服后 10~15 分钟，以手指挖舌根助吐，过 1 小时再服上药。吐后痰涎较多而能出，药后当夜即能安卧，咳痰爽利，气急明显好转，第 2 天感神清气爽，哮喘随之缓解。

风痰哮喘案

王邃初，老于经商，患哮喘者二十年矣。偶值舟次①谈及，问余尚可

---

① 舟次：指在乘船的路上。次，止、停留之义。

治否？余曰："年望六旬，困顿日久，恐不可治。姑与诊之，喜其脉尚有神，右寸浮滑，是风痰胶固于太阴之经。"以杏仁、防风、甘、桔、白芥子、麻黄，连进三剂，而病状大减。因以丹溪治哮丸与之，仍日进六君子汤。喜其不畏药饵，连服无间，经岁而痊。

🔲 点 评

患者经商，舟车劳顿，正气虚而易受邪。此证虽已历经20年，仍见右寸浮滑。浮者为风，滑者为痰，乃风痰胶固于肺，治之以辛温疏利，祛风化痰而逐邪气。故临证识病，虽云内伤杂病，亦必先查有邪无邪。即数十年，亦有风邪痼结不去，而仍需治外风者。

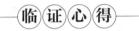

哮喘发作期的主要病因病机是风痰内伏、痰气交阻于气道，临证治疗就应针对此病理特点，采用以祛风化痰、理气平喘为主的治疗方法。

患者，女，34岁。有过敏性鼻炎、哮喘病史6年。此次因天气突变加之家事不顺而哮喘发作，刻下症见鼻咽发痒、流清涕，咳嗽气喘、喉中痰鸣，胸闷气急，胁肋胀痛不舒，心烦易怒，食少，便结，舌红、苔薄黄，脉弦滑。辨证属风盛痰伏气郁于肺，气道不畅。治法：祛风化痰，理气平喘。拟止哮平喘方加减治疗，处方：白芍30g，炙麻黄、地龙、全瓜蒌、苦杏仁、柴胡、黄芩、射干、炙甘草各10g，法半夏15g，枳壳9g，细辛6g。7剂，每日1剂，水煎服。二诊：服上方7剂后，患者鼻咽痒、气喘胸闷皆除，偶咳，仍感胁肋及腹部胀满不适，食少无味，上方去细辛、射干，减白芍为15g，加陈皮10g、茯苓20g，再服7剂，诸症皆除。

虫咳久嗽案

张远公，久嗽。得药如水，委命待尽。一日以他事晤谈，自谓必不可治，姑乞诊之。余曰："饥时胸中痛否？"远公曰："大痛。"视其上唇有白点，痛发则口角流涎，此虫啮其肺，故咳嗽耳。用百部、乌梅煎膏与服。

居十日而痛如失，嗽竟止矣。令其家人从净桶中索之，得寸白虫数十条，自是永不复发。

□ 点 评

《普济本事方》云："肺虫如蚕……惟肺虫为急，肺虫居肺叶之内，食人肺系，故成瘵疾。"其具体描写了"瘵虫"的形态和致病病机。此证为瘵虫侵袭噬蚀肺叶，故咳嗽。治以百部杀虫，乌梅伏虫，厥阴病乌梅丸主之。寸白虫，即绦虫。

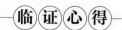

临证心得

肺痨的病机为正气不足，痨虫作祟，故治疗应以补虚杀虫为原则，固本祛邪。辨治时注重病位在肺，须兼顾脾、肾，可采用益气养阴法、培土生金法、壮水制火法。

患者，女，4岁。反复咳嗽1月余。1月余前无明显诱因出现咳嗽、无痰、夜间加重，伴夜晚出汗甚，饮食不佳，消瘦，乏力。已接种过卡介苗，来诊前经常感冒，长期咳嗽。患儿有久咳不愈、常感冒、夜间盗汗、纳差食少、消瘦无力等病史，并可触及颈部淋巴结肿大，疑似小儿结核。X线片示Ⅰ型肺门淋巴结核，血沉增快，结核菌素试验阳性。西医诊断：肺结核；中医诊断：活动期小儿肺痨，证属肺脾气阴两虚。治疗以润肺杀虫、调理脾胃为主。方选沙参麦冬汤加减，处方：北沙参、麦冬、天花粉、杭白芍各10g，太子参15g，白及10g，煅牡蛎、地骨皮、玉竹、桑叶各10g，枇杷叶8g，炙甘草5g。15剂，水煎服，两日1剂，嘱患儿饭后温服。复诊：诉咳嗽、盗汗症状缓解明显，然食少消瘦依旧。再以四君子汤合消瘰理脾汤加减，处方：太子参、生晒参各15g，白术、茯苓、蜜百部各10g，炙黄芪20g，胡黄连8g，炒麦芽、谷芽各20g，炒神曲10g，陈皮8g，使君子10g，炙甘草5g。亦15剂，水煎服，两日1剂。1个月后再次复诊：诉上述症状基本消失，X线片示病灶大部分吸收钙化。原方再用1个月巩固疗效。

心疝案

上舍宋敬夫，心腹大痛，伛偻不可以仰。日与行气和血，无益也。余诊其左寸滑而急，视其气不能以息，偶得一咳，攒眉欲绝。此为心疝无疑。亟令其以酱姜[①]进粥。乃取小茴香、川楝子、青木香、广木香、茱萸、木通、玄胡索、归身、青皮，一服而痛减，五日而安。

🔲 点 评

心疝，诸疝之一。病名出自《素问·脉要精微论》，其云："帝曰：诊得心脉而急，此为何病，病形何如？岐伯曰：病名心疝，少腹当有形也。帝曰：何以言之？岐伯曰：心为牡脏，小肠为之使，故曰少腹当有形也。"疝者，痛也。《诸病源候论》云："由阴气积于内，寒气不散，上冲于心，故使心痛，谓之心疝也。其痛也，或如锥刀所刺，或阴阳而痛，或四肢逆冷，或唇口变青，皆其候也。"《圣济总录》云："世之医者，以疝为寒湿之疾，不知心气之厥，亦能为疝。心疝者，当兼心气以治之。"心疝多因心经为寒邪所袭而发，本案以心腹大痛、左寸脉滑而急，治以行气散寒止痛。

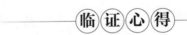

心疝亦为厥心痛之类，相当于今之心绞痛或心肌梗死。心绞痛是冠心病的常见类型，为冠状动脉粥样硬化引起心肌缺血、缺氧所致的以心前区疼痛为主要症状的综合征，特点是前胸压榨性疼痛，临床发病率和死亡率高，是威胁中老年人群主要的心血管疾病之一。其病机概括为"阳微阴弦"，实为本虚标实之证。本虚为气虚、阳虚、阴虚、血虚；标实则包含瘀血、痰浊、气滞、寒凝，其中尤以瘀血为致病之根本。急性发作期，寒凝心脉者，治以祛寒活血、宣阳通痹，用当归四逆汤加减；气滞心胸者，治以疏调气机、和血舒脉，用柴胡舒肝散加减；痰浊闭阻者，治以通阳泄

---

① 酱姜：腌制过的生姜。

浊、豁痰开结，用栝楼薤白半夏汤加味；瘀血痹阻者，治以活血化瘀、通脉止痛，用血府逐瘀汤加减。缓解期表现为本虚，如心气不足者，治以补养心气、鼓动心脉，用保元汤合甘麦大枣汤加减；心阴亏损者，治以滋阴清热、养心活血，用以天王补心丹加减；心阳不振者，治以补益阳气、温振心阳，用参附汤合桂枝甘草汤。该病临床表现为虚实夹杂之象，如寒凝心脉者，表现为寒凝气滞血瘀，用乌头赤石脂丸，又可见阳虚感寒或寒伤阳气，用当归四逆汤合肾气丸。

气滞癃闭案

先兄[①]念山[②]，谪官浙江按察，郁怒之余又当炎暑，小便不通，气高而喘。以自知医，频服胃苓汤不效。余曰："六脉且大且结，乃气滞也。"但以盐炒枳壳八钱，木通三钱，生姜五大片，急火煎服。一剂遂通，四剂霍然矣。

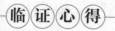 点 评

此案脉且大且结，气滞也，此证当为郁怒而气机逆乱不畅，湿热气机郁闭所致。故以枳壳行气下气，木通清热利湿而通利窍道，生姜辛散开郁。胃苓汤虽化湿利湿，行气疏利之功不及，故不效。治以枳壳破气，木通利尿。

临证心得

癃闭的病因可分外邪、内伤、外伤、肿块、结石和败精多种因素。其病机为肾与膀胱气化不利，与五脏、小肠、膀胱和三焦均有关。古代医家关于癃闭治疗的叙述非常丰富，既包括清热、疏肝、补脾补肾、宣肺和交通心肾这些内治法，又包括针灸疗法和熨脐、敷脐、探吐、取嚏等外

---

① 先兄：已故的兄长。
② 念山，即李中立，李延昰之父李中立，字士强，号念山。

治法。

患者，男，72岁。排尿不畅8年余，诊断为前列腺增生。半个月来自觉腰部酸痛，形寒肢冷、下肢尤甚，尿频而短，夜尿7~8次，大便干结不畅，口干口苦、饮不解渴，舌淡红苔光少津，脉沉细无力。辨证属肾元不足、肾阴阳两虚，治拟温肾滋阴，以附桂八味丸化裁。处方：肉桂1.5g，附子6g，火麻仁、茯苓、怀山药、川牛膝、山萸肉各9g，肉苁蓉、杜仲、熟地黄各15g。复诊：服前方5剂，畏寒肢冷、腰部疼痛、口干口苦俱减，大便已畅，尿频淋漓改善不显，舌淡红、苔少有津，脉沉细，前方加田三七末4g、小茴香9g吞服，继服14剂。三诊：诸症缓解，尿短频亦减，夜尿3~4次，改服济生肾气丸6g，每日3次，肉桂0.5g、穿山甲片粉1.5g混合，每日2次，用蜂蜜兑服。治疗两个月，夜尿减少，至今癃闭未复发。

心脾痛案

邑宰章生公，南都应试。时八月初五日，心脾痛甚，食饮皆废。诊其两寸，涩而无力。与大剂归脾汤加人参三钱、官桂二钱。生公曰："尝闻痛无补法，骤补实所不敢，得无碍场期乎？"余曰："第能信而服之，敢力保其无碍。若误投破气与寒凉，其碍也必矣。"遂煎服之，不超时而痛减；续进一剂，痛竟止，而场事获峻。

回 点 评

痛有虚实，有不通而痛，有不荣而痛，痛无补法大谬矣。病家心脾部位痛甚，食饮皆废，然其两脉涩而无力，是心脾两亏、脾胃虚弱、气血不足，虚而不养作痛，治以大剂归脾汤加人参、官桂补之。故医者临证治痛，必先辨虚实。

临证心得

归脾汤出自宋代严用和的《济生方》，主要功效为益气补血、健脾养心，用以治疗思虑过度、劳伤心脾而见胃脘痛、失眠、健忘、盗汗、心悸等症。

患者，男，40岁。胃脘部隐隐作痛2年余，时发而止，心悸气短，嗳气，食欲不振，面色无华，舌淡苔白，脉虚弱，中西医治疗均不效。辨证属气血两亏、脾胃虚寒，治以健脾益气、散寒止痛，方用归脾汤加味。药物组成：党参25g，黄芪20g，白术20g，茯苓20g，酸枣仁15g，龙眼肉10g，木香3g，炙甘草5g，当归12g，远志10g，炮姜6g，延胡索10g，香附10g，生姜3片，大枣5枚。归脾汤健脾益气、气血双补，配炮姜温中散寒止痛，配延胡索活血散寒止痛，配香附理气温中、散寒止痛，诸药相配，共为补气养血、温中散寒之剂，药证相合，服后痊愈。

脱发案

陈邃玄令郎，年十六岁，发尽脱落，无一茎存者。其脉数而大。余曰："肾之合骨也，其荣发也。多食甘则骨痛而发落，此《内经》之言也。"揣其股髀间骨，果觉大痛。遂以还少丹加生地、当归作丸，日服一两。兼进清胃汤。半载之间，发尽出矣。

点 评

一者，多食甘则土克水，肾水亏则骨痛发落；二者，多食甘则湿热痰火内生于脾胃，湿热郁蒸而发落，痰火流注而骨痛。故以还少丹加生地黄、当归补肾水、安心神，兼进清胃汤泻脾胃湿热。还少丹：大枣、杜仲、牛膝、远志、石菖蒲、肉苁蓉、巴戟天、小茴香、山萸肉、五味子、茯苓、山药、熟地黄、枸杞、楮实。清胃汤：升麻、黄连、生地黄、栀子、甘草、干葛、石膏、犀角。

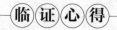

临证心得

毛发的生长代谢源于脏腑，本于精血，荣于经络，长于皮肤腠理。五脏虽各有所主，但脏腑之间互有关联和影响，既可相互配合，又可彼此制约，使之成为一个完整统一的有机整体，其中任何一个环节发生障碍，均能致使毛发病变。治疗应从整体着眼，仔细辨别病机，标本兼治。

患者，男，42岁。脱发、失眠多梦3月余。刻下症见头顶光秃、头发稀疏，人老面衰，头皮甚痒、肿痛、脂液似有臭味，面热如火烤，心烦，失眠多梦，舌绛，苔黄，脉数，大便秘结，小便泛黄如浓茶汁。辨证分型：心火亢盛。治法：泻心凉血。处方：三黄泻心汤加减。大黄（后下）5g，黄连10g，黄芩10g，栀子12g，麦冬15g，蒲公英30g，竹叶15g，紫花地丁30g，玄参10g，水牛角20g。方用三黄泻心汤加减，苦药泻火下降，则心之阴血得宁，血滋毛发，其人头皮不痒，脂液不渗，故亦不脱。方中黄芩、黄连清心泻火，直折火势；大黄苦泻，荡涤胃肠三焦之火，可使血液下行而不溢。

发热神昏呕吐案

孝廉俞彦直，肌肤灼热，神气昏闷，闻食即呕，强进即吐，困惫不能支。医者欲与温补，而众论挠①之。彼告彦直云："必延李士材商之。"比余至，按之热处在骨间，脉亦沉而搏，此伏火也。不敢徇情面而违至理。乃以黄连一钱五分，山栀、黄柏各一钱，枳壳、陈皮各二钱，甘草五分，煎成入姜汁三匙。服之四剂而痊。更以六味丸加生脉散，调摄浃岁②。

点 评

医者欲用温补而众人阻挠，其以为李中梓重视脾肾、长于温补，此时应能援己温补之见，故告病家延请李氏商之。其意实乃欲请士材先生做说客也。不意士材先生平脉辨证，实事求是，不以徇情面而违至理，当清则清，当补则补。可知李氏长于温补而非拘泥于温补。故凡高明医家临证，必辨证论治，非执着一端也。明告于学者，不审势则宽严皆误，后来临证要深思！本案按之热在骨间，脉沉而搏指，是热邪在里，即伏火也。火邪在里熏蒸，则肌肤灼热、神气昏闷、闻食即吐。治之以黄连、栀子、黄柏

---

① 挠：阻止，阻挠。清代徐珂的《清稗类钞·战事类》云："于是众人竭力挠之。"

② 浃岁：一整年。浃，周匝。

制火，黄连长于泻中焦之火而利枢机，栀子长于清利火邪而宣郁热，黄柏长于泻骨中之热而补阴分；枳壳、陈皮、姜汁则行气疏散，使伏邪无所藏匿。愈后以六味丸加生脉散，以养脾肾之阴。

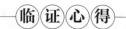

《素问》云："诸逆冲上，皆属于火。"《金匮要略》云："呕家本渴，今反不渴，为心下有饮故也。"《丹溪心法》云："食入即吐，是有火也。"此证由于内有"伏火"，加上情志所伤或饮食失调导致胃失和降，胃气上逆，水谷随气逆而上，遂发生呕吐。

患者，女，35岁。因与家人争吵后自感胃脘不适，食后片刻即吐，无泛酸嘈杂，嗳气时作，纳差，胁肋及乳房刺痛，时有头晕乏力，视物不旋转，二便调，舌淡红，苔薄，脉弦。西医诊断：神经性呕吐。自服多潘立酮无明显好转。中医诊断：呕吐；辨证：肝气犯胃，胃失合降。治拟疏肝和胃，降逆止呕。处方：焦白术10g，炒枳壳10g，厚朴10g，浙贝母10g，牡丹皮10g，广郁金10g，木香6g，鸡血藤15g，葛根20g，砂仁5g，天麻10g。每日1剂，水煎服，7剂。复诊：药后呕吐不作，但因与同事争吵后呕吐又有反复，伴胁肋胀痛。证属肝气犯胃，胃失合降。治拟疏肝和胃，降逆止呕。处方：柴胡6g，炒白芍15g，制香附10g，徐长卿10g，砂仁5g，厚朴10g，乌药10g，延胡索10g，青皮10g，木香8g，广郁金10g，甘草5g。每日1剂，水煎服，7剂。药后随访证情不作。

谵妄案

章仲舆令爱，未出阁[①]时，困于邪祟，终日谵妄。日与安神、化痰、祛邪、辛香之剂，已无遗用，病不少间也。余曰："六脉忽大忽小，忽浮忽沉，确为祟象。"内服八毒赤丸。外以帛紧拴两臂，复以二拇指相并扎定，

---

① 阁：同"阁"。《说文解字》云："阁，门旁户也。"《尔雅》云："宫中之门谓之闱，其小者谓之闺，小闺谓之阁。"

以小艾炷于两介甲侧肉处灼之。甫十壮而乞哀愿去。更与四壮，旦日复报七壮，而祟遂绝矣。

点评

案中艾炷者，乃烧鬼眼穴。鬼眼穴又名鬼哭、四鬼哭，约位于少商穴和隐白穴处，共四穴。《针灸大成》云："鬼眼四穴，在大拇指去爪甲角如韭叶，两指并起，用帛缚之，当两指歧缝中是穴。又二穴在足大趾，取穴亦如在手者同。"其主治癫狂、婚妄、癫痫、邪祟、晕厥等。

八毒赤丸，别名李子豫赤丸、八毒丸、杀鬼杖、斩鬼丹、杀鬼杖子，方源《古今录验》引《胡录》，见于《外台》卷十三。由雄黄、珍珠、矾石、牡丹皮、巴豆、附子、藜芦、蜈蚣八味组成。功能祛邪避秽，主治五尸瘕积，以及恶心痛、蛊痒、鬼气，无所不疗，鬼痒病。

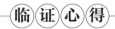

临证心得

谵妄是一种严重的急性精神意识障碍，以注意力和对外界识别能力显著下降为临床特征，包括运动行为、睡眠觉醒周期、感知觉、情感症状等异常，具有急性发作、可逆性的特点。中医学认为，谵妄属于"癫狂""痴呆""郁症"等范畴，历代医家多从气血阴阳失调进行论治，强调血瘀热毒在其发病中起重要作用。

患者，男，27岁。恶寒发热、头痛恶心、呕吐泄泻3天。中医诊断为霍乱，西医诊断为沙门氏菌属感染，用中西药治疗3天后泄泻、呕吐虽止，但热势羁留，更见神志恍惚、谵妄、舌体胖、伸舌震颤，舌苔白腻、中根略黄、边尖红、脉细濡。此乃湿热相持不化，阻遏神机所致。治以芳香利窍，宣浊化湿。拟菖蒲郁金汤合藿朴夏苓汤加减。处方：菖蒲6g，郁金10g，胆南星5g，半夏1g，藿香10g，豆豉6g，厚朴6g，赤茯苓15g，杏仁6g，蔻仁3g，薏苡仁15g，滑石3g，鲜荷梗尺许。服药1剂而热退神清，腑通苔化。续服2剂诸症痊愈。循"治病必求其本"的原则，审因论治，用芳香通窍、宣浊化滞法，仰湿去而热无所附，清窍为之亦开。药证相符，故奏效迅速。

离魂证案

鞠上舍，有所抑郁，蒸热如焚，引饮不休。奄奄①床褥，喃喃呓语。每言户外事，历历如见。始则指为伤寒，继则疑为鬼祟。药饵日投，病且日进，方来乞治于余。诊得肝脉浮濡，肺脉沉数。余曰："木性虽浮，肝则藏血藏魂，而隶于下焦，脉当沉长而弦。金性虽沉，肺则主气藏魄，而居乎至高，脉当浮短而涩。肺燥而失其相傅之权，则肝为将军之官，无所畏制，遂飞扬而上越，不能自藏其魂耳。尝闻魄强者魂安，今魄弱而魂不肯退藏，乃逐②虚阳而放荡，此名离魂。魂既离矣，则出入无时，故户外事皆能闻且见也。当急救肺金之燥，使金气足而肝木有制，则归魂不难耳。"因以清燥汤加减，人参、黄芪、天冬、麦冬、五味子、当归以润肺养气，芍药、枣仁、栀子、甘草以摄肝归魂，橘红、沉香使九天③之阳下降，升麻、柴胡使九地④之阴上升。两剂而呓语顿止，十剂而烦渴皆除。摄治一月，而病魔永遁。

点 评

本病中医谓之"离魂证"，又名"离魂症"。《杂病源流犀烛·不寐多寐源流》云："有神气不宁，每卧则魂魄飞扬，觉身在床而神魂离体，惊悸多魇，通夕不寐者，此名离魂症。……宜前后珍珠母丸、独活汤。"《辨证录·离魂门》云："人有心肾两伤，一旦觉自己之身分而为两，他人未见而己独见之，人以为离魂之症也；谁知心肾不交乎。"本案中，肺属金而肝属木，肺藏魄而肝藏魂，魂为阳而魄为阴，肺气阴不足而不能制肝，阴不制阳，以见神魂飞扬而外越。方中参、芪、二冬、五味补肺中气阴；芍药、枣仁、栀子、甘草清肝柔肝养血以益肝阴；橘红、沉香以降气，升麻、柴胡以升阴。使阳入于阴，则魂归舍于肝，奇症可痊。临证失眠一证有阴阳

---

① 奄奄：气息微弱的样子。

② 逐：《说文解字》云："逐，追也。"

③ 九天：谓高处。

④ 九地：谓低处。

不交、肝不藏魂者，亦可参看本方原理。

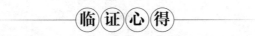

离魂症的主要表现为神志意识的异常，包括"梦幻""幻觉"。离魂症在现今临床中并不乏见，主要在老年人中多见。老年人体质虚弱，气血不足，是其主要的发病基础。而在中、青年人中亦不少见，虽然其体质壮盛，但由于过食辛辣刺激、嗜食寒凉生冷，导致寒湿内盛，化生湿热，气血瘀滞。加之工作压力增大、生活节奏加快，情志不畅，郁怒伤肝，导致气血壅滞，"离魂"现也。总之，离魂一症，关乎魂神不相应，亦不离乎气血的盈虚通滞，当调补气血，使人身能舍魂藏神，魂定而神安。

促脉案

燕都王湛六兄，以脾泄求治，神疲色瘁。诊得促脉，或十四五至得一止，或十七八至得一止。余谓其原医者曰：法在不治。而医者争之曰："此非代脉，不过促耳，何先生之轻命耶？"余曰："是真元败坏，阴阳交穷，而促脉呈形。与稽留、凝泣而见促者，不相侔也。"医者唯唯[1]。居一月而果殁。

点 评

促脉为急促之中时见一止，多见邪气阻滞、脉来不利。所谓稽留、凝泣者，邪气稽留、寒邪凝泣也。然亦有真元衰惫而见促脉者。如李氏所云："促脉之故，得于藏气乖违者十之六七，得于真元衰惫者十之二三。"要断定促脉是否主真元败坏，还需从患者的整体情况来看。卷四云："如趋而蹶，进则必死。"黎民寿云："如蹶之趋，徐疾不常。"亦可参考。

---

① 唯唯：应答而不置可否。

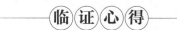

促脉的形成，或因阳盛邪实，或因正虚。促而有力者，主阳盛，为实邪阻遏脉气所致。阳邪亢盛，热迫血行，心气亢奋，故脉来急数；热灼阴津则津血衰少，心气受损，脉气不相接续，故脉有歇止；气滞、血瘀、痰饮、食积等有形实邪阻滞，脉气接续不及，亦可形成间歇。两者均为邪气内扰，脏气失常所致，故其脉来促而有力。

患者，女，20岁。2年前开始出现心悸、心慌、胸闷，西医诊断"室性期前收缩"，经治疗1月余，病情时好时坏，近日因生气而心悸加重，伴有善太息、五心烦热、失眠多梦。一般状态尚可，脉搏120次/分，期前收缩28次/分，未闻及杂音，舌红绛，苔微黄，脉促而弦。辨证属气滞血瘀兼心阴虚，治宜理气活血兼清热养阴，处方：香橼15g，香附5g，枳实10g，砂仁15g，黄连15g，生地黄20g，牡丹皮15g，丹参25g，当归10g，天冬20g。

代脉案

善化令黄桂岩，心疼夺食[1]，脉三动一止，良久不能自还。原医云：五脏之气不至，法当旦夕死。余曰："古人谓痛甚者脉多代。周梅屋云：'少得代脉者死，老得代脉者生。'今桂岩春秋高矣，而胸腹负痛，虽有代脉，安足虑乎？"果越两旬而桂岩起矣。故欲穷脉之变者，非博学人不能也。

点 评

老人五脏精气正当日日亏减，若四诊查精气未夺者，则虽代脉尚可斡旋。少年人五脏精气当盛，反见代脉者，虽外证不显，亦乃脏气衰败，为难治。故诊脉者不可拘泥。李氏云："欲穷脉之变者，非博学人不能也。"谆谆嘱咐，真叮咛之语。

---

[1] 夺食：不能食。夺，丧失、消除。

临证心得

　　临床中结脉与代脉常相互交替出现，故古人常把二脉相互并提。结代脉产生，多由于气血虚弱所致。《素问·脉要精微论》云："代则气衰。"成无己曰："结代之脉……由血气虚衰，不能相续也。"

　　患者，女，44岁。胸闷、时有心前区痛，头晕乏力，肢冷畏寒，纳呆体软，夜尿多，大便时溏等，已2年余，久治而不愈。刻下症见精神萎靡，心率40次/分，心律不齐，每分钟有期前收缩2~3次，舌质暗红，苔薄白，脉沉涩，结代脉频发。证属元阳衰惫，胸阳不振，阴伤淤滞。治拟温阳护阴、活血化瘀法。处方：制附子30g，桂枝15g，人参20g，麦冬15g，生地黄25g，丹参20g，当归20g，茯苓15g，五味子15g，淮小麦15g，阿胶15g，炙甘草15g。方中附子温阳强心，辅桂枝调和营卫，以助附子之力，伍生地黄、麦冬、阿胶、五味子、强心护阴，以濡内脏之不足，又可监制附子温之无虞，人参、茯苓益气养心，丹参、当归补血活血化瘀，佐炙甘草、淮小麦养心宁神，以助温阳扶正。

卷十 经络

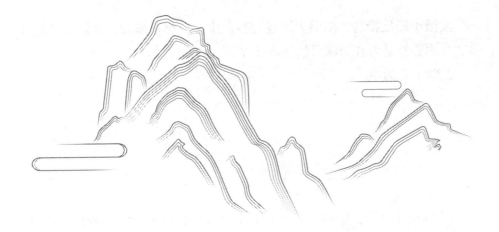

小序

经络藏象，稍关诊法者，靡①不疏解于前矣。又恐初学记诵为难，乃悉摹其形于右，使一览无遗，亦古人左图右史②之意也。若脏腑之轻重③，悉准之经文。至人之大小不齐，未可执一而论，要不过示其大略耳。折衷前贤之说以释焉，间附臆见④，惟识者鉴之。

点 评

此段是本卷序言，是对后续内容承前启后的简介。脉象是脏腑、经络、气血的外在表象，而经络是气血循行的通道，也是沟通五脏六腑、四肢百骸的通道，故作者根据前人对"经络"的相关描述，从经络命名、表里关系、气血多少、经络周流、起止循行等方面着手，结合宗荣卫三气、面部望诊、脉案书写等方面，进一步系统地完善脉诊理论。

十二经歌

太阳小肠足膀胱，阳明大肠足胃当；少阳三焦足胆配，太阴手肺足脾乡；少阴心经足为肾，厥阴包络足肝方。

此歌上者为手⑤。

---

① 靡（mǐ）：无。

② 左图右史：出自《新唐书·杨绾传》，其云："独处一室，左图右史。"在此作图文并茂解。

③ 轻重：重量大小。《难经》有关于脏腑重量大小的解剖形态学记载。

④ 臆（yì）见：主观的见解。

⑤ 上者，是对竖排版而言，在此指前者。手，即手三阴三阳经之简称。如"太阳小肠足膀胱"，"上者"是指"太阳小肠"四字，"上者为手"意为"手太阳小肠经"。

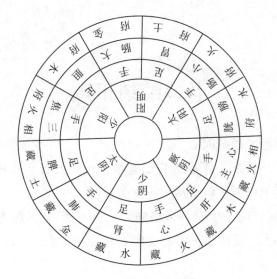

图1 十二经脏腑图

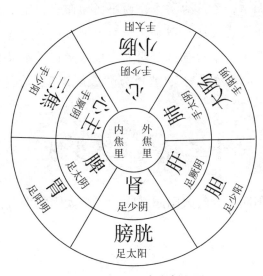

图2 十二经脏腑表里图

□ 点 评

　　此段以歌诀的形式描述了十二正经的命名，即手太阳小肠经、足太阳膀胱经、手阳明大肠经、足阳明胃经、手少阳三焦经、足少阳胆经、手太阴肺经、足太阴脾经、手少阴心经、足少阴肾经、手厥阴心包经、足厥阴肝经。

十二经纳甲歌

此歌诸腑配阳，诸脏配阴①。

甲胆乙肝②丙小肠，丁心戊胃己脾乡，庚属大肠辛属肺，壬属膀胱癸肾藏。三焦阳府须归丙，包络从阴丁火旁。

旧云："三焦亦向壬中寄，包络同归入癸方。"虽三焦为决渎，犹可言壬；而包络附心主，安得云癸？且二脏表里皆相火也。今改正之。

点 评

此段以歌诀的形式，结合脏腑表里关系，描述了脏腑与天干的配属关系，即：甲胆为阳木，乙肝为阴木；丙小肠为阳火，丁心为阴火；戊胃为阳土，己脾为阴土；庚大肠为阳金，辛肺为阴金；壬膀胱为阳水，癸肾为阴水；丙三焦为阳火，丁心包络为阴火。段末对旧说予以纠正，即：旧说认为"三焦属壬，心包络属癸"，当改为"三焦属丙，心包络属丁"。

十二经气血多少歌

多气多血惟阳明，少气太阳同厥阴，二少太阴常少血，六经气血须分明③。

---

① 诸腑配阳，诸脏配阴：此处阴阳指天干的阴阳。十天干即甲、乙、丙、丁、戊、己、庚、辛、壬、癸，按顺序单数为阳、偶数为阴，如甲为阳、乙为阴。脏腑分阴阳，则脏为阴、腑为阳。

② 甲胆乙肝：因甲乙在五行属木，甲为阳木，故配胆腑，乙为阴木，故配肝脏。以下脏腑配属天干之理，依次类推。

③ 《素问·血气形志篇》云："夫人之常数，太阳常多血少气，少阳常少血多气，阳明常多气多血，少阴常少血多气，厥阴常多血少气，太阴常多气少血，此天之常数。"

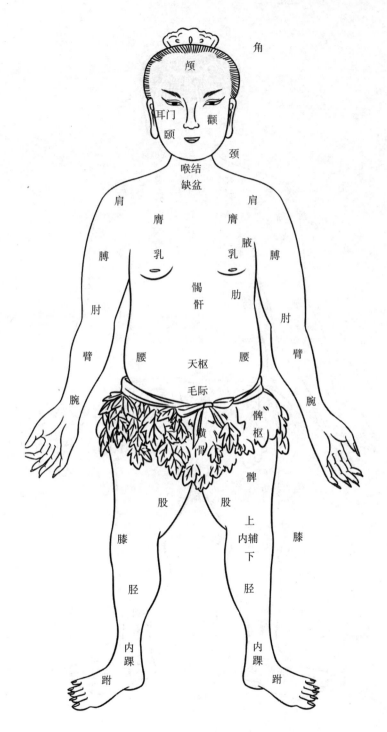

图3 仰人骨度部位图

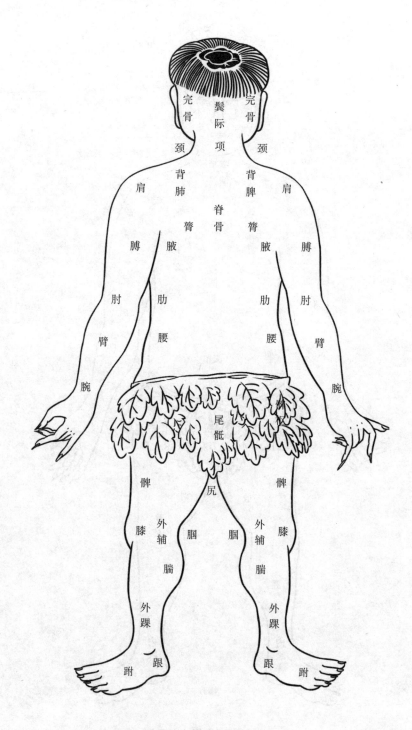

图4 伏人骨度部位图

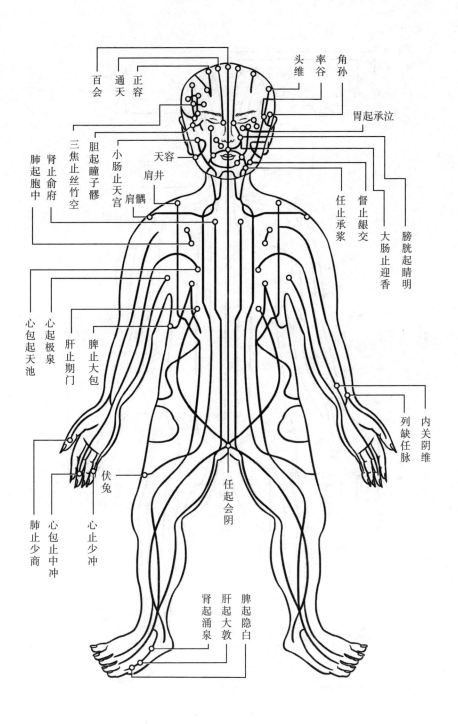

图 5　仰人全图

333

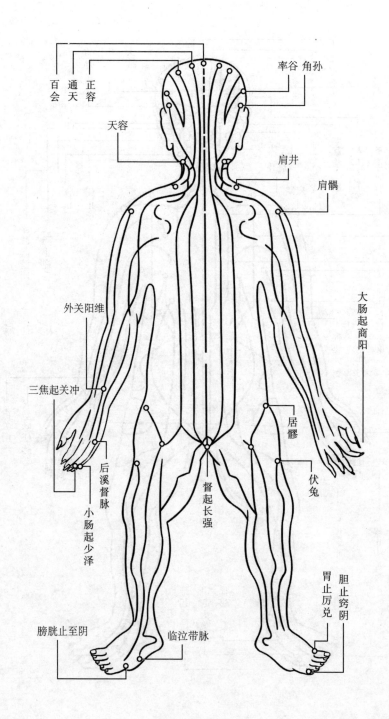

图6 伏人全图

点　评

此段以歌诀的形式描述了太阳、少阳、阳明、少阴、厥阴、太阴六经气血多少情况。"血气多少，此天之常数。故用针之道，常泻其多也。"因此，六经气血多少，必须分辨清楚。

经络周流解

人身正脉，十有二经。每于平旦寅时①，营气始于中焦②，上注手太阴肺经，自胸中而出于中府，至于少商。以次行于手阳明大肠等十二经，终于足厥阴肝经，而复始于太阴之肺也。凡手之三阴，从脏走手；手之三阳，从手走头；足之三阳，从头走足；足之三阴，从足走腹。周流不息，如环无端。

前三图者，诵后十二经营行次序逆顺歌，则其首尾一贯，按图可悉矣。

点　评

此段讲述十二正经的经络周流顺序。十二正经与十二地支相应，肺对应寅时（3~5时），营行于脉中，营出于中焦，手太阴肺经亦起于中焦，故经脉流注从手太阴肺经开始，按"子午流注"循经流注于各经。手三阴经从脏往手循行，手三阳经从手往头循行，足三阳经从头往足循行，足三阴经从足往腹循行。经络循行流注，如同首尾相接的环，永不停息。

---

① 平旦寅时：平旦在寅时（3~5时），即清晨天将亮时，夜尽昼始，自然界阴阳二气相交，阴阳匀平。

② 营气始于中焦：《灵枢·营卫生会》云："营出于中焦，卫出于下焦。"

十二经营行次序逆顺歌

肺大胃脾心小肠，膀肾包焦胆肝续；手阴藏手阳手头，足阴足腹阳头足[①]。（此脏腑相传之序及上下所行之次也。）

回 点 评

此段继续讲述十二正经的经络周流顺序。手太阴肺经交接手阳明大肠经，再交接足阳明胃经，再交接足太阴脾经，再交接手少阴心经，再交接手太阳小肠经，再交接足太阳膀胱经，再交接足少阴肾经，再交接手厥阴心包经，再交接手少阳三焦经，再交接足少阳胆经，再交接足厥阴肝经，最后又交接回到手太阴肺经。手三阴经起于胸中，由脏走向手；手三阳经起于手指端，由手走向头；足三阳经起于头面部，由头走向足；足三阴经起于足趾端，由足走向腹。

经络次序

出《十四经发挥》[②]。十二经络，始于手太阴。其支者[③]，从腕后出次指端，而交于手阳明。手阳明之支者，从缺盆上挟口鼻，而交于足阳明。足阳明之支者，从跗上出大指端，而交于足太阴。足太阴之支者，从胃别上膈，注心中，而交于手少阴。手少阴无支者，直自本经少冲穴而交于手太阳。手太阳之支者，别颊上至目内眦，而交于足太阳。足太阳之支者，从髆[④]内左右别下合腘中，下至小指外侧端，而交于足少阴。足少阴之支者，从肺出注胸中，而交于手厥阴。手厥阴之支者，从掌中循小指次指出其

---

① 此句意思是手三阴经从脏走手，手三阳经从手走头，足三阳从头走足，足三阴经从足走腹。

② 《十四经发挥》为元代滑寿所撰，共三卷，刊于 1341 年。其主要特点是以十二经脉的流注先后为序注明有关穴位，因任、督二经也有专穴，故附入，总称为十四经。

③ 其支者：指十二经脉别行的分支。

④ 髆：古同"膊"，用同"胂"，指肩膊、胳臂，亦泛指身体的上部。

端，而交于手少阳。手少阳之支者，从耳后出至目锐眦，而交于足少阳。足少阳之支者，从跗上①入大指爪甲，出三毛②，而交于足厥阴。足厥阴之支者，从肝别贯膈，上注肺，入喉咙之后，上额循巅，行督脉，络阴器，过毛中③，行任脉，入缺盆，下注肺中，而复交于手太阴也。

🗒 点　评

此段进一步详细讲述十二正经的经络周流顺序，段末讲述督脉、任脉的流注循行，故实则讲述了十四经的流注循行。经络流注循行，开始于手太阴肺经，其分支从腕后分出至食指桡侧端，交接于手阳明大肠经。手阳明大肠经的分支，从缺盆上挟口鼻，交接于足阳明胃经。足阳明胃经的分支，从跗上出足大指内侧端，交接于足太阴脾经。足太阴脾经的分支，从胃向上通过横膈，流注心中，交接于手少阴心经。手少阴心经无分支，直接至手少阴心经少冲穴，交接于手太阳小肠经。手太阳小肠经的分支，沿颊上行至目内眦，交接于足太阳膀胱经。足太阳膀胱经的分支，从肩胛骨内侧缘下行，与直行经相合于腘窝中，下行至小指外侧端，交接于足少阴肾经。足少阴肾经的分支，从肺出来，注入胸中，交接于手厥阴心包经。手厥阴心包经的分支，从掌中分出，循环指到指端，交接于手少阳三焦经。手少阳三焦经的分支，从耳后分出，至目锐眦，交接于足少阳胆经。足少阳胆经的分支，从足背入大趾趾甲，出于趾甲后的毫毛部，交接于足厥阴肝经。足厥阴肝经的分支，从肝分出，通过横膈，上注于肺，入喉咙之后，上出额部，循于颠顶，交会督脉，上过阴毛中，交会任脉，入缺盆，下注肺中，而复交接于手太阴肺经。

---

① 　跗上：即脚背之上。《灵枢·经筋》云："足阳明之筋，起于中三指，结于跗上。"

② 　三毛：《类经·经络类》云："大指爪甲后二节间为三毛。"

③ 　过毛中：意即上过阴毛中。

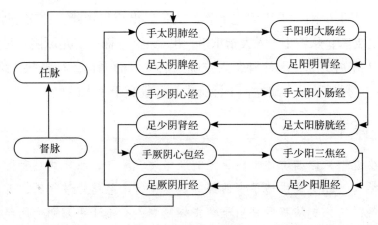

图7 十四经流注图

十二经脉起止歌

经始太阴，而厥阴最后。穴先中府，而终则期门。原夫肺脉，胸中始生，出腋下而行于少商，络食指而接乎阳明[①]。大肠起自商阳，终迎香于鼻外[②]。胃历承泣而降，寻历兑于足经[③]。脾自足之隐白，趋大包于腋下[④]。心由极泉而出，注小指之少冲[⑤]。小肠兮起端于少泽，维肩后上络乎听宫[⑥]。膀胱

---

① 《灵枢·经脉》曰："肺手太阴之脉，起于中焦，下络大肠，还循胃口，上膈属肺，从肺系，横出腋下……出大指之端；其支者，从腕后直出次指内廉，出其端。"

② 《灵枢·经脉》曰："大肠手阳明之脉，起于大指次指之端……其支者，从缺盆上颈贯颊，入下齿中，还出挟口，交人中，左之右，右之左，上挟鼻孔。"

③ 《灵枢·经脉》曰："胃足阳明之脉，起于鼻之交頞中，旁纳太阳之脉，下循鼻外……其支者，起于胃口，下循腹里，下至气街中而合，以下髀关，抵伏兔，下膝膑中，下循胫外廉，下足跗，入中指内间……其支者，别跗上，入大指间，出其端。"

④ 《灵枢·经脉》曰："脾足太阴之脉，起于大指之端……其支者，复从胃，别上膈，注心中。"

⑤ 《灵枢·经脉》曰："心手少阴之脉，起于心中，出属心系，下膈络小肠……其直者，复从心系却上肺，下出腋下，下循臑内后廉……入掌内后廉，循小指之内出其端。"

⑥ 《灵枢·经脉》曰："小肠手太阳之脉，起于小指之端，循手外侧上腕，出踝中，直上循臂骨下廉，出肘内侧两筋之间，上循臑外后廉，出肩解，绕肩胛，交肩上，入缺盆……其支者，从缺盆循颈上颊，至目锐眦，却入耳中。"

穴自睛明，出至阴于足外①。肾以涌泉发脉，通俞府于前胸②。心包起乳后之天池，络中冲于手中指③。三焦始名指之外侧，从关冲而丝竹空④。胆从瞳子髎穴，连窍阴于足之四指⑤。肝因大敦而上，至期门而复于太阴肺经⑥。

点　评

　　此段讲述十二经脉的起止穴位。十二经脉流注，起始于手太阴肺经，而足厥阴肝经最后，起始穴为手太阴肺经的中府穴，终止穴为足厥阴肝经的期门穴。手太阴肺经始生于胸中，横出腋下中府穴而至少商穴，分支络食指而交接于手阳明大肠经。手阳明大肠经起始于商阳穴，止于鼻旁迎香穴。足阳明胃经由承泣穴而下行，止于第二足趾末节外侧的历兑穴。足太阴脾经起于足大趾内侧的隐白穴，止于腋下的大包穴。手少阴心经从腋窝的极泉穴出来，止于小指末节桡侧的少冲穴。手太阳小肠经起于小指尺侧的少泽穴，绕肩后上止于耳前的听宫穴。足太阳膀胱经起于目内眦的睛明穴，止于足小趾外侧的至阴穴。足少阴肾经起于足底涌泉穴，止于前胸的俞府穴。手厥阴心包经起于乳外天池穴，止于手中指指尖的中冲穴。手太阳三焦经起于环指外侧的关冲穴，止于眉梢的丝竹空穴。足少阳胆经起于目外眦的瞳子髎穴，止于足第四趾外侧的足窍阴穴。足厥阴肝经起于足大趾外侧的大敦穴，止于乳下期门穴，并且又交接于手太阴肺经。

---

　　① 《灵枢·经脉》曰："膀胱足太阳之脉，起于目内眦……其支者，从髀内左右，别下贯胛，夹脊内，过髀枢，循髀外从后廉下合腘中，以下贯踹内，出外踝之后，循京骨，至小指外侧。"

　　② 《灵枢·经脉》曰："肾足少阴之脉，起于小指之下，邪走足心……其支者，从肺出络心，注胸中。"

　　③ 《灵枢·经脉》曰："心主手厥阴心包络之脉，起于胸中，出属心包络……其支者，循胸出胁，下腋三寸，上抵腋，下循臑内，行太阴少阴之间，入肘中，下臂，行两筋之间，入掌中，循中指出其端。"

　　④ 《灵枢·经脉》曰："三焦手少阳之脉，起于小指次指之端，上出两指之间……其支者，从耳后至耳中，出走耳前，过客主人前，交颊，至目锐眦。"

　　⑤ 《灵枢·经脉》曰："胆足少阳之脉，起于目锐眦……其直者，从缺盆下腋，循胸过季胁，下合髀厌中，以下循髀阳，出膝外廉，下外辅骨之前，直下抵绝骨之端，下出外踝之前，循足跗上，入小指次指之间。"

　　⑥ 《灵枢·经脉》曰："肝足厥阴之脉，起于大指丛毛之际……其支者，复从肝别贯膈，上注肺。"

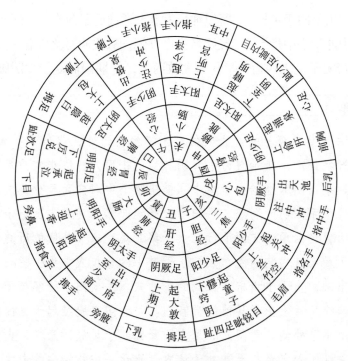

图8　十二经脉起止图

周身经络部位歌

　　脉络周身十四经，六经表里督和任。阴阳手足经皆六，督总诸阳任总阴。诸阳行外阴行里，四肢腹背皆如此。督由脊骨过龈交，脐腹中行任脉是。足太阳经小指藏，从跟入腘会尻旁，上行夹脊行分四[①]，前系睛明脉最长。少阳四指端前起，外踝阳关环跳里，从胁贯肩行曲鬓，耳前耳后连眦尾。大指次指足阳明，三里天枢贯乳行，腹第三行[②]通上齿，环唇侠鼻目颧迎。足有三阴内联廉，厥中少后太交前[③]。肾出足心从内踝，侠任胸腹上

---

　　① 足太阳膀胱经在腰背部挟脊柱两旁，左右各有两条，共四条线。

　　② 腹部经络的分部，从前正中线往外，分别是任脉、足少阴肾经、足阳明胃经、足太阴脾经，共四条线，足阳明胃经位于腹部第三条线。

　　③ 足三阴经在下肢内侧的大致分布是足太阴脾经在前，足厥阴肝经在中，足少阴肾经在后。

廉泉。太厥两阴皆足拇，内侧外侧非相联①。太阴内侧冲门去，腹四行兮挨次编。厥阴毛际循阴器，斜络期门乳肋间。手外三阳谁在上，阳明食指肩髃向，颊中钻入下牙床，相逢鼻外迎香傍。三焦名指阳明后，贴耳周回眉竹凑。太阳小指下行低，肩后盘旋耳颧遘②。还有三阴行臂内，太阴大指肩前配，厥从中指腋连胸，极泉小内心经位。手足三阳俱上头，三阴穴止乳胸游；唯有厥阴由颡③后，上巅会督下任流。经脉从来皆直行，络从本部络他经。经凡十四络十六，请君切记须分明。

十六络者，自十五络④之外，复有胃之大络，名曰虚里也。

▣ 点 评

此段以歌诀形式讲述了周身经络循行分布。周身有十四条经脉，包括三阴三阳六经及其互为表里的经脉，还有督脉、任脉。手足各有三阴三阳六经，督脉总领诸身之阳经，任脉总领诸身之阴经。诸阳经行于外侧，诸阴经行于内侧，四肢、腹背皆如此。督脉由后背正中脊骨到达龈交，任脉由脐腹正中循行至面目。足太阳膀胱经在小指外侧，从足跟入腘窝，经臀部，上行挟脊，左右共四条，至前额，系于睛明穴，是最长的经脉。足少阳胆经经过足第四趾外侧，经过外踝、膝阳关穴、环跳穴，从胁肋到肩上，上抵头角，经过耳前、耳后，连接目锐眦。足阳明胃经经过足大指、次指，经过足三里、天枢穴，经过乳头，位于腹部由内向外第三条线，入上牙龈，环绕口唇，挟鼻，经过颧部、目下、大迎。足三阴经循行于下肢内侧，足厥阴肝经在中，足少阴肾经在后，足太阴脾经在前。足少阴肾经从足心而出，经内踝，沿胸腹而上挟舌本（廉泉穴）。足太阴脾经和足厥阴肝经都起于足大趾，足太阴脾经起于足大趾内侧，足厥阴肝经起于足大趾外侧。足太阴脾经行于下肢内侧，经过冲门穴，在腹部由内向外排第四条线。足厥阴肝经起于足大趾毛际，循阴器，斜行布于胁肋，经过乳下肋间的期门穴。手外侧三阳经，手阳明大肠经在上，其起于食指，循行向

---

① 足太阴脾经起于足大趾内侧指甲根角隐白穴；足厥阴肝经起于足大趾外侧指甲根角太敦穴。

② 遘（gòu）：相遇。

③ 颡（sǎng）：喉咙，嗓子。

④ 十五络：出自《灵枢·经脉》。指十二经脉在四肢部各分出一络，加上任脉之络脉（身前）、督脉之络脉（身后）和脾之大络（身侧），共计十五络。

肩髃穴，入下齿中，还出挟口，交人中，左右相交到鼻旁迎香穴。手少阳三焦经起于无名指，位于手阳明大肠经之后，贴近耳周循行至眉梢的丝竹空穴。手太阳小肠经起于小指外侧，绕行肩胛部，上达面颊、耳中。手三阴经循行于手臂内侧，手太阴肺经经过大指桡侧，循行于侧胸上部，手厥阴心包经经过中指，循行于腋窝、胸中，手少阴心经经过腋窝顶点的极泉穴，到达小指内侧。手足三阳经都上达头部，手足三阴经都循行于前胸部；唯有足厥阴肝经由喉咙后面，上达颠顶与督脉交会，下行与任脉交会。经脉都是直行的，络脉是指从本经联络他经的。总共有十四经脉、十六络脉，请一定记得区分清楚。十六络脉，除十二经脉、任脉、督脉络脉和脾之大络以外，还有胃之大络，称之为"虚里"，是宗气积聚之处。

十二经流注时序歌

肺寅大卯胃辰宫，脾巳心午小未中，膀申肾酉心包戌，亥三胆子丑肝通。

此歌出《子午流注》等书及张世贤等注释。其以十二时分配十二经，似乎近理。然而经之长短，穴之多寡，大相悬绝，又安能按时分配？且失五十周于身[①]之义。今亦录之，以俟辨正。

◨ **点 评**

此段以歌诀形式讲述了十二经子午流注顺序。手太阴肺经对应寅时，手阳明大肠经对应卯时，足阳明胃经对应辰时，足太阴脾经对应巳时，手少阴心经对应午时，手太阳小肠经对应未时，足太阳膀胱经对应申时，足少阴肾经对应酉时，手厥阴心包经对应戌时，手少阳三焦经对应亥时，足少阳胆经对应子时，足厥阴肝经对应丑时。

---

① 《灵枢·营卫生会》记载："（卫气）常与营俱行于阳二十五度，行于阴亦二十五度，一周也，故五十度而复大会于手太阴矣。"认为营卫二气一昼夜各运行五十周。

手太阴肺

手太阴肺经，左右共二十二穴。以下十四经，共六百七十穴。

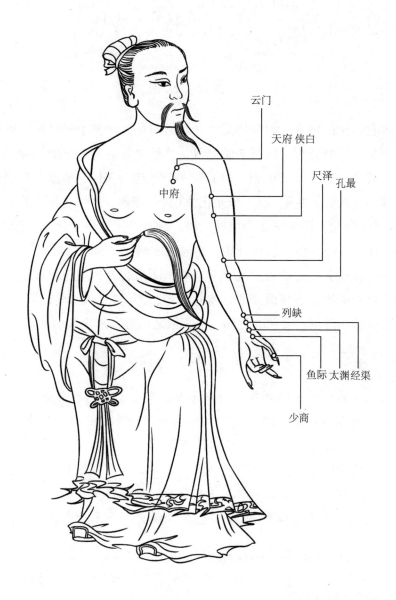

图9 手太阴肺经

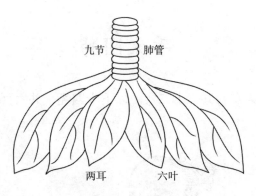

九节　肺管

两耳　六叶

图 10　肺脏图

肺者，相傅之官，治节出焉[①]。其形四垂，附着于脊之第三椎中，有二十四空，行列分布，以行诸脏之气，为脏之长，为心之盖。是经常多气少血。其合皮也。其荣毛也。开窍于鼻。《难经》曰："肺重三斤三两，六叶两耳，凡八叶，主藏魄。"华元化[②]曰："肺者，生气之原，乃五脏之华盖。"肺叶白莹，谓为华盖，以覆诸脏。虚如蜂窠，下无透窍，吸之则满，呼之则虚，一呼一吸，消息自然，司清浊之运化，为人身之橐籥[③]。肺者，市也，百脉朝会之处所也。凡饮食入胃，不敢自专，地道卑而上行，上朝于肺；肺乃天道，下济而光明，水精四布，五经并行，下输膀胱，小便自利。岂以肺如都市，聚他处之物，而仍散之他处，故字从肉从市。

▣ 点　评

此段从肺脏的生理功能、解剖形态，肺与形、窍的关系，以及"肺"字本义的角度，详细介绍了肺脏。肺脏可以辅助心脏治理和调节全身气、血、津液及各脏腑组织的生理活动，故称"心为君主，肺为相傅"。肺脏外形下垂，附着于脊椎，为各脏腑调气，又称之为"脏之长""心之盖"。手太阴肺经多气少血，在体合皮，其华在毛，开窍于鼻。肺叶色白莹，可以覆盖诸脏，称之为"华盖"。肺脏空虚如蜂巢，下无通透的孔窍，吸气就

---

① 此句表述了脏腑与十二官职之对应，出自《素问·灵兰秘典论》。

② 华元化，即华佗，名旉，字元化，东汉沛国谯县（今安徽亳州）人，是我国历史上著名的医学家、药学家及养生学家。

③ 橐籥（tuó yuè）：古代鼓风吹火用的器具，此喻肺主气、司呼吸、调节气机的功能。

饱满，呼气就空虚，一呼一吸，活动自然，呼浊吸清，像是鼓风吹火的器具。肺脏，如同"集市"一般，因为百脉朝会于肺。饮食入胃，不能独自截获，须由脾土运化，上输于肺。肺是"天道"，天道必须下济而光明，肺亦如此，津液、精气通过经络肃降布散于各脏腑组织，水液下输于膀胱，经肾的气化作用，则小便通畅。因此，肺像是"集市"，把所有的物质都集中起来，又都布散到需要的地方，故"肺"字是"肉（月）""市"组成的。

手阳明大肠

手阳明大肠经，左右共四十六穴。

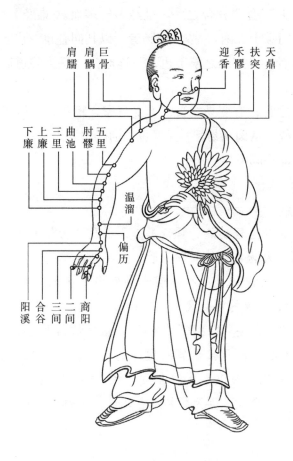

图 11　手阳明大肠经

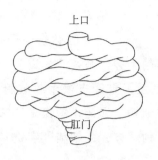

图 12　大肠腑图

大肠者，传道之官，变化出焉。回肠当脐左回十六曲，大四寸，径一寸寸之少半，长二尺一寸。受谷一斗，水七升半。

广肠傅脊以受回肠，乃出滓秽之路。大八寸，径二寸寸之大半，长二尺八寸。受谷九升三合八分合之一。是经多气多血。《难经》曰："大肠重二斤十二两，肛门重十二两。"按：回肠者，以其回叠也。广肠者，即回肠之更大者。直肠者，又广肠之末节也，下连肛门，是为谷道后阴，一名魄门。总皆大肠也。

大肠为传道之官，有变易之义，上受胃家之糟粕，下输于广肠，旧谷出而新谷可进，故字从肉从易①。又畅也，通畅水谷之道也。

大肠上口，即小肠下口。

　点　评

此段从大肠腑的生理功能、解剖形态，以及"肠"字本义的角度，详细介绍了大肠腑。大肠包括结肠和直肠，主要功能是将食物残渣中的水液吸收，形成粪便，排出体外。手阳明大肠经多气多血。结肠因其来回折叠，故又称"回肠"，大的回肠又称"广肠"，广肠的末端又称"直肠"，下连肛门，肛门又称"谷道""后阴""魄门"，这些都属于大肠。大肠为"传导之官"，上接于小肠，承接于胃腑通降的糟粕，下传与直肠，糟粕出，水谷方可进，有变化、易改水谷的含义，故"肠"字由"肉（月）""易"组成，也有"畅"的含义，因为肠是水谷之道，必须"通畅"。

---

① 字从肉从易：肠的繁体字为"腸"。

足阳明胃

足阳明胃经，左右共九十穴。

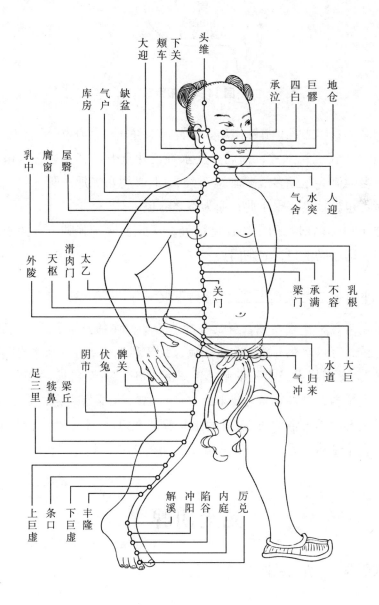

图 13 足阳明胃经

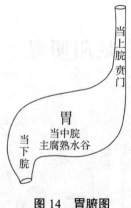

图 14　胃腑图

　　脾胃者，仓廪之官，五味出焉。胃者，水谷气血之海也[①]。胃大一尺五寸，径五寸，长二尺六寸，横屈。受水谷三斗五升。其中之谷常留二斗，水一斗五升而满。是经多气多血。《难经》曰："胃重二斤一两。"

　　胃者汇也，饮食汇聚于此，而为谷之府也。

　　胃之上口，名曰贲门。饮食之精气，从此上输于脾肺，宣播于诸脉。胃之下口，即小肠上口，名幽门。

▣ 点　评

　　此段从胃腑的生理功能、解剖形态的角度，详细介绍了胃腑。脾胃是"仓廪之官"，可以运化五味，化生气血，故又称之"水谷气血之海""气血生化之源"。足阳明胃经多气多血。胃，由"田""月"组成，"田"有"口中含米"之结构，可以表示"装米的口袋"，有"汇聚"之意，是饮食汇聚的地方，故称之为"谷之府"。胃的上口称"贲门"，水谷精气由此上输于脾肺，宣发于诸脉。胃的下口，也就是小肠的上口，称为"幽门"。

足太阴脾

　　足太阴脾经，左右共四十二穴。

---

　　① 此句语出《灵枢·玉版》，其曰："胃者，水谷气血之海也。"

脾者，仓廪之官，五味出焉，形如刀镰，与胃同膜^①，而附其上之左俞，当十一椎下。闻声则动^②，动则磨胃而主运化。其合肉也，其荣唇也。开窍于口。是经常多气少血。《难经》曰："脾重二斤三两，广扁三寸，长五寸，有散膏半斤。主裹血，温五脏，主藏意与智。"滑氏曰："掩乎太仓。"^③华元化曰："脾主消磨五谷，养于四傍。"

脾者，卑也。在胃之下，裨助胃气以化谷也。

《遗篇·刺法论》曰："脾为谏议之官，知周出焉。"^④

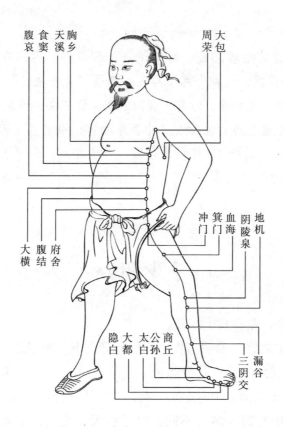

图 15　足太阴脾经

① 《素问·太阴阳明论》曰："脾与胃以膜相连耳"。

② 《素问·阴阳应象大论》言脾"在声为歌"。

③ 此句出自滑寿的《十四经发挥》。太仓，即胃。"掩乎太仓"意指脾在胃之后。

④ 即《素问·刺法论》。谏议，官名。秦代置谏议大夫之官，专掌论议。太平天国洪仁玕《资政新篇》曰："或更立一无情面之谏议在侧，以辅圣聪不逮。"

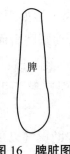

图 16　脾脏图

　　此段从脾脏的生理功能、解剖形态，脾与形、窍、志的关系，以及"脾"字本义的角度，详细介绍了脾脏。脾是"仓廪之官"，化生五味，形如镰刀，脾与胃以膜相连，附着于膜的左侧。脾"在声为歌"，听到声音则动，动则促进胃磨食糜而主运化（中医学的脾，多涵盖了西医学小肠的部分参与消化吸收的功能）。脾在体合肉，其华在唇，开窍于口。足太阴脾经多气少血。"脾"字，由"月""卑"组成，是指脾在胃之下，裨助胃气以运化水谷。

手少阴心

　　手少阴心经，左右共十八穴。

　　心者，君主之官，神明出焉。心居肺管之下，膈膜之上，附着脊之第五椎。是经常少血多气。其合脉也。其荣色也。开窍于耳，又曰舌。《难经》曰："心重十二两，中有七孔三毛，盛精汁三合，主藏神。"心象尖圆，形如莲蕊，其中有窍，多寡不同，以导引天真之气；下无透窍，上通乎舌。共有四系，以通四脏。心外有赤黄裹脂，是为心包络。心下有膈膜，与脊胁周回相着，遮蔽浊气，使不得上熏心肺，所谓膻中也。

　　心字移右之一点于下之左，即火字也。心主火。

　　四脏皆系于心。心者，惺①也。言心气旺，则能惺惺而运其神明也。

────────────

　　① 惺（xīng）：聪明。

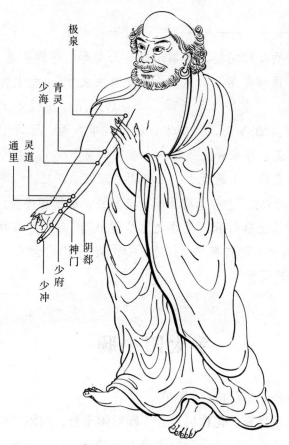

图 17 手少阴心经

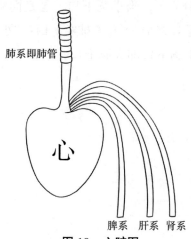

图 18 心脏图

点 评

此段从心脏的生理功能、解剖形态，心与形、窍的关系，以及"心"字本义的角度，详细介绍了心脏。心为"君主之官"，心主神明，主司精神、意识、思维、情志等心理活动。心在肺之下，隔膜之上，附着于脊椎。手少阴心经少血多气。心在体合脉，其华在面，开窍于耳、舌。心象尖圆，形如莲蕊，即未开之莲花。心有窍，有多有少，以导引先天之真气；心下无通透孔窍，上通于舌。心有四系，以通四脏。心外有赤黄色脂块包裹，那是"心包络"。心下有隔膜，与脊柱、胁肋相连接，遮蔽中下焦浊气，使浊气不能上熏心肺，又称之为"膻中"。"心"字右移一点，也就是"火"字，心属火。四脏都与心相连。心，有"惺"的含义，是指心气旺，则能惺惺、聪明而运神明。

手太阳小肠

手太阳小肠经，左右共三十八穴。

小肠者，受盛之官，化物出焉。小肠后附于脊，前附于脐上，左回叠积十六曲，大二寸半，径八分分之少半，长二丈二尺。受谷二斗四升，水六升三合合之大半。小肠上口在脐上二寸，近脊，水谷由此而入。复下一寸，外附于脐，为水分穴①，当小肠下口，至是而泌别清浊，水液渗入膀胱，滓秽流入大肠。是经多血少气。《难经》曰："小肠重二斤十四两。"小肠上口即胃之下口。小肠下口即大肠上口，名阑门。

---

① 水分穴：任脉穴。在上腹部，前正中线上，当脐中上1寸。

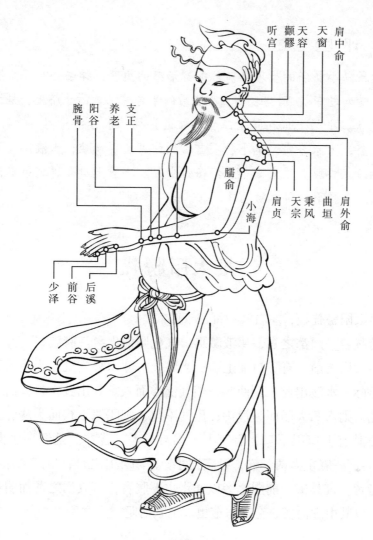

图 19　手太阳小肠经

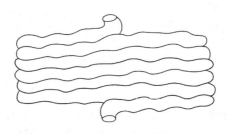

图 20　小肠腑图

回 点 评

此段从小肠腑的生理功能、解剖形态的角度，详细介绍了小肠腑。小肠为"受盛之官"，消化食物。小肠后附于脊柱，前附于脐上，呈迂曲回环迭积之状。小肠上口在脐上二寸，靠近脊柱，水谷由此而入。再下一寸，外附于脐，为水分穴，是小肠下口，到此可泌别清浊，水液渗入膀胱，渣滓糟粕流入大肠。手太阳小肠经多血少气。小肠上口即胃之下口，也就是"幽门"。小肠下口即大肠上口，也就是"阑门"。

足太阳膀胱

足太阳膀胱经，左右共一百三十四穴①。

膀胱者，州都之官，津液藏焉，气化则能出矣。膀胱当十九椎，居肾之下，大肠之前，有下口无上口。当脐上一寸水分穴处，为小肠下口，乃膀胱上际，水液出此，别回肠，随气泌渗而入。其出其入，皆由气化。入气不化，则水归大肠而为泄泻；出气不化，则闭塞下窍而为癃肿。后世诸书有言其有上口无下口，有言上下俱有口者，皆非。是经多血少气。《难经》曰："膀胱重九两二铢，纵广九寸，盛溺九升九合；口广二寸半。"

膀者，言其横于前阴之旁以通水也。胱者，言其质之薄而明也。合而言之，以其由虚而实，旁通水道也。下联前阴，溺之所出。

---

① 《铜人腧穴针灸图经》曰："足太阳膀胱经左右凡一百二十六穴。"此后的《圣济总录》《十四经发挥》《针灸大全》《针灸聚英》《类经图翼·经络》等书籍皆以其为蓝本，数量上再未作任何改动。但现代《针灸学》记载："足太阳膀胱经，左右共一百三十四穴。"

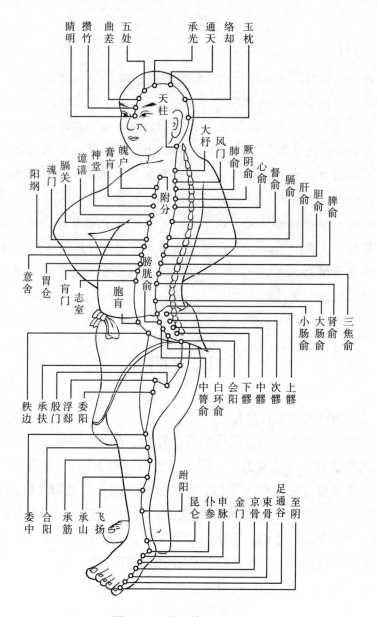

图 21　足太阳膀胱经

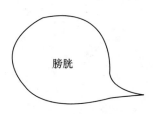

图 22　膀胱腑图

🔲 点 评

　　此段从膀胱腑的生理功能、解剖形态，以及"膀""胱"字本义的角度，详细介绍了膀胱腑。膀胱称为"州都之官"，储藏津液，肾气气化则能排出。膀胱在第十九椎，居肾之下，大肠之前，有下口而无上口。在脐上一寸水分穴处，为小肠下口，也就是膀胱上缘，水液由此从回肠出来，随气泌渗而入膀胱。水液的进入、排出，都由气化而来。进入的气不化，则水液流注大肠而为泄泻；排出的气不化，则闭塞下窍而为癃闭。后世许多医书，有的说膀胱有上口无下口，有的说膀胱上下都有口，其实都不对。足太阳膀胱经多血少气。"膀"是说膀胱横于前阴之旁以通水液，"胱"是说膀胱质地薄而透明。总而言之，形容膀胱由空虚慢慢充实，旁通水道。膀胱下连接前阴，小便排出的地方。

足少阴肾

　　足少阴肾经，左右共五十四穴。

　　肾者，作强①之官，伎巧出焉。肾附于脊之十四椎下。是经常少血多气。其合骨也，其荣发也。开窍于二阴。《难经》曰："肾有两枚，重一斤二两。主藏精与志。"华元化曰："肾者。精神之舍，性命之根。"肾有两枚，形如豇豆，相并而曲附于脊之两傍，相去合一寸五分。外有黄脂包裹。各有带二条，上条系于心，下条趋脊下大骨，在脊骨之端如半手许，中有两穴，是肾带经过处，上行脊髓，至脑中，连于髓海。

　　肾，任也。主骨而任周身之事。故强弱系之。

---

　　① 作强：作用强大，功能强大。

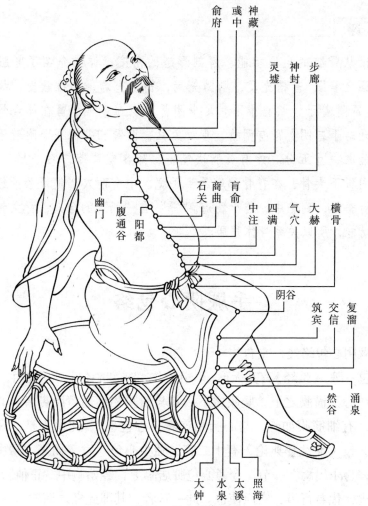

图23　足少阴肾经

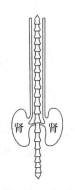

图24　肾脏图

⬚ 点 评

　　此段从肾脏的生理功能、解剖形态的角度，详细介绍了肾脏。肾又称"作强之官"，肾精充足，脑髓充满，精力充沛，思维敏捷，故"伎巧出焉"。肾附着于十四脊椎下。足少阴肾经少血多气。肾在体合骨，其华在发，开窍于二阴。肾有两枚，形如豇豆，两肾相并而屈曲附着于脊之两傍，相隔共一寸五分。外有黄脂块包裹。肾各有系带二条，上条系于心，下条趋向脊下大骨，在脊骨那端约半手宽，中有两穴，是肾系带经过的地方，上行脊髓，到脑中，连于髓海。"肾"有"任"的含义，肾主骨而承担全身的功能，所以关系身体强弱。

手厥阴心包络

　　手厥阴心包络经，左右共一十八穴。

　　心包一脏，《难经》言其无形[1]。滑伯仁[2]曰："心包一名手心主，以藏象棱之，在心下横膜之上，竖膜之下，其与横膜相粘而黄脂裹者，心也。脂漫之外，有细筋膜如丝，与心肺相连者，心包也。"此说为是。凡言无形者非。又按《灵兰秘典论》有十二官，独少心包一官，而多"膻中者，臣使之官，喜乐出焉"一节。今考心包脏居膈上，经始胸中，正值膻中之所；位居相火，代君行事，实臣使也。此一官者，其即此经之谓欤。

　　包络者，护卫心主，不使浊气干之，正由君主云有宫城也。

---

　　① 出自《难经·二十五难》，其曰："有十二经，五脏六腑十一耳，其一经者，何等经也？然：一经者，手少阴与心主别脉也。心主与三焦为表里，俱有名而无形，故言经有十二也。"其说以三焦、心包络俱有名而无形。

　　② 滑伯仁：即滑寿（1304—1386 年），字伯仁，又字伯休，晚号撄宁生，祖籍河南襄城，出生于江苏仪征。

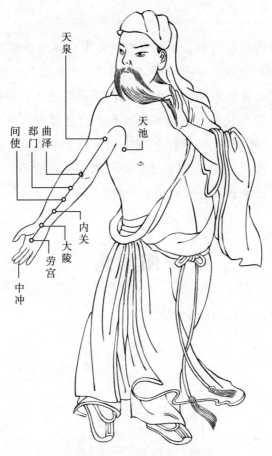

图 25　手厥阴心包络经

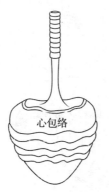

图 26　心包络图

🔲 **点 评**

此段从心包络的生理功能、解剖形态的角度，详细介绍了心包络。《难经》认为"心主"和"三焦"一样，"有名无形"，这里的"心主"也就是"心包"。滑伯仁说："心包又称'手心主'，在心下横膜之上，竖膜之下，与横膜粘连，外有黄色脂膜包裹，脂膜外还有细小的筋膜与心肺相连，这就是心包。"心包又称"膻中"，代君行令，《素问·灵兰秘典论》曰："膻中者，臣使之官，喜乐出焉。"心包实属臣使。心包络，代君受邪，护卫心主，不使浊气侵犯心脏，正像君主有宫城护卫一般。

手少阳三焦

手少阳三焦经，左右共四十六穴。

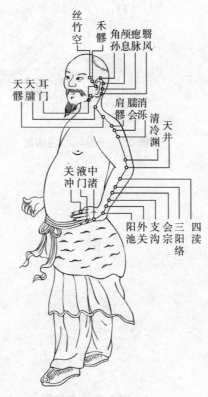

图27 手少阳三焦经

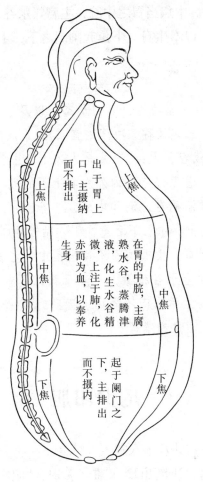

上焦
中焦
下焦

上焦

中焦

下焦

出于胃上口，主摄纳
而不排出

在胃的中脘，主腐
熟水谷，蒸腾津
液，化生水谷精
微，上注于肺，化
赤而为血，以奉养
生身

起于阑门之
下，主排出
而不摄内

图 28　三焦腑图

三焦者，决渎之官，水道出焉。是经少血多气。

《中藏经》[①]曰："三焦者，人之三元[②]之气也，总领五脏六腑、营卫经络、内外左右上下之气。三焦通则内外左右上下皆通，其于周身灌溉，和内调外，营左养右，导上宣下，莫大于此。"

三焦者，统上中下而言，故曰三；切近于脏腑，故曰焦。上焦出于胃

① 《中藏经》：传说为华佗所作，邓处中尝为该书作序，言此书系从华氏寝室遗藏中获得，然语多怪诞，颇不足信，且《隋书》及新旧《唐书》均未著录，疑为六朝人所作，特假托华佗之名而已。

② 三元：泛指人体上、中、下各部。

361

上口①，主内而不出。中焦当胃之中脘，主腐熟水谷，蒸津液，化精微，上注于肺，化而为血，以奉生身。下焦起阑门之下，主出而不内。

点 评

　　此段从三焦腑的生理功能、解剖形态，以及"三焦"字本义的角度，详细介绍了三焦腑。三焦又称"决渎之官"，是水液运行的通道。手太阳三焦经少血多气。《中藏经》说："三焦是人体上、中、下三部气机流通的通道，总领五脏六腑、营卫经络、内外左右上下的气。三焦通畅则内外、左右、上下都通畅，灌溉周身，调和内外，营养左右，宣降上下，三焦最为关键。""三"有通调上、中、下之意，因其贴近脏腑，故称之为"焦"。三焦的上焦，出于胃上口，主摄纳而不排出；中焦主要在胃的中脘，主腐熟水谷，蒸腾津液，化生水谷精微，上注于肺，化赤而为血，以奉养生身；下焦起于阑门之下，主排出而不摄内。因此，《灵枢·营卫生会》曰："上焦如雾，中焦如沤，下焦如渎。"

足少阳胆

　　足少阳胆经，左右共八十八穴。

　　胆者，中正之官，决断出焉。《难经》曰："胆在肝之短叶间，重三两三铢，长三寸，盛精汁三合。"是经多血少气。华元化曰："胆者，中清之府②，号曰将军。"主藏而不泻。

　　胆者，担也。言其有力量，善担当者也。

　　《六节藏象论》曰："凡十一脏，皆取决于胆也。"

---

　　① 胃上口：三焦之起始部位，见《灵枢·营卫生会》。

　　② 《灵枢·本输》曰："胆者，中精之府"。上文"清"字疑为"精"之误。

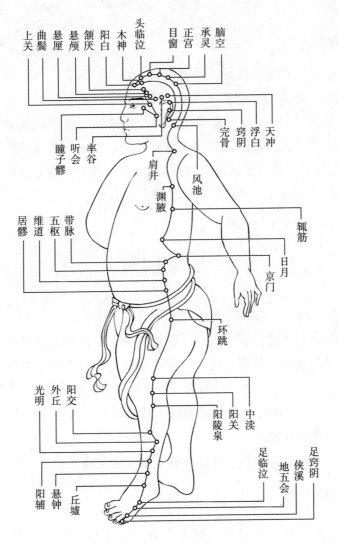

图 29 足少阳胆经

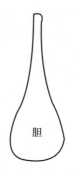

图 30 胆腑图

回 **点 评**

此段从胆腑的生理功能、解剖形态，以及"胆"字本义的角度，详细介绍了胆腑。胆又称"中正之官"，胆主决断。足少阳胆经多血少气。胆也称"中精之府"，因其内藏胆汁，胆汁是精纯、清净的精微物质，故藏而不泻。胆有"担"之意，胆气足则有力量，善于担当。《素问·六节藏象论》曰："凡十一脏，皆取决于胆也。"也有人认为，胆为少阳，属春生之气，少阳生则万物生，故"十一脏取决于胆"。

足厥阴肝

足厥阴肝经，左右共二十八穴。

肝者，将军之官，谋虑出焉。肝居膈下，上着脊之九椎下。是经常多血少气。其合筋也，其荣爪也。主藏魂。开窍于目。其系上络心肺，下亦无窍。《难经》曰："肝重二斤四两，左三叶，右四叶，凡七叶。"《刺禁论》曰："肝生于左。"滑氏曰："肝之为脏，其治在左；其脏在右胁，右肾之前，并胃，着脊之第九椎。"

肝者，干①也。其性多动而少静，好干犯他脏者也。

回 **点 评**

此段从肝脏的生理功能、解剖形态，肝与形、窍的关系，以及"肝"字本义的角度，详细介绍了肝脏。肝又称"将军之官"，肝主谋虑。肝居于横膈之下，上附着于第九脊椎。足厥阴肝经多血少气。肝在体合筋，其华在爪甲，肝藏魂，开窍于目。肝脏筋膜上络心肺，肝下无孔窍。肝气升于左，肝脏在右胁，在右肾之前。肝有"干"之意，因为肝性多动而少静，容易干犯、侵扰他脏。

---

① 干（gān）：冲犯。

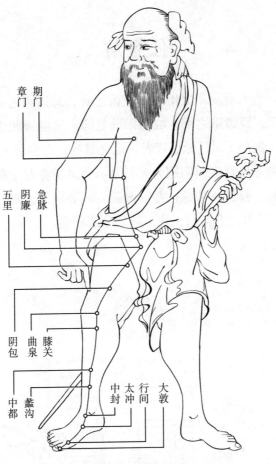

图 31　足厥阴肝经

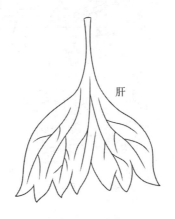

图 32　肝脏图

任督解

任督二脉，为人身阴阳之纲领。任行于腹，总诸阴之会，故为阴脉之海[①]。督行于背，统诸阳之纲，故为阳脉之海。二脉皆起于会阴。启玄子曰："《甲乙经》《图经》以任脉循背者，谓之督脉；自少腹上者，谓之任脉，亦谓之督脉。则是以背腹阴阳别为名目耳。然冲脉亦起于胞中，并足少阴而上行，是任脉、督脉、冲脉，乃一源而三岐者。故人身之有腹背，犹天地之有子午[②]；任督之有前后，犹二陆之分阴阳也。"

任脉，二十四穴。

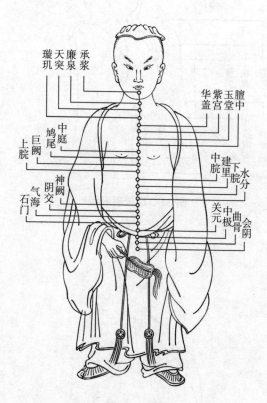

图33 任脉

[①] 《十四经发挥》言："任脉起于中极之下……属阴脉之海。"

[②] 子午：指南北。古人以"子"为正北，以"午"为正南。

督脉，二十八穴。

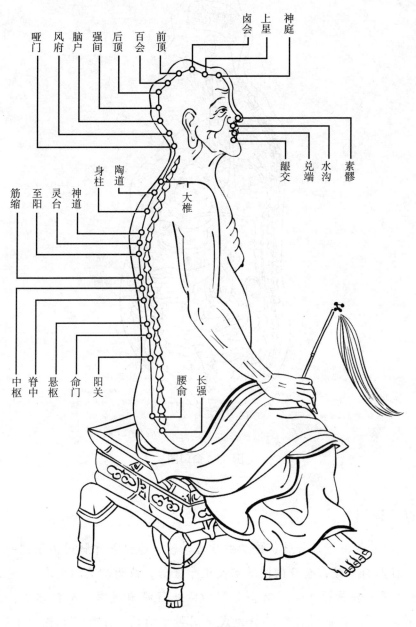

图 34　督脉

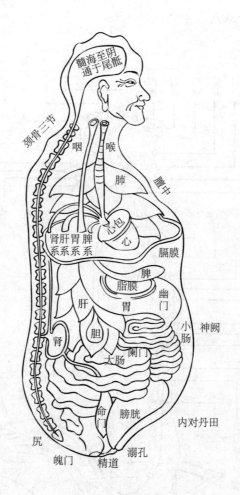

图 35 命门图

▣ **点 评**

　　此段着重讲述了督脉、任脉的生理功能，也结合冲脉讲述了"一源三岐"。任脉行于腹，全身的阴脉都交汇于任脉，故为"阴脉之海"。督，有总督之意。督脉行于背，对全身阳经的脉气都有统率、总督作用，故为"阳脉之海"，因而说任督二脉为人身阴阳之纲领。任督二脉皆起于胞中，冲脉也起于胞中，合并足少阴肾经而上行，所以任脉、督脉、冲脉为"一源而三岐"。人的腹背，犹如天地的子午、北南，任、督二脉循行于前后，犹如天地分阴阳一般。

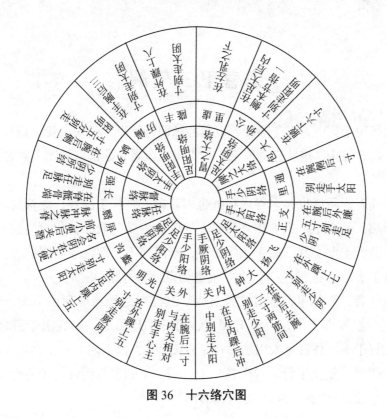

图 36　十六络穴图

《经脉》止①十五络。《平人气象论》曰："胃之大络，名曰虚里。"是共十六络也。然足太阴络曰公孙，而复有脾之大络曰大包；足阳明络曰丰隆，而复有胃之大络曰虚里；故诸经之络皆一，而惟脾胃之络皆二。

🔲 点　评

此段着重解释十六络中的脾胃四络。《灵枢·经脉》记载："凡此十五络者，实则必见，虚则必下，视之不见，求之上下。"其认为只有十五络。又《素问·平人气象论》曰："胃之大络，名曰虚里。"故共有十六络。足太阴脾经经脉在公孙穴，而又有足太阴脾经的"大络"称为"大包"；足阳明胃经络脉在"丰隆"，而又有胃之"大络"称为"虚里"。因此，各经都只有一条络脉，而唯脾胃的络脉各有二条。故络脉共有十六条。

---

① 止（zhǐ）：仅。

宗营卫三气解

宗气积于胸中，出于喉咙，以贯心脉而行呼吸[①]。《决气篇》曰："上焦开发，宣五谷味，熏肤充身泽毛，若雾露之溉者，是谓宗气[②]。"宗之为言，大也。

营气者，阴气也，水谷之精气也。其精气之行于经者，为营气。营气出于中焦，并胃中，出上焦之后，上注于肺，受气取汁，化而为血，以奉生身，莫贵于此。其行始于太阴肺经，渐降而下，而终于厥阴肝经，随宗气而行于十二经隧之中。故曰："清者为营，营行脉中。"[③]

卫气者，阳气也，水谷之悍气也。其浮气之慓疾滑利而不循于经者，为卫气。卫气出于下焦，渐升而上，每日平旦阴尽，阳气出于目之睛明穴，上行于头，昼自足太阳始，行于六阳经[④]，以下阴分；夜自足少阴始，行于六阴经，复注于肾。昼夜各二十五周，不随宗气而自行于各经皮肤分肉之间。故曰："浊者为卫，卫行脉外。"

点 评

此段结合《灵枢·营卫生会》的相关内容，着重讲述了宗气、营气、卫气的生成、循行、功能。

宗气又名"大气"，由肺吸入的清气和脾胃运化而来的水谷精气结合而成，宗气为后天之气运动、输布的本始。宗气聚积于胸中，由喉咙而出，走息道而推动呼吸；贯输于心脉而行气血。

---

① 此句语出《黄帝内经》。《灵枢·邪客》曰："故宗气积于胸中，出于喉咙，以贯心脉，而行呼吸焉。"
② 此处与《灵枢》原文有异。"宗气"，《灵枢·邪客》作"气"。
③ 此句出自《灵枢·营卫生会》。
④ 行于六阳经：《灵枢·营卫生会》曰："卫气行于阴二十五度，行于阳二十五度，分为昼夜，故气至阳而起，至阴而止。"卫气白天行于手足三阳经，每行一周与足少阴肾交会一次。乃阴阳互根之意。

营气属于"阴气"，来源于水谷之精气，即水谷精气的精粹部分。行于经脉内的水谷精气，即为营气。营气又能化生血液，营气出于中焦，随手太阴肺经并胃中，出上焦之后，上注于肺，与肺吸入的自然界清气相结合，在心肺之气作用下，化赤而为血，以奉生身，这最为贵重。营气通过十二经脉和任督二脉循行于全身，由手太阴肺经开始，依次传注，而终于足厥阴肝经。

卫气属于"阳气"，来源于水谷之悍气，即水谷精气的慓悍滑利部分。卫气，其性慓悍滑利，活动力强，流动迅速，故行于脉外。卫气出于下焦，下焦可化生中焦、上焦，渐升而上。每日平旦阴尽时，卫阳之气出于目旁睛明穴，上行于头，白天从足太阳膀胱经开始，行于六阳经及足少阴肾经，然后行于阴经；晚上从足少阴肾经开始，行于六阴经，又注于肾。昼夜各二十五周，不随宗气循行，而自行于各经皮肤分肉之间。

面部图

《五色》曰："明堂者，鼻也。阙①者，眉间也。庭者，颜也。蕃者，颊侧也。蔽者，耳门也。其间欲方大，去之十步，皆见于外，如是者寿，必中百岁。"明堂骨高以起，平以直，五脏次于中央，六腑挟其两侧，首面上于阙庭，王宫在于下极，五脏安于胸中。真色以致，病色不见，明堂润泽以清，五官恶得无辨乎！

◎ 点 评

此段讲述了面部脏腑分候的大致方法。按《灵枢·五色》的分法，明堂指鼻；阙指眉间；庭指颜，即前额；蕃指颊侧，即面颊；蔽指耳门。人的面部应当宽大，相隔十步远（一步约五尺），也能明显地看到，这是长寿的表现，必定长寿达百岁。

鼻骨高起，鼻梁平直，五脏依次分候于面部中央，六腑分候于两侧。头面反映于眉间、前额，心反映于两目之间。五脏安和，面色红润光泽，鼻部润泽清亮，病色不显，以常衡变，五官显出病色怎会辨不出来呢？

---

① 阙（què）：眉间。

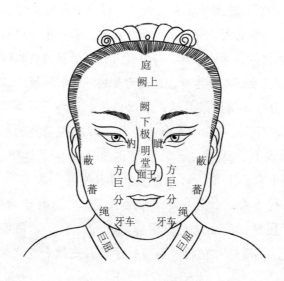

图 37　面部图

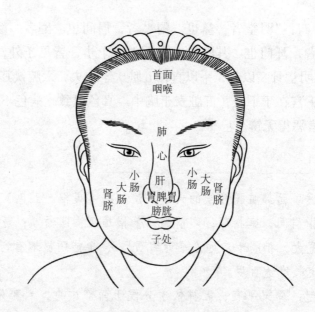

图 38　脏腑色见面部图

　　庭者，首面也。阙上者，咽喉也。阙中者，肺也。下极者，心也。直下者，肝也。肝左者，胆也。下者，脾也。方上者，胃也。中央者，大肠也。挟大肠者，肾也。当肾者，脐也。面王以上者，小肠也。面王以下者，膀胱、子处也①。

男子色在于面王，为小腹痛，下为卵痛，其圆直为茎痛；在女子为膀胱、子处之病。散为痛，抟为聚。

点　评

此段讲述了面部脏腑分候的具体方法及临床意义。前额反映头面；眉间偏上反映咽喉；眉间正中反映肺；两目之间反映心；两目之间往下反映肝；肝两侧反映胆；肝下方反映脾；两侧鼻翼反映胃；面部中央反映大肠；大肠两侧反映肾；肾底下反映脐；鼻翼旁以上反映小肠；鼻翼旁以下反映膀胱、子处。

男子病色在于鼻翼旁，多为小腹痛，在下多为卵痛，鼻翼旁圆直多为阴茎痛；女子病色在于鼻翼旁，多为膀胱、子处之病。色分散多为疼痛，色集中多为积聚。这是五脏六腑的面部分候。

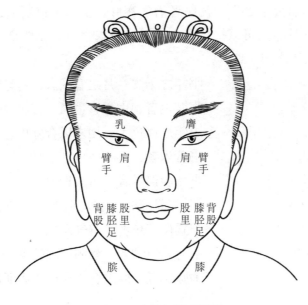

图 39　肢节色见面部图

---

① 《望诊遵经·明堂周身部位》曰："面王者，鼻准也。下极者，阙庭之下，两目之中也。"面王指鼻，或鼻遂之端，即鼻翼旁。下极指两目之间。

颛者，肩也。额后者，臂也。臂下者，手也。目内眦上者，膺乳也。挟绳而上者，背也。循牙车以下者，股也。中央者，膝也。膝以下者，胫也。当胫以下者，足也。巨分者，股里。巨屈者，膝膑也。此五脏六腑肢节之部也[①]。

点 评

此段讲述了面部肢节分候的具体方法及临床意义。颛反映肩；颛后反映臂；臂下反映手；目内眦偏上反映胸膺、乳房；颊外为绳，夹绳而上反映背；循牙床以下反映股；颊中央反映膝；膝以下反映胫；胫以下反映足；口旁大纹反映股里侧；颊下曲骨反映膝膑。这是人体肢节的面部分候。

脉案图式

脉案者，窃公案之义。凡医者治病察脉，譬诸老吏断狱，一字莫移，使病家洞然信从，始可以接从上之道，塞纷纭之口。吴鹤皋[②]向有此式，余为订定，以质之同志焉。

××年××月	书年之干支、月之春秋者，占运气也。
×地	书某地者，占方宜也。
××岁×形×声×色	书年形声色者，用之以合脉也。
×苦×乐	书苦乐者，占七情也。
×××日	书始验何日者，占久近也。
×××药×验×	问其病证药物，内书其验否者，以斟酌己见也。
昼×夜	书昼夜寒热者，辨气血也。
喜恶×物	书喜恶何物者，察阴阳脏腑也。
脉××	书脉状者，以之合年形声色病证也。

---

① 《望诊遵经·明堂周身部位》曰："口旁大纹为巨分。颊下曲骨为巨屈也。"

② 吴鹤皋：即吴昆，字山甫，号鹤皋，又号鹤皋山人、参黄子、参黄生，徽州府歙县澄塘村人，明代医家，新安医学名家之一，生于1552年，卒年不详。

经曰×××××××××× 书经旨者，如法家引律，使不可逃也。

病名×××××× 书病名者，用药如用兵，师出贵有名也。

×××××××××××× 书标本者，识轻重也。

××××××××××××××××××××××

××××××××××××××××× 书方药君臣之理者，欲病人达而尝也。

×地×人 末书某地某人识，欲病家志之，以验己之工拙也。

点 评

此段具体讲述了脉案的书写内容及其理由。脉案借用"公案"之义。医者治病察脉，犹如老官吏断案，一字不差，使患者清楚地信从，才可以承接经典之道，阻塞众人纷纭之口。从前吴昆就有此脉案格式，今订定于此，请同道评断。

××年××月 记载年之干支、月之春秋，用来占算五运六气。

×地 记载某地，用来占算方位地理。

××岁×形×声×色 记载年岁、形态、声音、色泽，用来合参脉象。

×苦×乐 记载苦于何事、乐于何事，用来占算七情。

×××日 记载疾病始起于何日，用来占算起病新久。

×××药×验× 问其曾诊断的病证及所服药物，记载服药疗效，用以斟酌、判断自己的观点。

昼×夜 记载昼、夜、寒、热是否加重，用来辨别气血盛衰。

喜恶×物 记载喜恶何物，用来诊察阴阳、脏腑失调。

脉×× 记载脉象，用来参合年岁、形态、声音、色泽病证。

经曰×××××××× 记载经典论述，如同法家援引法律，使罪不可逃脱。

病名××××× 记载病名，用药如用兵，师出贵有名。

××××××××××× 记载标本，分清标本缓急、病情轻重。

××××××××××××××××××××

××××××××××××××××××××××

×××××××××××××× 记载方药君臣佐使之理，期望患者相信、依从。

× 地 × 人　　　　　　结尾记载某地某人书写，期望患者保留铭记，以验医家之诊疗水平优劣。

参考文献

［1］陆焱垚，裴建，施征. 海派中医陆氏针灸［M］. 上海：上海科学技术出版社，2017.

［2］陈明，刘燕华，李方. 刘渡舟临证验案精选［M］. 北京：学苑出版社，1996.

［3］刘炳凡. 脾胃学真诠［M］. 北京：中医古籍出版社，1993.

［4］项祺，肖汗玺. 肖通吾老中医学术经验简介［J］. 山西中医，1986（01）：11-13.

［5］蔡圣朝. 蔡圣朝临证治验［M］. 合肥：安徽科学技术出版社，2017.

［6］张超，吕翠霞.《平脉法》与《辨脉法》脉势理论探讨［J］. 山东中医杂志，2019，38（05）：414-417.

［7］程敬通. 程敬通医案［M］. 北京：人民军医出版社，2012.

［8］胡希恕. 伤寒论通俗讲话［M］. 北京：中国中医药出版社，2008.

［9］熊译孙. 人参养营汤治贫血［J］. 上海中医药杂志，1985（01）：35.

［10］崔应珉，唐华伟，刘锁超. 病机理论临证指南［M］. 郑州：郑州大学出版社，2002.

［11］孙一奎. 孙文垣医案［M］. 北京：中国医药科技出版社，2019.

［12］魏执真，刘红旭，易京红. 名老中医魏执真心血管病经验发挥［M］. 北京：中国协和医科大学出版社，2017.

［13］李士懋，田淑霄著. 平脉辨证治专病［M］. 北京：中国中医药出版社，2014.

［14］蒋健. 临证传薪：曙光临床医学院教学医案选辑［M］. 上海：上海中医药大学出版社，2006.

［15］林俊. 治验四则［J］. 云南中医学院学报，1987（03）：27-28.

［16］梁雨初. 产后误补致狂［J］. 湖南中医杂志，1987（06）：51.

［17］邱志济，邱江东，邱江峰. 朱良春治疗甲亢囊肿结节突眼的特色发挥——著名老中医学家朱良春教授临床经验（56）［J］. 辽宁中医杂

志，2004（10）：809-810.

［18］雷臻壁. 真寒虚热案［J］. 福建中医药，1959（08）：24.

［19］王孟英. 王孟英医学全书［M］. 太原：山西科学技术出版社，2015.

［20］郭子光. 中医奇证新编［M］. 长沙：湖南科学技术出版社，1985.

［21］俞震. 古今医案按［M］. 北京：中国中医药出版社，2008.

［22］陈华丰. 初学脉诊一点通［M］. 广东：广东科技出版社，2012.

［23］崔应珉. 气血理论临证指南［M］. 郑州：郑州大学出版社，2002.

［24］江瓘·名医类案［M］. 上海：上海古籍出版社，1987.

［25］张承烈. 近代浙东名医学术经验集［M］. 上海：上海科学技术出版社，2015.

［26］杨金萍. 丁甘仁医著大成［M］. 北京：中国中医药出版社，2019.

［27］詹文涛. 长江医话［M］. 北京：北京科学技术出版社，2015.

［28］周唯. 每天学点中医脉诊［M］. 北京：中国医药科技出版社，2014.

［29］包来发. 明清名医全书大成·李中梓医学全书［M］. 北京：中国中医药出版社，2015.

［30］魏执真，刘红旭，易京红. 名老中医魏执真心血管病经验发挥［M］. 北京：中国协和医科大学出版社，2017.

［31］吴鞠通. 吴鞠通医案［M］. 上海：上海浦江教育出版社，2013.

［32］杨维华. 从面诊论治小儿病验案三则［J］. 中华中医药杂志，2006，21（9）：546-548.

［33］王霞芳. 审于分部知病处——略论《内经》分部面诊及其在儿科的应用［J］. 上海中医药杂志，1984，（11）：33-35.

［34］林乾树. 论色脉的整体恒动诊断［J］. 中医教育，1996，15（4）：27-28.

［35］张福官. 风水水肿治验一例［J］. 福建中医药，1983，（2）：59.

［36］冯石松. 柴芍决明饮治目赤肿痛［J］. 四川中医，1995，（11）：49.

［37］张国强，赵睿霆. 鼻诊在脾胃病诊治中的临床应用［J］. 现代中医药，2019，39（2）：3-5.

［38］唐祖宣. 脱疽医案二则［J］. 中医药研究杂志，1985，（2）：26-27.

［39］李静，刘爱民，吴姣美，等. 刘爱民教授治疗复发性斑秃的经验［J］. 中医临床研究，2014，6（29）：75-76.

［40］ 陈林基，马生奇. 苍附导痰丸加减治疗闭经 2 例［J］. 实用中医药杂志，2015，31（9）：865.

［41］ 彭建中，扬连柱. 赵绍琴临证验案精选［M］. 北京：学苑出版社，2007.

［42］ 胡存安. 少年诈病 1 例［J］. 山东精神医学，2003，16（2）：89.

［43］ 邓青，黄利兴，裴力娇. 黄利兴听辨咳声诊治咳嗽经验［J］. 中华中医药杂志，2017，32（4）：1613-1615.

［44］ 王春霞，刘喜明. 上焦宣痹汤临床应用心得［J］. 中医药通报，2014，13（3）：13-14.

［45］ 李光，李侗，赵冬丽，等. 国医大师卢芳自拟止喘汤重用麻黄治疗实喘型慢性阻塞性肺疾病［J］. 湖北民族学院学报（医学版），2019，36（4）：54-55.

［46］ 毛以林. 步入中医之门［M］. 第一版. 北京：人民军医出版社，2007.

［47］ 潘立民，马国庆，李敬孝. 李敬孝教授治疗与肥胖相关医案二则［J］. 中医药信息，2011，28（4）：19-20.

［48］ 冯文战，李光霞，张林，等. 中药五味理论的临床应用［J］. 光明中医，2016，31（19）：2783-2785.

［49］ 任渭丽，董兴武.《儒门事亲》学术思想概说［J］. 陕西中医函授，1992，（6）：37-39.

［50］ 朱丹平，刘计财，江晓霁. 张西俭"脉诊优先、四诊合参"辨治小儿外感发热［J］. 成都中医药大学学报，2018，41（2）：76-79.

［51］ 夏津滨. 慢性胃炎从舌辨治的临床思考与应用［J］. 光明中医，2019，34（11）：1745-1747.

［52］ 赵瑞民，郎保利. 观象授时与中国文明起源：从陶寺观象祭祀遗迹谈国家起源时期公共权力的形成［J］. 晋阳学刊，2005（1）：61-65.

［53］ 孟庆云. 五运六气理论的发生与演进［J］. 中华医史杂志，2011，41（1）：3-6.

［54］ 王琦，王淑芬. 运气学说的研究与考察［M］. 北京：知识出版社，1989.

［55］孟庆岩，刘圆圆，王诗源，等."南北政"相关理论问题新解［J］.中华中医药杂志，2019，34（10）：4500-4503.

［56］王艳雯，蔡雯，顾文忠.顾文忠应用经方辨治寒热真假病案2例［J］.中国民间疗法，2019，27（04）：100-101.

［57］崔晨，耿琦，李敬伟，等.蒋健以四神煎治疗膝关节肿痛验案举隅［J］.北京中医药，2015，34（07）：581-582.

［58］郑军状，水楠楠.小便不利从肺论治验案［J］.浙江中医杂志，2015，50（08）：616-617.

［59］朱长庚.对疮疡内治—消、托、补的体会［J］.陕西中医，1980（01）：20-21.

［60］杨抗生.方以正老师治肺痨经验［J］.贵州医药，1986（02）：47-48.

［61］戴高祥，彭宪彰.视歧验案三则［J］.四川中医，1985（05）：35.

［62］王树谦.血厥论治［J］.新中医，1988（10）：54.

［63］周韩，邓奕辉，马钟丹妮，等.马培之辨治痿证的学术思想及临床经验［J］.中医药学报，2019，47（01）：113-116.

［64］卢亚丽.补中益气汤临床新用［J］.湖北中医杂志，2006（06）：41.

［65］刘奕.王素梅教授运用礞石滚痰丸加减治疗儿科疾病举隅［J］.中医儿科杂志，2016，12（03）：12-14.

［66］卢莎莉，莫中林.中医治疗阑尾脓肿医案两则［J］.浙江中医杂志，2017，52（05）：330.

［67］雍彦礼，孙凤，孙伟正.孙伟正治疗内伤发热验案3则［J］.江苏中医药，2018，50（03）：52-54.

［68］张迎泉.热结旁流证概念探讨［J］.世界中西医结合杂志，2011，6（06）：464-465.

［69］李今庸.《黄帝内经》在东方医学科学中的重要地位——为纪念天津中医药大学建校50周年而作［J］.天津中医药大学学报，2008（03）：143-146.

［70］祁江宁.辨证施治噎膈4则［J］.光明中医，2008（04）：496-497.

［71］狄永清."吐血三要法"的临床意义［J］.浙江中医药大学学报，1987（01）：37-39.

［72］张家骏，王瑞春．王正公善用汗吐下治青少年哮喘［J］．上海中医药杂志，1992（10）：26-27.

［73］潘丰满，张德新．王鹏教授从风痰气论治哮喘发作期经验介绍［J］．新中医，2009，41（03）：20-21.

［74］孙莹．从脾论治小儿肺痿［J］．山东中医药大学学报，2017，41（02）：161-163.

［75］韩天雄，夏韵，承伯钢．老年癃闭辨治体会［J］．陕西中医，2006（07）：894-895.

［76］李志青．归脾汤在临床中的应用［J］．山西中医学院学报，2009，10（01）：41+78.

［77］高萌，尹明新，苗海震，等．从心论治脱发［J］．包头医学，2016，40（02）：93-95.

［78］王贾靖，刘涛．王灿晖治疗神经性呕吐验案［J］．辽宁中医杂志，2011，38（10）：2070-2072.

［79］周长发．老中医奚凤霖治疗神昏谵妄案四则［J］．上海中医药杂志，1983（12）：13-14.

［80］吴哲，王黎平．促脉结脉治验［J］．吉林中医药，1995（01）：12.